医学计算机与信息技术应用研究

金纬　赵健美　雷行秋　主编

U0241570

中国纺织出版社

图书在版编目（CIP）数据

医学计算机与信息技术应用研究 / 金纬，赵健美，雷
行秋主编 . -- 北京：中国纺织出版社，2019.4
ISBN 978-7-5180-5561-6

Ⅰ.①医… Ⅱ.①金… ②赵… ③雷… Ⅲ.①计算机
应用—医学—研究 Ⅳ.① R319

中国版本图书馆 CIP 数据核字 (2018) 第 250444 号

策划编辑：姚　君　　　　　　　　　　　　　　责任印制：储志伟

中国纺织出版社出版发行
地　　　址：北京市朝阳区百子湾东里A407号楼　　　邮政编码：100124
销售电话：010-67004422　　　　　传真：010-87155801
http://www.c-textilep.com
E-mail: faxing@c-textilep.com
中国纺织出版社天猫旗舰店
官方微博http://weibo.com/2119887771
北京虎彩文化传播有限公司印刷　　　各地新华书店经销
2019年4月第1版第1次印刷
开　　本：787×1092　　　1/16　　　印张：20
字　　数：380千字　　　定价：97.00元

PREFACE

　　医学，无论是中医学还是西医学，都随着科技的高速发展在不断地自我完善、自我变革中飞速前进，计算机这个可以代表科技高速发展的技术，在医学领域发挥着越来越显著的作用。如今，计算机技术已渗透到医学及其管理的各个领域，利用计算机可获取、存储、传输、处理和使用医学及医学管理的各种信息，医学信息处理学已成为一门新兴的、医学与计算机技术相结合的重要学科，对医学领域的发展起着关键的作用。

　　目前，在基础医学方面利用计算机联机处理各种医学实验信息、模拟生物和生理系统，对研究生物的微观结构、神经活动、癌细胞的发生机理等起到促进作用，在预防医学和公共卫生方面采用计算机实现了体检自动化，并能利用计算机模拟流行性疾病的蔓延及进行防治研究等。在医院综合管理方面利用医疗信息系统对医学进行综合管理，完善病历存储、药品管理、财务管理、办公信息化等，大大提高了医院的管理水平。因此，熟练掌握医学计算机应用及操作，显得尤为重要。

　　本书突出介绍计算机应用基础知识和医院信息系统的应用。全书共分十一章：第一章介绍了计算机基础知识，第二章介绍了 Windows 操作系统，第三章介绍了 Office 应用操作，第四章介绍了计算机与信息技术的医学应用，第五章介绍了医院信息系统，第六章介绍了计算机医学影像，第七章介绍了电子病历系统，第八章介绍了检验信息系统，第九章介绍了健康管理系统，第十章介绍了大数据应用，第十一章为结束语。本书既注重基础知识的讲解，又关注医学计算机与信息技术应用的前沿发展新趋势，为更好地将医学计算机与信息技术应用到医学的各个环节，提供一些经验借鉴和参考。

　　本书在编写过程中，引用借鉴了一些学者和书刊中的理论知识、思想观点，在此对这些作者表示衷心的感谢。

　　由于医学信息技术涉及面广、技术性强，本书只对相关领域知识、技术进行了浅层次的研究分析。加之时间仓促，编者水平有限，书中难免存在疏漏之处，恳请读者提出宝贵意见和建议。

编者

2018 年 11 月

CONTENTS

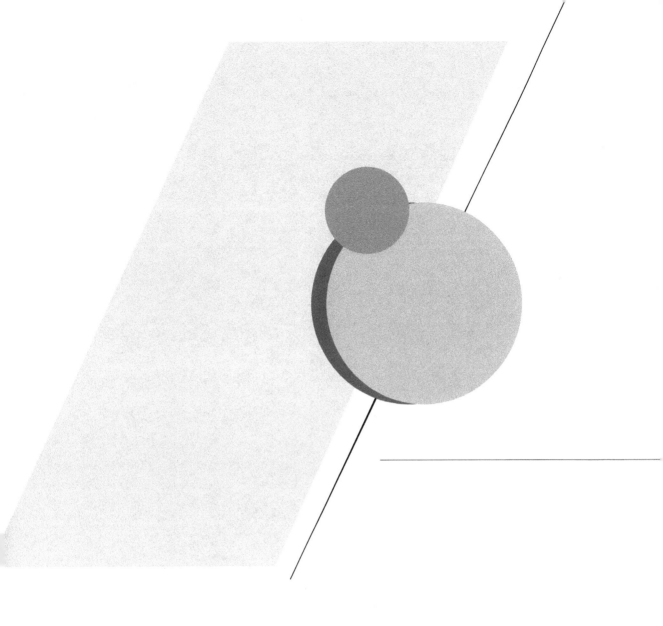

第一章　计算机基础知识

计算机（Computer）诞生于 20 世纪 40 年代，其应用从最初的军事方面扩展到社会的各个层面。尤其是微型计算机的出现和计算机网络的迅猛发展，让生活在当今信息社会中的人们无时无刻不获益于它的存在，并享受它带来的便利。随着计算机技术与应用的不断发展，信息社会对人才培养新需求的不断变化，以及高等教育改革的不断深化，计算机基础教育已经成为我国计算机教育体系中的重要环节，对非计算机专业学生计算机知识与能力的培养起着更加重要的作用，计算机应用基础课程已成为高等院校学生必修的公共基础课程。

第一节　计算机概述

一、计算机的发展历史

计算机诞生至今，只有短短几十年的历史，但它的技术却经历了突飞猛进的发展。计算机的发展经历了电子管时代、晶体管时代、集成电路时代和超大规模集成电路时代四个阶段。

（一）第一代：电子管计算机（1946～1956 年）

在第二次世界大战中，美国政府寻求计算机以开发潜在的战略价值，促进了计算机的研究与发展。1946 年 2 月 14 日，由美国政府和宾夕法尼亚大学合作开发的世界上第一台普通用途计算机 ENIAC（埃尼阿克）在美国费城诞生。ENIAC 以电子管（Electronic Tube）为主要元件。第一代计算机的特点是：操作指令是为特定任务而编制的，每种机器有各自不同的机器语言，功能受到限制，速度也慢。其另一个明显特征是使用真空电子管和磁鼓储存数据。

（二）第二代：晶体管计算机（1956～1963 年）

1948 年，晶体管的发明大大促进了计算机的发展。晶体管代替了体积庞大的电子管，电子设备的体积不断减小。1956 年，晶体管在计算机中使用。晶体管和磁芯存储器促进了第二代计算机的产生。第二代计算机体积小、速度快、功耗低、性能更稳定。首先使用晶体管技术的是早期的超级计算机，主要用于原子科学的大量数据处理，这些机器价格昂贵，生产数量极少。与此同时还出现了打印机、磁带、磁盘、内存等。新的职业（如程序员、分析员和计算机系统专家）从此诞生。

(三)第三代:集成电路计算机(1964~1971年)

虽然晶体管比起电子管是一个明显的进步,但晶体管产生的大量热量会损害计算机内部的敏感部分。1958年发明的集成电路(Integrated Circuit, IC)可以将很多电子元件集成到一片小小的硅片上。第三代计算机大量采用集成电路,体积更小、功耗更低、速度更快。软件方面出现了操作系统,使得计算机在中心程序的控制协调下可以同时运行许多不同的程序。

(四)第四代:超大规模集成电路计算机(1971年至今)

第四代计算机采用了大规模集成电路(LSI)。大规模集成电路可以在一个芯片上容纳几百个元件。到了20世纪80年代,超大规模集成电路(Very Large Scale Integration, VLSI)的诞生使得芯片可以容纳几十万个元件,后来的极大规模集成电路(Ultra Large Scale Integrated Circuit, ULSIC)将数字扩充到百万级。硬币大小的芯片上能容纳数量如此巨大的元件,使得计算机的体积不断缩小,价格不断下降,但功能和可靠性却不断增强。

二、计算机的特点

计算机之所以发展如此迅速,在于它能模仿人的部分思维活动,与人脑有许多相似之处,具有计算、逻辑判断能力,故计算机又称为电脑。归纳起来,计算机有以下几方面的特点。

(一)运算速度快

计算机的运算速度是指计算机每秒钟能执行多少条指令。常用的单位是百万条/秒(Million Instructions Per Second, MIPS)。例如,主频为2GHz的Pentium 4处理器的运算速度是每秒钟40亿次,即4000 MIPS。一般说来,主频越高,运算速度就越快。计算机能够高速、精确地进行各种算术运算及逻辑运算。

(二)计算精度高

电子计算机的计算精度在理论上不受限制,一般的计算机均能达到15位有效数字,通过一定的技术手段,可以实现任何精度要求。

(三)超强的记忆能力

记忆能力强是电子计算机与其他计算工具的一个重要区别。由于计算机中含有大量的存储单元，因此具有超强的信息记忆能力，在运算过程中不容易丢失数据。计算机存储器的容量越大，记忆的内容就越多。同时计算机中的存储器（Memory）能长期保存大量的数据和程序。例如，可以把文字、图像、声音和视频等内容保存在计算机中。

（四）逻辑判断能力强

计算机可以模拟人的思维过程，对文字或符号进行判断和比较，并进行逻辑推理和证明。计算机可借助于逻辑运算做出逻辑判断，分析命题是否成立，并根据命题成立与否做出相应的决策。这种能力保证了计算机信息处理的高度自动化。这种工作方式称为程序控制方式。

三、计算机的分类

计算机种类繁多，通常可以按照性能指标和用途对其进行分类。

（一）按照性能指标分类

计算机按性能可分为如下几种。

（1）巨型机（Super Computer）：高速度、大容量、价格昂贵，主要用于解决诸如气象、太空、能源、医药等尖端科学研究和战略武器研制中的复杂计算问题。通常安装在国家高级研究机构中，可供上百用户同时使用。

（2）大型机（Mainframe）：具有很高的运算速度、很大的存储量，并允许相当多的用户同时使用，主要应用于科研领域。

（3）小型机（Mini Computer）：具有高可靠性、高可用性、高服务性等特点，主要供中小企业进行工业控制、数据采集、分析计算和企业管理等。

（4）微型机（Micro Computer）：具有体积小、重量轻和价格低等特点。最近20年，微型机（如台式机、笔记本电脑和平板电脑等）的发展极为迅猛，在生产、生活等多个领域得到了广泛的应用。

（5）单片机（Single Chip）：集成在一块芯片上的完整计算机系统。单片机价格便宜，是组成嵌入式系统的主要部件。目前，几乎生活中所有的电器设备，如数码相机、手机、数字电视和自动售货机等都包含嵌入式系统。

随着科学技术的发展，如今计算机的体积也越来越小，功能越来越强，价格越来越便宜。

（二）按照用途分类

（1）专用机（Dedicated Application Computer）：为适应某种特殊需要而设计的计算机，通常增强了某些特定功能，忽略了一些次要要求。专用机能高速度、高效率地解决特定问题，具有功能单纯、使用面窄甚至专机专用的特点。

（2）通用机（General Purpose Computer）：广泛适用于一般科学运算、学术研究、工程设计、数据处理和日常生活等，具有功能多、配置全、用途广、通用性强等特点。市场上销售的计算机多属于通用计算机。

随着科学技术的不断发展，还可能会出现一些新型计算机，如生物计算机（Biological Computer）、光子计算机（Photon Computer）、量子计算机（Quantum Computer）等。

四、计算机的发展趋势

当前，计算机的发展趋势是向巨型化、微型化、网格化和智能化方向发展。

（一）巨型化

巨型化是指速度更快的、存储量更大的和功能更强大的巨型计算机。主要应用于天文、气象、地质和核技术、航天飞机和卫星轨道计算等尖端科学技术领域。研制巨型计算机的技术水平是衡量一个国家科学技术和工业发展水平的重要标志。

（二）微型化

微型化是指利用微电子技术和超大规模集成电路技术，把计算机的体积进一步缩小，价格进一步降低。计算机的微型化已成为计算机发展的重要方向，各种笔记本电脑和 PDA 的面世及其大量使用，是计算机微型化的一个标志。

（三）网格化

网格（Grid）技术可以更好地管理网上的资源，它把整个互联网虚拟成一个空前强大的一体化信息系统，犹如一台巨型机，在这个动态变化的网络环境中，实现计算资源、存储资源、数据资源、信息资源、知识资源、专家资源的全面共享，从而让用户从中享受可灵活控制的、智能的、协作式的信息服务，并获得前所未有的使用方便性和超强能体验力。

（四）智能化

计算机智能化是指使计算机具有模拟人的感觉和思维过程的能力。智能化的研究包括模拟识别、物形分析、自然语言的生成和理解、博弈、定理自动证明、自动程序设计、专家系统、学习系统和智能机器人等。目前已研制出多种具有人的部分智能的机器人，如运算速度为每秒约十亿次的"深蓝"计算机在1997年战胜了国际象棋世界冠军卡斯帕罗夫。还有些智能机器人可以代替人进行一些危险的工作。有人预测，家庭智能化的机器人将是继PC之后又一个家庭普及的信息化产品。

从目前的发展趋势来看，未来的计算机将是微电子技术、光学技术、超导技术和电子仿生技术相互结合的产物。第一台超高速全光数字计算机已由英国、法国、德国、意大利和比利时等国的70多名科学家和工程师合作研制成功，光子计算机的运算速度比电子计算机快1000倍。在不久的将来，超导计算机、神经网络计算机等全新的计算机也会诞生，届时计算机将发展到一个更高、更先进的水平。

五、计算机的应用

随着计算机技术的发展，计算机的应用已渗透到国民经济的各个领域。这里从以下五个方面来介绍。

（一）科学计算（或数值计算）

科学计算是指科学和工程中的数值计算。它与理论研究、科学实验一起成为当代科学研究的三种主要方法，主要应用在航天工程、气象、地震、核能技术、石油勘探和密码解译等涉及复杂计算的领域。现代科学技术工作中包含大量复杂的数学计算问题，利用计算机可以实现人工无法解决的各种科学计算。例如，一次天气预报需要做10万亿次计算，如果不借助计算机基本无法完成。

（二）信息处理

信息处理是指对各种信息进行收集、存储、整理、分类、统计、加工、利用和传播等一系列活动的统称。据统计，80%以上的计算机主要用于信息处理。目前，信息处理已广泛地应用于办公自动化、计算机辅助管理与决策、情报检索、图书管理、电影电视动画设计、会计电算化等各行各业。

（三）辅助技术（或计算机辅助设计与制造）

计算机辅助技术是指通过人机对话，使用计算机辅助人们进行设计、加工、计划和学习等。例如，计算机辅助设计（Computer Aided Design, CAD）、计算机辅助制造（Computer Aided Manufacturing, CAM）和计算机辅助教学（Computer Aided Instruction, CAI）等，都属于这一技术范畴。计算机辅助技术将计算机强大的运算功能和传统的经验结合起来，极大地提高了工作效率。

（四）过程控制（或实时控制）

过程控制是指利用计算机及时采集检测数据，按最优值迅速地对控制对象进行自动调节或自动控制，从而改善劳动条件、提高产品质量及合格率。计算机过程控制已在机械、冶金、石油、化工、纺织、水电和航天等部门得到广泛应用。例如，在汽车工业中，利用计算机控制机床和整个装配流水线，不仅可以实现精度要求高、形状复杂的零件加工自动化，而且可以使整个车间或工厂实现自动化。

（五）人工智能（或智能模拟）

人工智能（Artificial Intelligence, AI）是指计算机模拟人类的智能活动，如感知、判断、理解、学习、问题求解和图像识别等。如能模拟高水平医学专家进行疾病诊疗的专家系统、具有一定思维能力的智能机器人等。

此外，计算机在医学领域中也得到相当广泛的应用。

（1）计算机辅助诊断和辅助决策系统（CAD&CMD）。可以帮助医生缩短诊断时间、避免疏漏、减轻劳动强度，提供其他专家诊治意见，以便尽快做出诊断，提出治疗方案。

（2）利用人工智能技术编制的辅助诊治系统，一般称为"医疗专家系统"。人工智能是当代计算机应用的前沿。医疗专家系统是根据医生提供的知识，模拟医生诊治时的推理过程，为疾病的诊治提供帮助。

（3）医院信息系统（HIS）。用于收集、处理、分析、储存和传递医疗信息、医院管理信息。

一个完整的医院信息系统可以完成如下任务：病人登记、预约、病历管理、病房管理、临床监护、膳食管理、医院行政管理、健康检查登记、药房和药库管理、病人结账和出院、医疗辅助诊断决策、医学图书资料检索、教育和训练、会诊和转院、统计分析、实验室自动化和接口。

（4）生物—医学统计及流行学调查软件包。在临床研究、实验研究及流行学调查研究中，需要处理大量信息。应用计算机可以准确、快速地对这些数据进行运算和处理。

（5）医学情报检索系统。利用计算机的数据库技术和通信网络技术对医学图书、期刊及各种医学资料进行管理，通过关键词搜索即可迅速查找出所需的文献资料。

（6）药物代谢动力学软件包。药物代谢动力学运用数学模型和数学方法定量地研究药物的吸收、分布、转化和排泄等动态变化的规律性。

（7）疾病预测预报系统。疾病在人群中流行的规律与环境、社会、人群免疫等多方面因素有关，计算机可根据存储的有关因素的信息并根据它建立的数学模型进行计算，做出人群中疾病流行情况的预测预报，以供决策部门参考。

（8）计算机辅助教学（CAI）。学生可以利用它学习、掌握医学科学知识和提高解决问题的能力，以及更好地利用医学知识库和检索医学文献；教员可以利用它编写教材，并可以通过电子邮件与同事和学生保持联系，讨论问题，改进学习和考察学习成绩；医务人员可以根据各自的需要和进度，学习和补充新医学专门知识。目前在一些医学研究和教学单位里已建立了可由远程终端通过电话网络访问的各种CAI医学课程。

（9）最佳放射治疗计划软件。计算机在放疗中的应用，主要是计算剂量分布和制订放疗计划。以往使用手工计算，由于计算过程复杂，要花费许多时间，因而在手工计算的情况下，通常只能选择几个代表点来计算剂量值。而利用计算机，只需用很短时间就能计算出剂量值，而且误差率不超过5%。这样，对同一个病人在不同的条件下进行几次计算，从中选择一个最佳的放射治疗计划就成为可能。

（10）计算机医学图像处理与图像识别。医学研究与临床诊断中许多重要的信息都是以图像形式出现的，医学对图像信息的依赖是十分紧密的。

（11）生物化学指标、生理信息的自动分析和医疗设备智能化。医疗设备智能化是指现代医疗仪器与计算机技术及其各种软件结合的应用，它使这些设备具有自动采样、自动分析、自动数据处理等功能，并可进行实时控制，是医疗仪器发展的一个方向。

（12）计算机在护理工作中的应用。计算机在护理工作中的应用，主要分为三个方面：①护理，包括护理记录、护理检查、病人监护、药物管理等；②护士教育，包括护理CAI教育、护士教学计划与学习成绩记录管理；③护士管理，包括护士服务计划调度、人力资源管理、护士工作质量的检查或评比等。

总之，计算机已在各个领域、行业中得到广泛的应用，其应用范围已渗透到科研、生产、军事、教学、金融、交通、农林业、地质勘探、气象预报、邮电通信等各行各业，并且深入到文化、娱乐和家庭生活等各个领域，其影响涉及社会生活的各个方面。

第二节　计算机系统组成

计算机实际上是一个由很多协同工作的部分组成的系统。计算机系统可分为硬件系统和软件系统两个部分。物理部分，即看得见、摸得着的部分，统称为"硬件"。"软件"指的是指令或程序，它们可以告诉硬件该做什么。

一、硬件系统

无论是微型计算机还是大型计算机，都是以冯·诺依曼的体系结构为基础的。冯·诺依曼体系结构是被称为计算机之父的冯·诺依曼所设计的体系结构。冯·诺依曼体系结构规定计算机系统主要由运算器、控制器、存储器、输入设备和输出设备等几部分组成。

(一) 运算器和控制器

运算器被集成在 CPU 中，用来进行数据处理，其功能是完成数据的算术运算和逻辑运算。控制器也被集成在 CPU 中，其功能是进行逻辑控制，它可以发出各种指令，以控制整个计算机的运行，指挥和协调计算机各部件的工作。

运算器和控制器合称为中央处理单元 (Central Processing Unit, CPU)。CPU 是整个计算机系统的中枢，它通过对各部分的协同工作，实现数据的分析、判断和计算等操作，以完成程序所指定的任务。

(二) 存储器

存储器用来存放计算机中的数据，分为内存储器和外存储器。内存储器又称作内存，其容量小、速度快，用于存放临时数据；外存储器的容量大、速度慢，用于存放计算机中暂时不用的数据。外存储器的代表就是每台计算机必备的硬盘。

(三) 输入设备

输入设备是指将数据输入到计算机中的设备，人们要向计算机发出指令，就必须通过输入设备进行。在计算机产生初期，输入设备是一台读孔的机器，它只能输入 0 和 1 两种数字。随着高级语言的出现，人们逐渐发明了键盘、鼠标、扫描仪和手写板等输入设备，使数据输入变得更简单、更容易操作了。

(四) 输出设备

输出设备负责将计算机处理数据的中间过程和最终结果以人们能够识别的字

符、表格、图形或图像等形式表示出来。最常见的输出设备有显示器、打印机等，现在显示器已成为每台计算机必配的输出设备。

二、软件系统

软件是指计算机系统中使用的各种程序，而软件系统是指控制整个计算机硬件系统工作的程序集合。软件系统的主要作用为：使计算机的性能得到充分发挥，人们通过软件系统可以实现不同的功能，软件系统的开发是根据人们的需求进行的。

计算机软件系统一般可分为系统软件和应用软件两大类。

（一）系统软件

系统软件是指控制和协调计算机及外部设备，支持应用软件开发和运行的系统，是无须用户干预的各种程序的集合，主要功能是调度、监控和维护计算机系统；负责管理计算机系统中各种独立的硬件，使得它们可以协调工作。系统软件使得计算机使用者和其他软件将计算机当作一个整体而不需要顾及底层每个硬件是如何工作的。在计算机软件中最重要且最基本的就是操作系统（OS）。它是最底层的软件，控制所有计算机运行的程序并管理整个计算机的资源，是计算机裸机与应用程序及用户之间的桥梁。没有它用户也就无法使用某种软件或程序。操作系统是计算机系统的控制和管理中心，从资源角度来看，它具有处理机、存储器管理、设备管理、文件管理四项功能。

常用的系统有 DOS 操作系统、Windows 操作系统、UNIX 操作系统和 Linux、Netware 等操作系统。

（二）应用软件

应用软件是用户可以使用的各种程序设计语言，以及用各种程序设计语言编制的应用程序的集合，分为应用软件包和用户程序。应用软件包是为了让利用计算机解决某类问题而设计的程序的集合，可以供多用户使用。例如，通过 Word 可以编辑一篇文章，通过 Photoshop 可以绘制和处理图片，通过 Windows Media Player 可以播放 VCD 影碟等。

（三）指令、程序与计算机语言

指令是计算机执行某种操作的命令，由操作码和地址码组成。其中，操作码规定操作的性质，地址码表示操作数和操作结果存放的地址。

程序是为解决某一问题而设计的一系列有序的指令或语句的集合。

使用计算机就必须和其交换信息，为解决人机交互的语言问题，就产生了计算机语言。计算机语言是随着计算机技术的发展，根据解决问题的需要而衍生出来，并不断优化、改进、升级和发展的。

1. 机器语言

电子计算机所使用的是由"0"和"1"组成的二进制数，二进制是计算机语言的基础。计算机发明之初，人们只能降贵纡尊，用计算机的语言去命令计算机工作，也就是写出一串串由"0"和"1"组成的指令序列交由计算机执行，这种计算机能够认识的语言，就是机器语言。使用机器语言是十分痛苦的，特别是在程序有错需要修改时，更是如此。

因此程序就是一个个的二进制文件。一条机器语言称为一条指令。指令是不可分割的最小功能单元。而且由于每台计算机的指令系统往往各不相同，所以，在一台计算机上执行的程序，要想在另一台计算机上执行，必须另编程序，造成了重复工作。但由于使用的是针对特定型号计算机的语言，故而其运算效率是所有语言中最高的。机器语言是第一代计算机语言。

2. 汇编语言

为了减轻使用机器语言编程的痛苦，人们进行了一种有益的改进：用一些简洁的英文字母、符号串来替代一个特定的指令的二进制串，比如，用"ADD"代表加法，"MOV"代表数据传递等，这样一来，人们很容易读懂并理解程序在干什么，纠错及维护都变得方便了，这种程序设计语言就称为汇编语言，即第二代计算机语言。然而计算机是不认识这些符号的，这就需要一个程序，专门负责将这些符号翻译成二进制数的机器语言，这种翻译程序被称为汇编程序。

汇编语言同样十分依赖机器硬件，移植性不好，但效率仍十分高。针对计算机特定硬件编制的汇编语言程序，能准确发挥计算机硬件的功能和特长，程序精炼质量高，至今仍是一种常用而强有力的软件开发工具。

3. 高级语言

从最初与计算机交流的痛苦经历中，人们意识到，应该设计一种这样的语言，这种语言接近于数学语言或人的自然语言，同时又不依赖于计算机硬件，编出的程序能在所有机器上通用。经过努力，1954年，第一个完全脱离机器硬件的高级语言 FORTRAN 问世了，几十年来，共有几百种高级语言出现，有重要意义的有几十种，影响较大、使用较普遍的有 FORTRAN、ALGOL、COBOL、BASIC、LISP、PL/1、Pascal、C、C++、C#、VC、VB、Java 等。高级语言的下一个发展目标是面向应用，也就是说，只需要告诉程序你要干什么，程序就能自动生成算法，自动进行处理，这就是非过程化的程序语言。

综上所述，计算机系统由硬件系统和软件系统两部分组成，软件系统的运行需要建立在硬件系统都正常工作的情况下。

三、计算机中数据存储的概念

计算机中的所有数据都是用二进制表示的。下面介绍关于存储的几个重要概念。

（一）位

位（b）是计算机中存储数据的最小单位，是指二进制数中的一个位数，其值为0或1，其英文名为 bit。计算机采用二进制，运算器运算的是二进制数，控制器发出的各种指令也表示成二进制数，存储器中存放的数据和程序也是二进制数，在网络上进行数据通信时发送和接收的还是二进制数。

（二）字节

字节（B）是计算机存储容量的基本单位，计算机存储容量的大小是用字节的多少来衡量的，其英文名为 Byte。8位为1个字节，即1个字节由八个二进制数位组成。字节是计算机中用来表示存储空间大小的基本容量单位。例如，计算机内存的存储容量、磁盘的存储容量等都是以字节为单位表示的。除用字节为单位表示存储容量外，还可以用 KB、MB、GB、TB 等表示存储容量。

要注意位与字节的区别：位是计算机中最小的数据单位；字节是计算机中的基本信息单位。

（三）字

字（word）是计算机内部作为一个整体参与运算、处理和传送的一串二进制数，是计算机进行信息交换、处理、存储的基本单元，通常由一个或几个字节组成。

（四）字长

字长是计算机 CPU 一次处理数据的实际位数，是衡量计算机性能的一个重要指标。字长越长，一次可处理的数据二进制位越多，运算能力就越强，计算精度就越高。

（五）存储容量

存储容量是衡量计算机存储能力的重要指标，是用字节（B）来计算和表示的。除此之外，还常用 KB、MB、GB、TB 作为存储容量的单位，其换算关系如下：

1B=8b；1KB=1024B；1MB=1024KB；1GB=1024MB；1TB=1024GB；1PB=1024TB。

三、微型计算机的硬件组成

微型计算机的组成仍然遵循冯·诺依曼结构，它由微处理器、存储器、系统总线（地址总线、数据总线、控制总线）、输入输出接口及其连接的I/O设备组成。由于微型计算机采用了超大规模集成电路器件，使得微型计算机的体积越来越小，成本越来越低，而运算速度却越来越快。微型计算机硬件结构如图1-2所示。

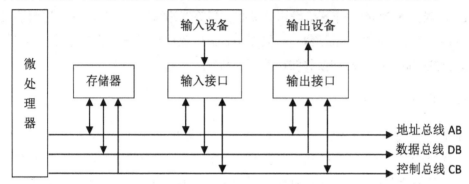

图1-1　微型计算机硬件结构

其中，微处理器是指计算机内部对数据进行处理并对处理过程进行控制的部件。伴随着大规模集成电路技术的迅速发展，芯片集成密度越来越高，CPU可以集成在一个半导体芯片上，这种具有中央处理器功能的大规模集成电路器件，被统称为"微处理器"。

（一）CPU、内存、接口与总线

1.中央处理器

中央处理器（CPU）是计算机的核心，是指由运算器和控制器及内部总线组成的电子器件，简称微处理器。CPU内部结构大概可以分为控制单元、运算单元、存储单元和时钟等几个主要部分。CPU的主要功能是控制计算机运行指令的执行顺序和全部的算术运算及逻辑运算操作，其性能的好坏是评价计算机最主要的指标之一。

2.存储器

存储器是用来存放计算机程序和数据的设备。存储器分类如图1-3所示。

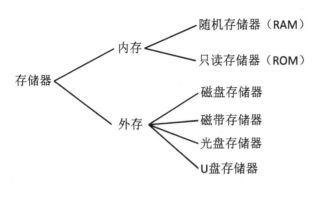

图 1-2 存储器分类

计算机存储器从大类来区分有内存和外存两类。其中，随机存储器（RAM 内存）的大小就是人们常说的内存大小，也是衡量计算机性能的主要配置指标之一。RAM 是半导体器件组成，主要提供存储和 CPU 直接交换的数据，其工作速度能够与 CPU 同步，伴随计算机一同工作，一旦断电，其中存储的内容将会丢失殆尽。计算机主板上的存储器大多是随机存储器。而只读存储器（ROM 外存）通常是保存计算机中固定不变的引导启动程序和监控管理的数据。用户不能向其中写入数据，只能够在开机时由计算机自动读出生产厂家事先写入的引导与监控程序以及系统信息等 BIOS 数据。

计算机外存，主要是指硬盘、光盘和 U 盘。

3. 主板与主板芯片组

计算机主板上设计集成了多组连接各种器件的信号线，统称总线，主板的配置将决定计算机的性能和档次。其核心是主板芯片组，它决定总线类型、规模、功能、工作速度等各项综合指标。

主板芯片组一般包含南桥芯片和北桥芯片。北桥芯片主要决定主板的规格、对硬件的支持及系统性能，它连接着 CPU、内存、AGP 总线，因此决定了使用何种 CPU、AGP 多少倍速显卡以及内存工作频率等指标。南桥主要决定主板的功能，主板上的各种接口（串、并、U 口等）、PCI 总线（如接驳显示卡、视频卡、声卡）、IDE（接硬盘、光驱）及主板上的其他芯片都由南桥控制。南桥芯片通常裸露在 PCI 插槽旁边，体积较大。南北桥进行数据传递时需要一条通道，称为南北桥总线。南北桥总线越宽，数据传送越快。

4. 系统总线

总线（Bus）是微型计算机内部件之间、设备之间传输信息的公用信号线。总线的特点在于其公用性，可以形象地将其比作从 CPU 出发的高速公路。

系统总线包括集成在 CPU 内部的内部总线和外部总线。外部总线包括以下三种。

（1）数据总线（Data Bus，DB）：CPU 与输入输出设备交换数据的双向总线，如64 位字长的计算机其数据总线就有 64 根数据线。

（2）地址总线（Address Bus，AB）：CPU 发出的指定存储器地址的单向总线。

（3）控制总线（Control Bus，AB）：CPU 向存储器或外设发出的控制信息的信号线，也可能是存储器或某外设向 CPU 发出的响应信号线，是双向总线。

计算机系统总线的详细发展历程，包括早期的 PC 总线和 ISA 总线、PCI/AGP 总线、PCI-X 总线，以及主流的 PCI Express、Hyper Transport 高速串行总线。从 PC 总线到 ISA、PCI 总线，再由 PCI 进入 PCI Express 和 Hyper Transport 体系，计算机在这三次大转折中也完成了三次飞跃式的提升。与这个过程相对应，计算机的处理速度、实现的功能和软件平台都在进行同样的进化，显然，没有总线技术的进步作为基础，计算机的快速发展就无从谈起。

在计算机系统中，各个功能部件都是通过系统总线交换数据，总线的速度对系统性能有着极大的影响。而也正因为如此，总线被誉为是计算机系统的神经中枢。但相比 CPU、显示、内存、硬盘等功能部件，总线技术的提升步伐要缓慢得多。在 PC 发展的二十余年历史中，总线只进行过三次更新换代，但它的每次变革都令计算机的面貌焕然一新。

5. 输入输出接口

输入输出接口又称 I/O 接口。目前主板上大都集成了 COM 串行接口、LPT 打印机接口、PS2 鼠标接口、USB 外设接口等，少数计算机集成了 IEEE1394 接口、高清视频接口等。

（1）USB 接口。USB（Universal Serial Bas）接口是 1994 年推出的一种计算机连接外部设备的通用热插拔接口。早期的 1.0 版读写速度稍慢，现在大多数已经是 2.0 版的 USB 接口，达到 480MB/s，读写速度明显提高。其主要的特点是热插拔技术，即允许所有的外设可以直接带电连接，如键盘、鼠标、打印机、显示器、家用数码设备等，大大提高了工作效率。

现在所有计算机的主板上都集成了两个以上的 USB2.0 接口，有的多达 10 个。

（2）IEEE1394 接口。IEEE1394 接口是一种串行接口，也是一种标准的外部总线接口标准，人们可以通过该接口把各种外部设备连接到计算机上。这种接口具有比 USB 更强的性能，传输速率更高，主要用于主机与硬盘、打印机、扫描仪、数码摄像机和视频电话等高数据通信量的设备连接。目前，少数的计算机上集成安装了 IEEE1394 接口。

（二）常用外部设备

计算机输入与输出设备是指人与计算机之间进行信息交流的重要部件。输入设备是指能够把各种信息输入到计算机中的部件，如键盘、鼠标、扫描仪、麦克风等。输出设备是指能够把计算机内运算的结果输出并显示（打印）出来的设备，如显示器、打印机、音箱等。

1. 鼠标

鼠标是一种快速屏幕定位操作的输入设备。常用来替代键盘进行屏幕上图标和菜单方式的快速操作。主要有五种操作方式：移动，拖动，单击左键，双击左键，单击右键。其随动性好，操作直观准确。

2. 键盘

操作者通过按键将指令或数据输入到计算机中的外部设备，其接口大多数是USB2.0接口。键位大都是标准键盘。分为四个功能区：主键盘区，功能键区，编辑键区和小数字键盘区。

3. 显示器与显示卡（适配器）

显示器（屏幕）是用来显示字符和图形图像信息的输出设备。主要包括CRT荧光屏显示器和LCD、LED液晶显示器。显示器的主要指标有分辨率（即屏幕上像素点的多少及像素点之间的距离大小）、对比度、响应时间、屏幕宽度等。现在大多数计算机采用了LCD和LED液晶显示器作为输出屏幕，具有很高的性价比。

显示卡是CPU与显示器连接的通道，显示卡的好坏直接影响屏幕输出图像的整体效果。常用带宽、显存大小、图像解码处理器等指标来衡量显示卡的好坏。

4. 移动硬盘和U盘

移动硬盘是指可通过USB接口或者IEEE1394接口连接的可以随身携带的硬盘，可极大地扩展计算机的数据存储容量及更加方便地交换信息。其性能指标和固定硬盘一样。

U盘是通过USB接口连接到计算机上可以携带的存储设备，其体形小巧、容量较大、性价比高，逐渐成为移动存储的主流。

5. 光盘与光盘驱动器

光盘驱动器（简称光驱）是通过激光束聚焦对光盘表面光刻进行读写数据的设备，分为只读型光驱和可读写型光驱（刻录机）。目前光驱的主要指标是读写速度，一般是 $32 \sim 52$ 倍速（即 $4.8 \sim 7.5 MB/s$ ）。

光盘是一种记录密度高，存储容量大，抗干扰能力强的新型存储介质。光盘有只读光盘（CD-ROM）、追记型光盘（CD-R）和可改写光盘（CD-R/W）三种类型。光盘容量可达到650MB之多，光盘中的数据可保存100年之久。DVD光盘比CD-ROM光盘具有更高的密度，容量可达4.7GB，也分为只读、追记和改写三种类型。

6.打印机

打印机是一种在纸上打印输出计算机信息的外部设备。设备构造上可以分为击打式、非击打式和3D三种。击打式打印机的典型方式是靠打印针头通过墨带印刷在纸上，其特点是速度慢、噪声大、打印质量低，但耗材便宜。非击打式打印机主要有激光打印机、喷墨打印机、热转印机等，其特点是速度快、质量高、噪声小，相对耗材较贵。

7.3D打印机

3D打印机是一位名为恩里科·迪尼（Enrico Dini）的发明家设计的一种神奇的打印机，它不仅可以"打印"出一幢完整的建筑，甚至可以在航天飞船中给宇航员打印任何所需的物品的形状。3D打印机，即快速成形技术的一种机器，它是一种以数字模型文件为基础，运用粉末状金属或塑料等可黏合材料，通过逐层打印的方式来构造物体的技术。过去其常在模具制造、工业设计等领域被用于制造模型，现正逐渐用于一些产品的直接制造。3D打印机的应用对象可以是任何行业，只要这些行业需要模型和原型。

8.扫描仪

扫描仪是一种能够把纸质或胶片上的信息通过扫描的方式转换并输入到计算机中的外部设备。有些扫描仪还带有图文自动识别处理的能力，完全代替了手工键盘方式输入文字，用户可以方便地对扫描输入后的文字或图形进行编辑。

9.路由器

路由器（Router）又称网关设备（Gateway），用于连接多个逻辑上分开的网络。所谓逻辑网络是代表一个单独的网络或者一个子网。当数据从一个子网传输到另一个子网时，可通过路由器的路由功能来完成。因此，路由器具有判断网络地址和选择IP路径的功能，它能在多网络互联环境中建立灵活的连接，可用完全不同的数据分组和介质访问方法连接各种子网，路由器只接受源站或其他路由器的信息，属于网络层的一种互联设备。

10.网络适配器

网络适配器又称网卡。网卡是组成计算机网络的重要部件，网卡通过专用的网线（同轴电缆、双绞线等）把多台计算机连接起来组成局域网络。其主要的功能是界定网络地址、管理网络通信、共享网络资源。

（三）微型计算机的主要性能指标及配置

对于大多数普通用户来说，一台微型计算机功能的强弱或性能的好坏，可以从以下几个指标来大体评价。

1. 运算速度

运算速度是衡量 CPU 工作快慢的指标，一般以每秒完成多少次运算来度量。当今计算机的运算速度可达每秒万亿次。计算机的运算速度不仅与主频有关，还与内存、硬盘等工作速度及字长有关。

2. 字长

字长是 CPU 一次可以处理的二进制位数，主要影响计算机的精度和速度。字长有 8 位、16 位、32 位和 64 位等。字长越长，表示一次读写和处理的数的范围越大，处理数据的速度越快，计算精度越高。

3. 主存储器容量

主存储器简称主存，是计算机硬件的一个重要部件，其作用是存放指令和数据，并能由中央处理器（CPU）直接随机存取。主存容量是衡量计算机记忆能力的指标。容量大，能存入的字数就多，能直接接纳和存储的程序就长，计算机的解题能力和规模就大。

4. 输入输出数据传输速率

输入输出数据传输速率决定了可用的外设和与外设交换数据的速度。提高计算机的输入输出传输速率可以提高计算机的整体速度。

5. 可靠性

可靠性指计算机连续无故障运行时间的长短。可靠性好，表示连续无故障运行时间长。

6. 兼容性

任何一种计算机中，高档计算机总是低档计算机发展的结果。如果原来为低档计算机开发的软件不加修改便可以在它的高档计算机上运行和使用，则称此高档计算机为向下兼容。

第三节　信息代码

要理解计算机怎样接收并处理各种数据、文字和多媒体信息，首先需要了解计算机自己的语言，即二进制机器语言，进而掌握计算机语言和人类自然语言之间的对应与转换方法。

一、数值在计算机中的表示形式

(一)信息和数据的概念

以下两类数据存在计算机中的信息都是采用二制编码形式。

(1)数值数据:如 +15、-17.6。

(2)非数值数据:如字母(A、B…)、符号(+、&…)、汉字,也叫字符数据。

(二)计算机为什么采用二进制

(1)由计算机电路所采用的器件所决定。

(2)采用二进制的优点:运算简单、电路实现方便、成本低廉。

二进制数是计算机表示信息的基础。本节首先引入二进制数的概念,再介绍数值型数据在计算机内的表示方式及字符(包含英文字符和汉字)在计算机内的表示方式与编码。

(三)计算机中常用的进制与转换

(1)十进制数。人类其实习惯使用十进制表示数。十进制有 0 ~ 9 共 10 个数字,两个十进制数运算时遵循"逢十进一"的计算规律。在进位数制中所用数值的个数称为该进位数制的基数,那么十进数的基数是 10。

人类发展的实践过程中,还创造出许多不同的进位数制用于表达各种不同的事物,比如十二进制,表示一年有 12 个月;二十四进制,表示一天有 24 小时;六十进制,表示一分钟有 60 秒;七进制,表示一星期有 7 天等。因此,只要人们习惯了这些日常所用的数制,反而会觉得使用起来很方便。不同进位数制之间的区别在于它们的基数和表记符号不同,相应的进位规则也不同而已。二进制是伴随计算机应运而生的一种计算机表记符号,也称计算机语言,即用 0 和 1 来表示,遵循逢 2 进 1 的运算规则。

(2)二进制数。二进制数只有 0 和 1 两个计数符号,其进位的基数是 2,遵循"逢 2 进 1"的进位规则。在计算机中采用二进制数表示数据的原因如下。

①由于计算机内使用电子器件制造,其电子器件的逻辑状态是二值性的,如电压的高 / 低,开关的通 / 断,磁场的高 / 低,电流的大 / 小等特性正好可以用二进制数值来表述。

②计算机科学理论已经证明:计算机中使用 e 进制($e \approx 2.71828$)最合理,取整数,可以使用二进制。

③运算方法简单:0+0=0,0+1=1,1+0=1,1+1=10。数值量与逻辑量共存,

便于使用逻辑器件实现算术运算。

④二进制的基数为2，表记符号只有1和0两个数字，运算规则简单实用，并且快速。

例如：

$$1100110100$$
$$+\ 1111100000$$
$$11100010100$$

（3）二进制数与十进制数的转换。十进制数是人们最熟悉的数制，在计算机操作中人们希望直接使用十进制数，而计算机内部仅能够接受二进制数，因此就必须找到一种十进制数与二进制数之间相互转换的方法。其实这个方法是非常简单的，并可以由计算机自动进行转换。

①二进制数向十进制数转换的方法。一个二进制数按其位权（用十进制表示）展开求和，即可得到相应的十进制数。例如：

$$(110.101)_2 = (1 \times 2^2 + 1 \times 2^1 + 0 \times 2^0 + 1 \times 2^{-1} + 0 \times 2^{-2} + 1 \times 2^{-3})_{10}$$
$$= (4+2+0.5+0.125)_{10} = (6.625)_{10}$$

②十进制数向二进制数转换的方法。十进制整数部分转换成二进制数，采用"除2取余数"的方法，十进制小数部分的转换采用"乘2取整数"的方法转换。

二、字符编码概述

这里说的字符编码包括一般意义下的字符编码和汉字编码。

（一）字符编码

字符编码是把字符集中的字符编码为指定集合中的某一对象（例如比特模式、自然数串行、8位组或者电脉冲），以便文本在计算机中存储和通过通信网络传递。常见的例子包括将拉丁字母表编码成摩斯电码和ASCII。其中，ASCII将字母、数字和其他符号编号，并用7b的二进制来表示这个整数。通常会额外使用一个扩充的比特，以便于以1B的方式存储。在计算机技术发展的早期，如ASCII（1963年）和EBCDIC（1964年）这样的字符集逐渐成为标准。

（二）汉字编码

汉字编码是为汉字设计的一种便于输入计算机的代码。由于电子计算机现有的输入键盘与英文打字机键盘完全兼容，因而如何输入非拉丁字母的文字（包括汉字）便成了多年来人们研究的课题。汉字信息处理系统一般包括编码、输入、存储、编辑、输出和传输。编码是关键，不解决这个问题，汉字就不能进入计算机。

汉字进入计算机的三种途径分别如下。

（1）机器自动识别汉字：计算机通过"视觉"装置（光学字符阅读器或其他），用光电扫描等方法识别汉字。

（2）通过语音识别输入：计算机利用人们给它配备的"听觉器官"，自动辨别汉语语音要素，从不同的音节中找出不同的汉字，或从相同音节中判断出不同汉字。

（3）通过汉字编码输入：根据一定的编码方法，由人借助输入设备将汉字输入计算机。

机器自动识别汉字和汉语语音识别国内外都在研究，虽然取得了不少进展，但由于难度大，预计还要经过相当一段时间才能得到解决。在现阶段比较现实的就是通过汉字编码方法使汉字进入计算机。

第四节　微型计算机

一、微型计算机的硬件组成

微型计算机又称为 PC（Personal Computer，个人计算机），简称为微机，是大规模集成电路技术与计算机技术相结合的产物。从外观上看，微机主要由主机、显示器、键盘和鼠标等组成，有时根据需要还可以增加打印机、扫描仪、音箱等外部设备。主机主要是由总线、主板、中央处理器、内存储器、高速缓存、外存储器、输入 / 输出接口、输入 / 输出设备、机箱等组成。

（一）总线

总线是微型机中各硬件组成部件之间传递信息的公共通道，是连接各硬件模块的纽带。

总线分为内部总线和外部总线。内部总线是指在 CPU 内部的寄存器之间和算术逻辑部件（ALU）与控制部件之间传输数据的通路；外部总线是指 CPU 与内存和输入 / 输出设备接口之间进行通信的通路。通常所说的总线一般指外部总线。外部总线分为数据总线（Data Bus，DB）、地址总线（Address Bus，AB）和控制总线（Control Bus，CB）。

数据总线用来传输数据。数据总线是双向的，既可以从 CPU 传送到其他部件，也可以从其他部件传输到 CPU。数据总线的位数，也称宽度，与 CPU 的位数相对应。

地址总线用来传递由 CPU 送出的地址信息，与数据总线不同，地址总线是单向的。地址总线的位数决定了 CPU 可以直接寻址的内存范围。

控制总线用来传输控制信号，其中包括 CPU 送往存储器或输入 / 输出接口电路的控制信号，如读信号、写信号和中断响应信号等；还包括系统其他部件送到 CPU 的信号，如时钟信号、中断请求信号和准备就绪信号等。

（二）主板

计算机主板又称为系统板或母板，它位于主机箱的底部（卧式机箱）或侧面（立式机箱），是计算机的关键部件。主板是一块多层印制电路板，外层有两层印制电路，内层有印刷电源和地线。主板插有微处理器（CPU），它是微型机的核心部分；还有 6～8 个长条形插槽，用于插显示卡、声卡、网卡（或内置 modem）等各种选件卡；还有用于插内存条的插槽及其他接口等。主机性能的好坏对微型机的总体指标将产生举足轻重的影响。

（三）中央处理器

中央处理器（Central Processing Unit, CPU）是微机硬件系统的核心，一般由高速电子线路组成。主要包括运算器和控制器及寄存器组，有的还包括高速缓冲存储器。它们集成在一块芯片上，称为微处理器。

由于 CPU 在微机中的关键作用，人们往往将 CPU 的型号作为衡量和购买机器的标准，如 586、P4、赛扬等微处理器都成为机器的代名词。

决定微处理器性能的指标很多，其中主要是字长和主频。字长是指微处理器一次可处理的数据位数，微处理器的字长越长，寻址能力就越强，运算速度就越快，数据处理能力也就越强。

目前微处理器的字长已为 64 位。主频是指微处理器的时钟频率，主频越高，运算速度越快。美国 Intel 公司生产的 Pentium 4 的 CPU 主频可达 3.0GHz。

（四）内存储器

内存储器是微型计算机存储各种信息的部件。内存按其基本功能和性能可分为只读存储器（ROM）和随机存储器（RAM）。一般所说的内存容量是指 RAM，不包括 ROM。

（五）高速缓存

高速缓存（Cache）逻辑上位于 CPU 和内存之间，为内存与 CPU 交换数据提供缓冲区。Cache 与 CPU 之间的数据交换速度比内存与 CPU 之间的数据交换速度快得多。随着微型计算机的 CPU 处理速度越来越快，CPU 对内存的数据存取速度的要求也越来越高。为了解决内存与 CPU 速度的不匹配问题，在 CPU 与内存之间增加了 Cache。Cache 分为一级 Cache 和二级 Cache。

CPU 读 / 写程序和数据时先访问 Cache，若 Cache 中没有所需数据时，CPU 一边直接访问内存，一边将内存中当前或将来需要的数据调入 Cache 中。这样虽然提高了 CPU 与内存的交换速度，但存储器的管理要复杂得多。

（六）外存储器

外存储器可用来长期存放程序和数据。外存不能被 CPU 直接访问，其中保存的信息必须调入内存后才能被 CPU 使用。微型计算机的外存相对于内存来讲大得多，一般指软盘、硬盘、光盘和 USB 闪存等。

1. 软盘存储器

由软盘、软盘驱动器（简称软驱）和软盘控制适配器（或软盘驱动卡）三部分组成，软盘是存储介质，只有插入软驱中且在软盘驱动卡的控制下才能完成工作。

台式机和笔记本的软驱是 3.5 英寸薄型高密驱动器，适用于存储量为 1.44MB 的 3.5 英寸高密软盘。这是 20 世纪 90 年代微机软驱的主流产品，现逐渐被淘汰。

2. 硬盘存储器

硬磁盘由硬质合金材料构成的多张盘片组成，硬磁盘与硬盘驱动器作为一个整体被密封在一个金属盒内，合称为硬盘，硬盘通常固定在主机箱内。与软盘相比，硬盘具有使用寿命长、容量大、存取速度快等优点，防潮、防腐、防霉、防尘性能好，如果使用得当，硬盘上的数据可保存数年之久。

应用最广的小型温式（温彻斯特式）硬磁盘机，是在一个轴上平行安装若干个圆形磁盘片，它们同轴旋转。每片磁盘的表面都装有一个读写头，在控制器的统一控制下沿着磁盘表面径向同步移动，于是几层盘片上具有相同半径的磁道可以看成是一个圆柱，每个圆柱称为一个柱面（Cylinder）。硬盘容量的计算公式为：

硬盘容量＝每扇区字节数（512）× 磁头数 × 柱面数 × 每磁道扇区数

除了存储容量，硬盘的另一个主要性能指标是存取速度。影响存取速度的因素有盘片旋转速度、数据传输率、平均寻道时间等。目前微型机硬盘盘片的转速达 7200r/min，存储容量可达 120GB。

3. 光盘存储器

光盘存储器由光盘和光盘驱动器组成，光盘驱动器使用激光技术实现对光盘信息的读出和写入。

光盘的特点有以下几个。

（1）存储容量大。多数普通的 CD-ROM 盘片容量达 650MB，还有的达到 700MB、800MB、900MB。DVD 光盘有单面单层、单面双层、双面单层和双面双层四种结构。其中一张 DVD-ROM 的单面单层盘片容量达 4.7GB，单面双层或双面单层的 DVD-ROM 盘片容量达 9.4GB，双面双层的 DVD 盘片容量达 17GB，"蓝光盘（使用蓝色激光代替普遍使用的红色激光）"的数据存储量达 27GB。

（2）读取速度快。早期光驱的数据传输速率为 150KB/s，这个速率被称为单倍速，以后速率都以它的倍数提高，于是就以倍速来代称光驱的数据传输速率。如 300KB/s 称为 2 倍速，1500KB/s 称为 10 倍速。现在的光驱数据传输速率已达到 56 倍速甚至更高。

（3）可靠性高。信息保留寿命长，可用于文献档案、图书管理和多媒体等方面。

（4）价位低。

（5）携带方便。

光盘按性能可分为只读式光盘、一次性写入光盘和可重写光盘三种类型。

4. 移动式存储器

为适应移动办公存储大容量数据的需要，新型的、可移动的外部存储器已广泛使用，如可移动硬盘、U 盘等。

（1）可移动硬盘。传统概念上的硬盘是与机箱固定在一起的，作为计算机的一个组成部分而存在。随着计算机技术的发展，采用 USB 接口的移动硬盘应运而生，并且以其超强抗震、热拔插、无外接电源、支持多种操作系统等诸多优势，随着价格的下降开始流行。其速度达到普通软盘的 20 多倍，容量也相当于 6~800 张软盘容量，并且在安全性方面更是超过了易坏的软盘。

（2）U 盘。也称优盘。移动硬盘的存储介质还是采用原始的计算机硬盘，只不过把台式机的硬盘换成笔记本上的硬盘。U 盘是一种基于闪存介质和 USB 接口的移动存储设备，其优点有：①无须驱动器和额外电源，只需从其采用的标准 USB 接口总线取电，可热拔插，真正即插即用；②通用性高、容量大、读写速度快；③抗震防潮、耐高低温、带写保护开关（防病毒）、安全可靠，可反复使用 10 年；④体积小（与一般的打火机差不多）、轻巧别致、美观时尚、便于携带。

U 盘在 Windows ME / 2000 / XP、Mac OS9.x / M OSX、Linux Kernel 2.4 下均不需要驱动程序，可直接使用。

（七）输入 / 输出接口

输入 / 输出接口是微型机中 CPU 和外部设备之间的连接通道。具有数据缓冲及转换，设备选择和寻址，联络、解释并执行 CPU 命令，中断管理，错误检测等功能。

微型机的输入 / 输出接口一般采用大规模、超大规模集成电路技术，以电路板的形式插在主机板的扩展槽内，常称为适配器或"卡"，如显卡、声卡等。

（八）输入设备

微型计算机常用的输入设备有键盘、鼠标、扫描仪、数码相机及数码摄像机等。

1. 键盘

键盘是向计算机发布命令和输入数据的重要输入设备。在微机中，它是必备的标准输入设备。

2. 鼠标

鼠标是一种指点式输入设备。其作用是代替光标移动键，能够进行光标定位操作和替代回车键操作。在各种软件支持下，通过鼠标上的按钮可完成各种特定的功能，鼠标已经成为微机上普遍配置的输入设备。鼠标按其结构分为机械式鼠标和光电式鼠标。

3. 扫描仪

扫描仪是文字和图片输入的主要设备之一。依靠光学扫描机构和有关的软件把大量的文字或图片信息扫描到计算机中，以便对这些信息进行识别、编辑、显示和打印处理。

4. 数码相机与数码摄像机

数码相机，即 DC，是用来拍摄单张静态照片的；数码摄像机，即 DV，是用来拍摄动态视频图像的。DC、DV 各有各的用途，侧重点不同。但随着两类产品的发展，目前有一种趋势，就是 DC 的动态摄录功能越来越强，DV 中也出现了可以拍摄 200 万、300 万像素甚至更高精度静态照片的机型。

（九）输出设备

输出设备的主要作用是把计算机处理的数据、计算结果等内部信息转换成人们习惯接受的信息形式（如字符、图像、表格、声音等）输出。常见的输出设备有显示器、打印机、绘图仪等。

1. 显示器

显示器通过显示卡接到系统总线上，两者一起构成显示系统。显示器是微型计算机最重要的输出设备，是"人机对话"不可缺少的工具。

显示器的种类很多，按所采用的显示器件分类，有阴极射线管（Cathode Ray Tube，CRT）显示器、液晶显示器（Liquid Crystal Display，LCD）等。

2. 打印机

打印机也是计算机系统最常用的输出设备。显示器上显示的内容只能当时查看，不能保存。为了便于用户查看与修改，将计算机输出的内容留下书面记录以便保存，就需要用打印机打印输出。根据打印机的工作原理，可以将打印机分为三类：针式打印机、喷墨打印机和激光打印机。

3. 绘图仪

绘图仪是一种常用的图形输出设备。通过专用的绘图软件，用户的绘图要求变为对绘图仪的操作指令。常见的绘图仪有两种类型，即平板型和滚筒型。

（十）机箱

计算机机箱有卧式和立式两种。在机箱的后部有一个全封闭式的标准化电源。机箱面板上通常有电源开关（POWER）、复位键（RESET）、电源指示灯和硬盘工作指示灯。

二、微机主要技术指标及配置

微型计算机功能的强弱或性能的好坏，不是由某项指标来决定的，而是由它的系统结构、指令系统、硬件组成、软件配置等多方面的因素综合决定的。对于大多数普通用户来说，可通过以下主要指标来评价计算机的性能。

（一）运算速度

运算速度作为衡量 CPU 工作快慢的指标，通常以每秒完成多少次运算来衡量，如每秒百万条指令数（MIPS）。运算速度指标不但与 CPU 的主频有关，还和硬盘、内存等工作速度及字长有关。

（二）字长

字长是指参与一次运算的数的位数，字长主要影响计算机精度和运算速度。目前计算机字长一般为 32 位或 64 位。

（三）主存容量

主存容量是衡量计算机存储能力的指标。容量越大，能存入的字数越多，能直接存储的程序越长，计算机计算的能力和规模也就越强。

(四) 输入 / 输出数据传输率

输入 / 输出数据传输率决定了主机与外设交换数据的速度。通常这是妨碍整机速度提高的瓶颈。所以提高输入 / 输出数据传输率可以显著提升计算机系统的整体速度。

(五) 可靠性

可靠性是指计算机连续无故障运行时间的长短。可靠性越好，表示无故障运行时间越长。

(六) 兼容性

在系列机中，高档机能向下兼容低档机运行的大部分软件，但这也不是绝对的。

(七) 微机的配置

当前比较流行的微型机配置有以下几种。

(1) 处理器类型: INTEL 或 AMD。

(2) 处理器频率: 3.0GHz 以上。

(3) 内存大小: 2GB 以上。

(4) 硬盘容量: 500GB 以上。

(5) 光驱: DVD 光驱。

(6) 显示器: 19 英寸宽屏液晶。

(7) 打印机: 激光打印机。

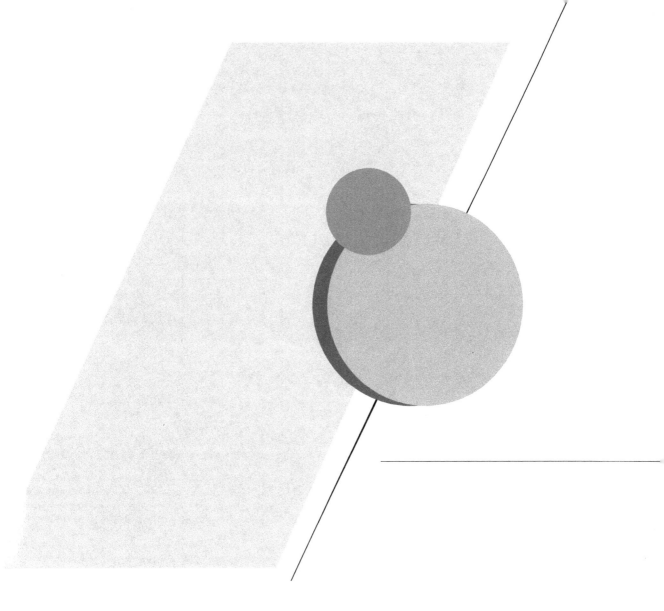

第二章　Windows 操作系统

操作系统（Operating System）是控制和管理计算机系统的硬件及软件资源，并为用户提供一个良好的工作环境和友好接口的大型系统软件。操作系统是学习、使用计算机的基础。

第一节　操作系统基础知识

计算机软件分为系统软件和应用软件两大类，系统软件用于管理计算机本身和应用程序，应用软件是为满足用户特定需求而设计的软件。而操作系统是最基本的系统软件，它和系统工具软件构成了系统软件。

一、操作系统概述

（一）操作系统的定义

操作系统是最基本、最重要的系统软件，是控制和管理计算机硬件和软件资源、合理组织计算机工作流程以方便用户的程序集合，其他所有软件是建立在操作系统之上的。它负责管理计算机系统的全部软件资源和硬件资源，合理地组织计算机各部分协调工作，为用户提供操作和编程界面。它是计算机所有软、硬件系统的组织者和管理者，能合理地组织计算机的工作流程，控制用户程序的运行，为用户提供各种服务。

用户都是先通过操作系统来使用计算机的，它是沟通用户和计算机之间的"桥梁"，是人机交互的界面，是用户与计算机硬件之间的接口。没有操作系统作为中介，一般用户就不能使用计算机。操作系统如同一个行动中心，计算机系统的软、硬件和数据资源利用，都必须通过这个中心向用户提供正确利用这些资源的方法和环境。

（二）操作系统的功能与作用

计算机资源分为硬件资源和软件资源。硬件资源一般包括：中央处理器（CPU）、内存、存储设备（软、硬磁盘驱动器，可读可写光盘等）、外部输入输出设备、通信设备等；软件资源指计算机所拥有的各种信息，如程序、数据等。现代操作系统管理计算机系统资源的功能可以分成以下几个方面：进程管理（CPU 管理）、存储器管理、外部设备管理、文件管理（信息管理）、网络通信和网络文件服务。

操作系统的主要作用有以下三个。

（1）提高系统资源的利用。通过对计算机系统的软、硬件资源进行合理的调度与分配，改善资源的共享和利用状况，最大限度地发挥计算机系统工作效率，即提高计算机系统在单位时间内处理任务的能力（称为系统吞吐量）。

（2）提供方便友好的用户界面。通过友好的工作环境，改善用户与计算机的交互界面。如果没有操作系统这个接口软件，用户将面对一台只能识别0、1组成的机器代码的裸机。有了操作系统，用户才可能采用识别的方法同计算机打交道。

（3）提供软件开发的运行环境。在开发软件时，需要使用操作系统管理下的计算机系统，调用有关的工具软件及其他软件资源。进行一项开发时，应先考虑在哪种操作系统环境下开发，当要使用某种保存在磁盘中的软件时，还要考虑在哪种操作系统支持下才能运行。因为任何一种软件并不是在任何一种系统上都可以进行的，所以操作系统也称为软件平台。因此操作系统的性能也很大程度上决定了计算机系统工作的优劣。具有一定规模的计算机系统，包括中、高档微机系统，都可以配备一个或几个操作系统。

（三）操作系统的发展阶段及分类

操作系统的发展历程和计算机硬件的发展历程密切相关。从1946年诞生第一台电子计算机以来，计算机的每一代进化都以减少成本、缩小体积、降低功耗、增大容量和提高性能为目标，随着计算机硬件的发展，同时也加速了操作系统的形成和发展。

最初的计算机并没有操作系统，人们通过各种操作按钮来控制计算机。随后为了提高效率而出现了汇编语言，操作人员通过有孔的纸带将程序输入计算机进行编译。这些将语言内置的计算机只能由操作人员自己编写程序来运行，不利于设备、程序的共用。为了解决这种问题，就出现了现代的操作系统。

计算机操作系统的发展经历了两个阶段。第一个阶段为单用户、单任务的操作系统。随着社会的发展，早期的单用户操作系统已经远远不能满足用户的要求，各种新型的现代操作系统出现了，现代操作系统是计算机操作系统发展的第二个阶段，它是以多用户多道作业和分时为特征的系统。

操作系统主要有以下几种。

（1）按使用环境分为批处理、分时、实时系统。

（2）按用户数目分为单用户（单任务、多任务）、多用户、单机、多机系统。

（3）按硬件结构分为网络、分布式、并行和多媒体操作系统等。

这样的分类仅限于宏观上的。因操作系统具有很强的通用性，具体使用哪一种操作系统，要视硬件环境及用户的需求而定。

（四）常见操作系统

在计算机操作系统发展的第一阶段，随着计算技术和大规模集成电路的发展，微型计算机迅速发展起来。从 20 世纪 70 年代中期开始出现了计算机操作系统。1976 年，美国 Digtal Research 软件公司研制出 8 位的 CP/M 操作系统。这个系统允许用户通过控制台的键盘对系统进行控制和管理，其主要功能是对文件信息进行管理，以实现硬盘文件或其他设备文件的自动存取。继 CP/M 操作系统之后，1981 年，微软的 MS-DOS1.0 版与 IBM 的 PC 面世，这是第一个实际应用的 16 位操作系统。从 1981 年问世至今，DOS 经历了七次大的版本升级，从 1.0 版到现在的 7.0 版，经历了不断的改进和完善。

在计算机操作系统发展的第二个阶段，典型代表有 UNIX、Windows、Linux、OS/2 等操作系统。其中，UNIX 是一种多用户、多任务处理操作系统，最初由肯·汤普森和丹尼斯·里奇于 1969 年在美国电话电报公司的贝尔实验室里开发，用于小型计算机。UNIX 以各种形式和实现方式存在，UNIX 被认为是一种功能强大的操作系统；微软的 Windows 操作系统是基于图形的操作系统，是一个为个人计算机和服务器用户设计的操作系统，它的第一个版本由微软公司发行于 1985 年，是当今世界上使用最广泛的操作系统；Linux 是克隆 UNIX 的操作系统，在源代码上兼容绝大部分 UMIX 标准，是一套免费使用和自由传播的类 UNIX 操作系统；OS/2（IBM）或称"第二代操作系统"，是 20 世纪 80 年代中期由 IBM 公司和微软公司为个人计算机开发的一种操作系统。

不同类型的微机可以使用相同的操作系统，同一微机也可使用几种操作系统。操作系统是人机交互的界面，有以键盘为工具的字符命令方式，如 DOS 操作系统；也有以文字图形相结合的图形界面方式，如 Windows 操作系统。

二、Windows 10 操作系统

（一）Windows 操作系统常用版本简介

Windows 是美国 Microsoft（微软）公司发布的基于个人计算机的操作系统，它以优异的图形用户界面，强大的网络、多媒体技术支持，可靠的安全措施，所见即所得的显示风格和操作一致的使用方法，深受广大用户的青睐，从而奠定了微软在个人计算机（PC）操作系统领域的霸主地位。

微软于 1983 年开始研制 Windows 操作系统，自 20 世纪 80 年代初问世以

来，Windows 操作系统版本不断更新，从昔日的 Windows 1.0、Windows 3.x 系列、Windows 9x 系列、Windows 2000、Windows XP、Windows Vista、Windows 7、Windows 8 和 Windows 10（Windows 10 是继 Windows 8 之后的新一代操作系统，是由 Microsoft 公司开发的、具有革命性变化的操作系统），发展到今天的是 Microsoft 公司正在研发的新一代跨平台及设备应用的操作系统，这些版本在用户视觉感受、操作灵活性、使用快捷等方面不断地提高。其中，最新版的恢复了"开始"菜单，新增了虚拟桌面的功能，任务栏中添加了全新的"查看任务"按键，并拥有全新的 Spartan 浏览器。

（二）Windows 10 操作系统简介

在 Windows 8 系统之后，按照以往的规律，下一版本系统应该命名为 Windows 9，而此次跳过 Windows 9，直接发布 Windows 10 也显得非比寻常，意味着 Windows 10 相比 Windows 8 有较大的改变。Windows 10 融合了 Windows 8 漂亮的操作界面，并且保持了 Windows 7 的良好操作特性，可以说，Windows 10 是 Windows 7 和 Windows 8 精华的融合体。

Windows 10 采取一云多屏，多个平台共用一个 Windows 应用商店，应用统一更新和购买，是跨平台最广的操作系统。它采用全新的开始菜单，并且重新设计了多任务管理界面，任务栏中出现了一个全新的按键：Task View（查看任务）。桌面模式下可运行多个应用和对话框，并且能在不同桌面之间自由切换。来自 Windows 应用商店的应用可以窗口化，这将让一些只有移动应用的开发商省去了再开发一个"桌面版"的烦恼。Windows 10 添加了虚拟桌面功能，在用户希望区分不同使用场景时，可以新建多个虚拟桌面。这些新功能的加入，旨在让人们的日常计算机操作更加简单和快捷，为人们提供高效易行的工作环境。

（三）Windows 10 操作系统的新功能

Windows 10 与以往版本相比，增加了许多新功能，如 Metro 界面的"开始"屏幕、Ribbon 风格的资源管理器、全新的 Internet Explorer 10 浏览器等，这些新功能将带给用户全新的视觉冲击和操作体验。

1. 全新的 Edge 浏览器

Edge 浏览器是 Windows 10 中的一项重磅改进，不同于以往的 IE 系浏览器，Edge 采用了全新渲染引擎，使得它在整体内存占用及浏览速度上均有大幅提升。最关键的是，Windows 10 Edge 浏览器还为移动设备提供了更好的支持，能够让移动用户获得与 PC 近似的使用体验。

作为一款全新的浏览器，Edge 浏览器增加了以下几个功能。

（1）允许用户在网页上手写和做标记，并且可将这些内容分享给朋友。

（2）阅读列表可以让用户保存喜欢的文章，在方便的时候阅读。

（3）阅读模式可以为用户提供干净、无干扰的屏幕布局环境。

（4）内置数字助理 Cortana 小娜，可以为用户提供更多信息等。

2. 传统风格与新的现代风格有机结合的开始菜单

熟悉的桌面开始菜单终于在 Windows 10 中正式归位，不过它的旁边新增加了一个现代风格的区域，改进的传统风格与新的现代风格有机结合在一起。传统桌面的开始菜单照顾了 Windows 7 等老用户的使用习惯，Windows 10 还同时考虑到了 Windows 8/Windows 8.1 用户的习惯，依然提供主打触摸操作的开始屏幕，两代系统用户切换到 Windows 10 后应该不会有太多违和感。超级按钮 "Charm" 依然为触摸用户保留，非触摸设备用户可以通过 Win+C 快捷键唤出开始屏幕。

3. 可在同一个操作系统下使用多个桌面环境虚拟桌面

微软新增了 Multiple Desktops 功能。该功能可让用户在同一个操作系统下使用多个桌面环境，即用户可以根据自己的需要，在不同桌面环境间切换。微软还在 "Task View" 模式中增加了应用排列建议选择，即不同的窗口会以某种推荐的排版形式显示在桌面环境中。

下面介绍在多个桌面之间切换的详细步骤。

步骤 1：进入 Windows 10 系统的桌面，在桌面的任务栏中单击 "Task View" 图标。

步骤 2：单击 "新建桌面"，添加新的桌面。

步骤 3：查看两个虚拟桌面。可以在其中一个桌面上打开几个应用程序，同时在另一个桌面上打开几个应用程序窗口，两个桌面上打开的应用程序不会相互影响。

步骤 4：预览虚拟桌面。用鼠标指向其中一个虚拟桌面时，会显示当前桌面的缩略图，单击一个应用程序即可打开该窗口。

步骤 5：不同桌面上的应用程序相互移动。右击桌面 1 上应用程序的窗口，依次单击 "移动到→桌面 2" 选项，即可将桌面 1 上该应用程序移动到桌面 2 上。

步骤 6：删除当前创建的虚拟桌面。单击其中一个虚拟桌面右上角的红叉，即可关闭该桌面。

4. 内置 Windows 应用商店

Windows 10 新增了应用商店，即 Windows 应用商店。用户在 "开始" 屏幕打开 "应用商店"。

可以从 Windows 应用商店浏览和下载游戏、社交、娱乐、照片、音乐和视频、运动、图书和参考、新闻和天气、健康和健身、饮食和烹饪、生活、购物、旅行、金融等方面的应用，其中包括很多免费应用和付费应用。这是一项不错的功能，可以简化 Windows 用户获取应用的流程。

Windows 应用商店帮助开发人员将自己的应用程序销售到全球各地，只要有 Windows 10 的地方，就可以向用户展示你开发的应用。

Windows 10 应用商店更像是一款手机或者平板电脑上的智能系统。访问 Windows 10 应用商店需要用户登录自己的微软账号，用户下载过的 Windows 10 应用都会同步保存在账户里。也就是说，当换一台计算机之后，用户用自己的账号登录 Windows 10，系统会自动下载并安装自己同步保存的所有 Windows 10 应用，非常方便。

5. 硬件要求不高

与之前的系统相比，Windows 10 对硬件的要求并没有提升。CPU 1GHz 或更快、内存 1GB（32 位）或 2GB（64 位）、显卡带有 WDDM 驱动的 DirectX9 图形设备、显示器 1024×600 像素，按照这个标准，只要计算机可以轻松运行 Windows XP，运行 Windows 10 就没有问题。

6. 视觉效果更佳

在系统的外观改进方面，相对于 Windows 8.1 操作系统，Windows 10 操作系统自带全新的视觉效果，打开、关闭、最小化和最大化窗口都与 Windows 8.1 明显不同，视觉效果更加流畅。

Windows 10 操作系统针对桌面的视觉效果做了一定的改进，现在窗口已经基本"无边"，或者说通过明显减少边框的数量提升整个系统的美化效果。

7. Cortana 小娜语音助手

Windows 10 的 Cortana 小娜语音助手功能已经越来越全面。Cortana 小娜语音助手能够帮助用户查找文件，用户只需提供关于文件的描述，Cortana 就能够帮你查找；并可以根据用户的个人习惯给出个性化建议；帮助用户设置提醒，避免用户忘记某些重要的事情；可以跟踪用户的日程表，提前算好出发时间，能够分析交通状况，让用户有充分的时间抵达目的地。

8. 性能提升，开机速度大大提高

在开机用时方面，Windows 10 相比过去的操作系统用时更短，特别是与 Windows 7 相比。Windows 10 系统配合各项硬件加速模块，在执行诸如导航、游戏等方面工作时，有明显的性能提升。另外，一直广受诟病的电源管理也在 Windows 10 中有优秀表现，大大延长了其设备的整体续航能力。

第二节　Windows 的基本操作

Windows 一致的图形用户界面和操作使用方法，使得具有 Windows 风格的应用程序的操作、使用具有很大的共同性，如果掌握了 Windows 操作系统的一些基本知识和操作方法，就会取得事半功倍的效果。本节主要介绍的是 Windows 10 操作系统的基本功能。

一、Windows 10 操作系统的开启与关闭

用户在使用计算机时，要养成正确关机的好习惯，当不再使用计算机时，应该及时关闭计算机。退出 Windows 10 系统时，不能直接关闭电源，否则会使数据丢失或硬件设置损坏。

(一) Windows 10 操作系统的开启

要想进入 Windows 10 系统，首先要学会启动计算机。正确启动计算机是养成良好的使用计算机习惯的基础。

步骤 1：正确连接计算机后，按下显示器的开关。

步骤 2：按下主机的开关，开启主机。

步骤 3：经过一段时间后，计算机进入系统锁屏界面。

步骤 4：单击屏幕，进入系统登录界面。

步骤 5：在密码框中输入安装系统时设置的密码，然后单击回车键登录，即可打开"开始"屏幕。

(二) Windows 10 操作系统的关闭

关闭计算机前，需要关闭正在运行的所有程序，然后使用 Windows 10 中的关闭功能退出系统，最后关闭显示器电源。具体操作步骤如下：单击屏幕左下角的"开始"图标，在界面中单击"电源"图标按钮，在弹出的选项中选择"关机"选项，即可安全关闭计算机。

二、Windows 10 桌面操作

与 Windows 7 相似，Windows 10 桌面包括桌面图标、桌面背景、任务栏等。

(一) Windows 10 桌面

Windows 10 桌面主要包括桌面图标、桌面背景和任务栏。

1. 桌面图标

安装完系统后，进入 Windows 10 的桌面，默认情况下只有一个"回收站"图标，用户可根据需要添加或删除桌面图标。

2. 桌面背景

桌面背景是计算机桌面所使用的背景图片，可以根据计算机屏幕的大小和分辨率来做相应调整。桌面背景让计算机看起来更美观，且更有个性。用户可以随时更换桌面背景。

3. 任务栏

在 Windows 系列系统中，任务栏是指位于桌面最下方的长条区域，主要由"开始"按钮、快速启动栏、程序区、通知区、"显示桌面"按钮组成。

（二）添加桌面图标

桌面图标是指在计算机桌面上排列着的具有明确指代含义的计算机图形，双击桌面图标可以启动相应的程序。

默认情况下，刚安装完系统后，桌面上只有一个"回收站"图标，用户可以自行添加系统图标，具体操作步骤如下。

步骤 1：在桌面上单击右键，弹出快捷菜单，选择"个性化"选项。

步骤 2：打开"个性化"窗口，切换至"主题"选项卡，单击"桌面图标设置"选项。

步骤 3：弹出"桌面图标设置""桌面图标"列表框中勾选要放置到桌面上的图标。

步骤 4：单击"确定"按钮返回桌面，可以看到桌面上已经添加了选中的桌面图标。

除了可以在桌面上添加系统图标外，还可以将程序图标的快捷方式添加到桌面上，具体操作如下。

方法一：

步骤 1：找到程序安装文件中的运行文件并右击，在弹出的快捷菜单中选择"发送到→桌面快捷方式"选项。

步骤 2：此时，程序快捷方式图标即可添加到桌面上。

方法二：

步骤 1：单击"开始"图标，查看开始菜单内容，单击"所有应用"。

步骤 2：选中要添加的应用图标，直接将图标拖动到桌面上。

（三）调整桌面图标的大小

桌面上图标的大小并不是固定的，Windows 10 提供了 3 种图标大小，用户可以根据需要进行设置。调整桌面图标大小的方法如下。

步骤 1：右击桌面上的空白区域，在弹出的快捷菜单中将鼠标指针指向"查看"选项，弹出子菜单，可以看到有 3 种大小可供选择，分别为"大图标""中等图标"和"小图标"。

步骤 2：将桌面图标按照大图标、中等图标和小图标的方式排列。

（四）排列桌面图标

桌面上的图标除了可以改变大小外，还可以改变图标的位置，尤其是当桌面上的图标较多时，桌面会显得凌乱，要在其中找到需要的程序也很不方便，这时可以对桌面图标进行排列，使桌面看上去更整洁。

其步骤为：右击桌面上的空白处，在弹出的快捷菜单中选择"排序方式"选项，弹出子菜单，可以看到四种排序方式，分别为"名称""大小""项目类型"和"修改日期"。

另外，还可以在右键快捷菜单中选择"查看"选项，在弹出的子菜单中选择"自动排列图标"选项，此时系统会自动将图标按从上到下、从左到右的顺序排列。

当然，如果用户想要按自己的使用习惯对图标进行排列，那么可在"查看"选项的子菜单中取消选择"自动排列图标"选项，然后将图标拖至想要放置的位置。

（五）删除桌面图标

桌面图标既能自行添加，也可以删除，当桌面上排列了过多的桌面图标，或用户想删除一些不经常使用的程序或文件时，可以删除桌面图标。删除桌面图标的操作方法如下。

方法一：

右击需要删除的一个或者多个桌面图标，在弹出的快捷菜单中选择"删除"选项。弹出"删除快捷方式"对话框，单击"是"按钮，则可成功删除图标。

方法二：

单击需要删除的桌面图标，同时按 Ctrl+D 组合键，弹出"删除快捷方式"对话框，单击"是"按钮，即可成功删除图标。

三、Windows 10 窗口的基本操作

在 Windows 系统中，所有的应用程序都是在窗口中执行的。窗口是 Windows 应用程序运行时的界面，也是用户使用计算机的主要操作方式。关闭窗口，也就关闭了程序。用户可以改变窗口的大小、调整窗口的位置等。

（一）Windows 10 窗口的组成

窗口是用户界面中最重要的部分，它是屏幕上与一个应用程序相对应的矩形区域，包括框架和客户区，是用户与产生该窗口的应用程序之间的可视界面。大部分窗口都是由一些固定的元素组成，如标题栏、地址栏、状态栏等。与以往版本的 Windows 系统相比，Windows 10 的窗口做了一些改动，如增加了功能区等。

下面以"计算机"窗口为例，介绍窗口的基本组成部分。

快速启动工具栏：在快速启动工具栏中，集成了多个常用的按钮，默认情况下只有"属性"和"新建文件夹"两个按钮，用户还可单击右侧的"自定义快速访问工具栏"按钮自定义快速启动工具栏中的按钮。

标题栏：标题栏位于窗口的最上方，用于显示当前窗口的名称。

窗口控制按钮：包括三个按钮，分别为"最小化"按钮、"最大化"按钮、"关闭"按钮，分别控制窗口的最大化、最小化和关闭操作。

功能区：Windows 10 系统取消了以往版本中的菜单栏，而增加了功能区。功能区中集成了"计算机""查看""管理"三个选项卡，每个选项卡下又包含若干组，用户可单击相应的按钮执行命令。在功能区的右上方有一个"最小化功能区"按钮，单击该按钮，可将功能区最小化，而仅显示选项卡的名称。此时单击"展开功能区"按钮，可再次展开功能区。

工具栏：工具栏中包括一些常用的工具按钮，包括"后退"按钮、"前进"按钮、"最近浏览的位置"按钮和"上移"按钮。如果按钮为灰色，那么表示无法进行相应的操作。

地址栏：地址栏中以路径的形式显示了当前窗口的地址。每个地址都以选项按钮的形式体现出来，每一级窗口之间用"下拉按钮"连接，单击"下拉按钮"，可以看到与相应窗口同级的其他窗口；单击选项按钮，可返回相应的窗口，如此处单击"本地磁盘（C：）"，打开 C 盘窗口。

搜索栏：在搜索栏中输入关键字，可实时搜索该窗口中的内容。

导航窗格：导航窗格中显示计算机中的所有文件夹的链接，用户可通过导航窗格快速选择要查看内容的链接。单击链接左侧的"下拉按钮"，可展开相应文件夹

中的更多内容。

滚动条：当显示的内容超过窗口的大小时，会出现滚动条，拖动滚动条可以查看更多的内容。滚动条有横向和纵向两种。

窗口主体区：窗口主体区是窗口最主要的区域，用于显示打开窗口中的内容。

状态栏：状态栏位于窗口的最下端，显示窗口的状态。

（二）窗口的最小化、最大化和关闭

Windows 窗口右上角有三个窗口控制按钮，分别为"最小化"按钮、"最大化"按钮和"关闭"按钮，可以将窗口最小化、最大化和关闭。

1.最小化窗口

如果当前不需要在屏幕中显示窗口，而又不想将窗口关闭，那么可以将窗口最小化，使其缩小到任务栏中的应用程序区域。

方法一：

单击窗口右上角的"最小化"按钮，窗口即可最小化。

方法二：

单击窗口左上角的窗口图标按钮，在弹出的快捷菜单中选择"最小化"选项，可最小化窗口。

最小化窗口后，窗口缩小到任务栏中的应用程序区域，当需要再次打开窗口时，单击任务栏程序区的窗口缩略图，即可恢复显示窗口。

2.最大化窗口

首次打开窗口时，默认情况下窗口为正常显示状态，此时可以对窗口进行最大化操作，使其放大至填充整个屏幕。

方法一：

单击窗口右上角的"最大化"按钮，即可将窗口最大化。

方法二：

双击窗口上方的标题栏，也可将窗口最大化。

方法三：

单击窗口左上角的窗口图标按钮，在弹出的快捷菜单中选择"最大化"选项，窗口即可最大化。

方法四：

将鼠标指针置于窗口的标题栏上，然后点击左键向屏幕上方边缘拖动，当鼠标指针周围出现圆形波纹时，松开鼠标，窗口即可最大化。

3. 向下还原窗口

将窗口最大化后，如果要将窗口恢复到正常状态，那么可以将窗口向下还原。

方法一：

窗口处于最大化状态时，"最大化"按钮变为"向下还原"按钮，即可将窗口还原为最大化前的状态。

方法二：

双击窗口上方的标题栏，可将窗口还原。

方法三：

单击窗口左上角的窗口图标按钮，在弹出的快捷菜单中选择"还原"选项，窗口即可还原。

方法四：

将鼠标指针置于窗口的标题栏上，然后点击左键向下方拖动，当窗口变为正常状态时，松开左键即可。

4. 关闭窗口

当不再需要使用窗口时，可以将窗口关闭。

方法一：

单击窗口右上角的"关闭"按钮，即可将窗口关闭。

方法二：

单击窗口左上角的窗口图标按钮，在弹出的快捷菜单中选择"关闭"选项，窗口即可关闭。

(三) 调整窗口的大小

打开窗口后，默认显示的窗口大小可能并不一定符合用户的需求，且窗口中的内容未必能完整地展示，这时可以调整窗口的大小。

步骤 1：打开计算机窗口，将鼠标置于窗口的四周边框或四个角上，当鼠标指针变为双向箭头形状时，点击左键不放进行拖动。

步骤 2：调整窗口大小，当调整到合适的大小后，松开左键，即可改变窗口的大小。

将鼠标指针置于窗口的左右边框上进行拖动时，只能改变窗口的宽度；将鼠标指针置于窗口的上下边框上进行拖动时，只能改变窗口的高度；只有将鼠标指针置于窗口的四个角上并进行拖动时，才能同时改变窗口的宽度和高度。

另外，只有窗口处于正常状态时，才可以调整窗口大小，窗口最大化时是无法调整窗口大小的。

（四）调整窗口的位置

打开窗口后，窗口的位置并不是固定不变的，用户可以根据自己的需要调整窗口的位置，即移动窗口至其他位置，以更适应自己的操作习惯。

方法一：

单击窗口的标题栏，然后点击左键进行拖动，拖动到合适的位置时，松开左键即可。

方法二：

单击窗口左上角的窗口图标按钮，在弹出的快捷菜单中选择"移动"选项，此时鼠标指针变为四向箭头形状，然后使用键盘上的上、下、左、右方向键对窗口进行移动，移动到合适位置后，单击左键即可。

窗口只有在还原状态时才能调整位置，在最大化与最小化状态下不能调整窗口位置。

（五）切换窗口

在使用计算机的过程中，桌面上往往打开了不止一个窗口，而且经常会在多个窗口之间进行操作，这时就需要切换窗口。

方法一：

如果要从当前窗口切换到其他窗口，只需单击相应窗口的任意位置，即可将该窗口变为当前窗口。

方法二：

打开窗口后，任务栏上会自动生成相应的图标按钮，单击相应的图标按钮即可在窗口间切换。如果相同类型的窗口标签被合并在一个图标按钮下，那么将鼠标指针指向该图标按钮，可弹出该图标按钮下隐藏的所有窗口的缩略图，单击要切换到窗口的缩略图，即可切换到该窗口下。

还可以按 Alt+Tab 组合键在窗口之间切换。按 Alt+Tab 组合键后，在弹出的界面中显示了桌面上打开的所有窗口的缩略图。按住 Alt 键不放，每按下一次 Tab 键，就会切换至选中窗口的下一个窗口缩略图，松开键盘后，即可切换到相应的窗口中。

（六）改变窗口的排列方式

除了可以改变窗口的大小、调整窗口的位置、切换窗口外，当窗口较多时，为了迅速找到某一个窗口，或者使窗口排列更规范，看起来更整齐，还可以改变窗口的排列方式。

窗口有 3 种排列方式，分别为"层叠窗口""堆叠显示窗口"和"并排显示窗口"。右击任务栏上的空白区域，在弹出的快捷菜单中可选择不同的窗口排列方式。

层叠窗口：系统自动将所有窗口的大小变为一致，并层叠排列。

堆叠显示窗口：系统将打开的所有窗口堆叠显示在屏幕上。

并排显示窗口：系统将打开的所有窗口并排显示在屏幕中。

四、Windows 10 对话框的基本操作

对话框是一种次要窗口，包含按钮和各种选项，用户对对话框进行设置，计算机就会执行相应的命令或任务。对话框与窗口有所区别，它没有"最大化"按钮和"最小化"按钮，通常情况下，大部分对话框是不能改变形状和大小的。

（一）Windows 10 对话框的组成

对话框的组成元素较多，主要包括标题栏、选项卡、选项组、单选按钮、复选框、下拉列表、列表框、文本框、按钮等元素，但并不是每个对话框都包含所有的元素。下面以"文件夹选项"和"字体"对话框为例，介绍对话框的组成部分。

依次打开"计算机→查看→选项"，即可打开"文件夹选项"对话框。

标题栏：标题栏位于对话框的最上方，用于显示对话框的名称。

选项卡：一个选项卡中包含一组相应的内容，有的对话框中没有选项卡，有的有一个选项卡，有的包含多个选项卡，单击选项卡的标签，即可切换到相应的选项卡下。

选项组：将一组功能划分为一个选项组，每个选项组之间用线或者框分开。

单选按钮：一组单选按钮中，只能且必须选择一个单选按钮。

复选框：复选框之间是独立的，可以同时选择不同的复选框，一个复选框的选取状态发生变化，不会影响其他复选框的状态。

按钮：单击按钮，可执行相应的操作。

下拉列表：单击右侧的"下拉按钮"，可在弹出的下拉列表框中选择相应的选项。

列表框：列表框中列出了所有选项，直接选择即可。

（二）选项卡的切换

在对话框中进行设置时，选项卡之间经常需要切换操作，选项卡的操作非常简单。其步骤为：将鼠标指针置于要切换到的选项卡标签上，然后单击该标签，此时

即可切换到需要的选项卡下。

（三）复选框和单选按钮的操作

用户可勾选一个或多个复选框，但只能选中一组单选按钮中的其中一个。

1. 勾选复选框

步骤 1：单击复选框前的小方框按钮。

步骤 2：勾选复选框后，小方框按钮中会加上"√"。

如果要取消复选框的选中状态，单击复选框前带"√"的小方框按钮即可。

2. 选中单选按钮

步骤 1：单击单选按钮前的空心圆按钮。

步骤 2：选中单选按钮后，空心圆按钮变为实心圆按钮。

选中一组单选按钮中的一个单选按钮后，则该组中其他选中的单选按钮将取消选中状态。

五、输入法使用

在计算机的操作过程中，文本输入是必须掌握的一项技能，搜索信息、浏览网页、与朋友聊天等都需要输入文本。文本需要通过输入法输入，用户可选择自己习惯的输入法输入文本。

（一）认识输入法

学会文本输入的前提是要学会输入法，系统自带了输入法，用户也可以安装自己喜欢的第三方输入法。

1. 开启语言栏

在默认状态下，Windows 10 系统的语言栏是关闭的，任务栏中的通知区域仅显示"输入指示"图标 M，用户可开启桌面语言栏。

步骤 1：右击任务栏通知区域中的"输入指示"图标 M，在弹出的快捷菜单中选择"设置"选项。

步骤 2：弹出"语言"窗口，单击左侧的"高级设置"链接。

步骤 3：切换到"高级设置"窗口，在"切换输入法"选项组中勾选"使用桌面语言栏"复选框。

步骤 4：单击"保存"按钮，即可开启语言栏。

2. 调整语言栏的位置

Windows 10 系统的语言栏默认位于桌面的右下角，用户可以根据需要调整语言栏的位置，具体操作步骤如下。

步骤1：开启语言栏，可以看到语言栏悬浮在桌面右下角，将鼠标指针移至语言栏最左侧，当鼠标指针变为"十字箭头"形状时，点击左键拖动。

步骤2：拖动到合适的位置，松开鼠标，即可调整语言栏的位置。

3. 选择输入法

在语言栏中，用户可以根据需要方便地在各种输入法之间选择，具体操作步骤为：单击当前使用的输入法图标，在弹出的输入法列表中选择需要的输入法，设置即可完成。

4. 设置默认的输入法

步骤1：右击语言栏，在弹出的快捷菜单中选择"设置"选项。

步骤2：弹出"语言"窗口，单击左侧的"高级设置"链接。

步骤3：切换到"高级设置"窗口，在"替代默认输入法"选项组中的下拉列表中选择默认的输入法，单击"保存"按钮，即可将选择的输入法设置为默认的输入法。

(二) 添加或删除系统自带输入法

Windows 10 系统自带了一些输入法，用户可以根据需要将这些输入法添加到语言栏中，以方便使用。当不再需要使用某种输入法时，还可以将其删除。

1. 添加系统自带的输入法

在 Windows 10 系统中，自带的输入法需要添加后才能使用，下面介绍添加系统自带输入法的步骤。

步骤1：按照前面介绍的操作方法打开"语言"窗口，单击"添加语言"按钮。

步骤2：切换到"添加语言"窗口，在"添加语言"列表框中选择"法语"选项，然后单击"打开"按钮。

步骤3：切换到"区域变量"窗口，在"添加语言"列表框中选择"法语(法国)"选项，然后单击"添加"按钮。

步骤4：返回"语言"窗口，此时可以看到选择的语言添加到列表中。

步骤5：按"Win+ 空格"组合键，可看到添加的输入法。

2. 删除输入法

用户不仅可以添加系统带的输入法，还可以将不经常使用的输入法删除，具体的操作步骤如下。

步骤1：打开"语言"窗口，在"输入法"选项组中单击"法语"选项，然后单击"删除"按钮。

步骤 2：按 Win+ 空格组合键，可以看到"法语"已经删除。

（三）使用系统自带的微软拼音输入法

微软拼音输入法是 Windows 10 系统自带的输入法，它的 Logo 和界面符合 Windows 10 系统干净清爽的风格，并提供了全拼、双拼、联想、词典等功能，更有自学习、自造词功能，在词组记忆上也不落后，另外，还提供了一些特殊的功能，如在输入板中根据部首、笔画输入汉字或输入符号等，是一款简单、实用的输入法。

用户在使用计算机的过程中，经常会遇到要输入汉字和英文的情况，这就要随时调整输入法的输入状态，下面以输入"Windows 10 系统"为例，介绍使用微软拼音简捷输入法输入汉字和英文的具体操作步骤。

步骤 1：打开"记事本"程序，在语言栏中单击输入法图标，在弹出的输入法列表中选择"微软拼音"选项，切换到该输入法。

步骤 2：单击语言栏中的语言状态图标，切换至英文输入状态，然后按大写字母锁定键 Caps Lock，在"记事本"窗口中输入"W"。

步骤 3：再次按下大写字母锁定键 Caps Lock 解除锁定，输入"indows"，然后按空格键，输入数字"10"。

步骤 4：单击语言栏中的语言状态图标，切换至中文输入状态，然后输入"xitong"，可以看到弹出文字候选框。

步骤 5：按相应的数字键即可输入汉字，这里按下数字键 1 或直接按空格键。

输入英文时，频繁切换输入状态会比较麻烦，这时可以直接在中文状态下输入，以输入"Windows"为例，在中文状态下，按大写字母锁定键 Caps Lock，输入"W"，这时弹出文字候选框。再次按下大写字母锁定键 Caps Lock 解除锁定，输入"indows"，最后按下数字键 1 或直接按空格键即可输入英文。

对于一些不是特定的英文来说，也可以在中文状态下直接输入。以输入"wendang"为例，在中文状态下，输入"wendang"，然后按回车键，即可直接输入英文。

（四）使用 Windows 语音识别功能自动输入

在科幻电影中经常看到电影人物通过对话形式来让计算机执行命令，换作以前会觉得这样的场景还很科幻，但是目前我们也能让计算机听我们的命令并且遵照执行。使用 Windows 10 的用户，只需要拥有麦克风，就可以轻松地用语言命令计算机干活，比如进行计算机基本操作、语音输入等。

1.启动并设置 Windows 语音窗口

要使用语音识别功能，首先要将麦克风正确接入计算机，这样计算机才可以听到你所说的话。下面来看详细的操作步骤。

步骤1：打开控制面板，将查看方式切换为"大图标"，单击"语音识别"链接。

步骤2：打开"语音识别"窗口，单击"启动语音识别"链接。

步骤3：设置语音识别，在欢迎使用语音识别窗口单击"下一步"按钮。

步骤4：选择麦克风类型，一般有"头戴式麦克风""桌面麦克风""其他"三个选项，选择完成后，单击"下一步"按钮。

步骤5：设置麦克风，根据提示正确设置麦克风后单击"下一步"按钮。

步骤6：调整麦克风的音量。朗读窗口中的一段话，然后单击"下一步"按钮。

步骤7：改进语音识别的精确度，可选中"启用文档审阅"，然后单击"下一步"按钮。

步骤8：打印语音参考卡片。单击"查看参考表"可查看语音参考信息，然后单击"下一步"按钮。

目前的计算机还没达到真正的人工智能水平，所以想要命令它做事，就需要用一系列规定的命令，只有命令准确，它才会正确执行，所以建议用户先仔细查看相关的操作命令。在语音参考表中，用户可以了解"如何使用语音识别""常见的语音识别命令"、常用于文本处理的"听写""键盘键""标点符号和特殊字符"等语音识别知识。

步骤9：选择是否在每次启动时启动语音识别功能，然后单击"下一步"按钮。

步骤10：单击"跳过教程"按钮，即可设置完成并启动语音识别。要查看教程则单击"开始教程"按钮。

语音识别教程可使用户在短时间内快速掌握 Windows 语音识别的功能和使用方法。只要用户完成了语音识别教程训练，就可以非常容易地使用语音识别对计算机进行各种操作。

2.使用语音识别输入文字

使用语音识别功能输入文字是一项非常实用的功能，开启语音识别功能后，可以在屏幕顶部看到语音识别工具，若要开始输入文字，打开文档中要输入文字的记事本或者 Word 文档，单击"麦克风"按钮切换至"聆听"模式，对着麦克风说出要输入的文字，语音识别程序成功识别后，会将说出的文字输入文档中。

（五）字体个性化设置

计算机字体是包含一套字形与字符的电子数据文件。在文本处理或与外界沟通时，好看的字体会让页面更加美观。用户可以对字体进行个性化设置，以更加符合自己的喜好。

1.字体的安装

Windows 10 系统自带了一些字体，如果对这些字体不满意，可以自己下载字体进行安装。Windows 10 系统支持 TrueType（.TTF）和 OpenType（.TTC）两种字体格式。

安装字体的方法有多种，下面分别介绍具体的操作步骤。

方法一：

步骤 1：右击下载的字体，在弹出的快捷菜单中单击"安装"命令。

步骤 2：弹出"正在安装字体"对话框，显示安装字体的进度，对话框消失后，字体即安装完成。

方法二：

步骤 1：右击要安装的字体，在弹出的快捷菜单中单击"复制"命令。

步骤 2：打开控制面板，在"外观和个性化"组中单击"字体"选项。

步骤 3：切换到"字体"窗口，在空白处右击，在弹出的快捷菜单中单击"粘贴"命令。

步骤 4：弹出"正在安装字体"对话框，显示安装字体的进度，对话框消失后，字体即安装完成。

方法三：

在 Windows 10 系统中，字体文件都放置在系统的 Fonts 文件夹中，用户可以在 C：\Windows\Fonts 路径打开该文件夹，然后将字体文件复制到该文件夹下，即可安装该字体。

2.字体的删除

当用户不再需要某种字体时，可以将其删除，删除字体的方法也有多种，下面介绍具体的操作步骤。

方法一：

在控制面板的"字体"窗口中，选中要删除的字体，单击列表框上方的"删除"按钮，即可删除字体。

方法二：

在"字体"窗口中，选中要删除的字体，单击列表框上方的"组织"按钮，在弹出的下拉列表中单击"删除"选项，可删除字体。

方法三：

在"字体"窗口中，右击要删除的字体，在弹出的快捷菜单中单击"删除"命令，即可删除字体。

方法四：

在系统资源管理器的 Fonts 对话框中，右击要删除的字体，在弹出的快捷菜单中单击"删除"命令，即可删除字体。

3. 字体的隐藏与显示

如果用户暂时不想使用某种字体，可以将其隐藏，以后要用到该字体时，再重新显示字体即可。下面介绍隐藏与显示字体的具体操作步骤。

步骤 1：在"字体"窗口中，右击要隐藏的字体，在弹出的快捷菜单中单击"隐藏"命令。

步骤 2：隐藏后的字体呈半透明状显示。

步骤 3：要将隐藏的字体重新显示出来，则右击要显示的字体，在弹出的快捷菜单中单击"显示"命令即可。

4. 字体的设置

在实际使用字体的过程中，用户还可以根据需要对字体进行设置，如更改字形或大小等。具体操作步骤如下：

步骤 1：在"记事本"程序中，选择菜单栏中的"格式→字体"选项。

步骤 2：弹出"字体"对话框，在"字体"列表框中选择"华文新魏"，在"字形"列表框中选择"粗体"，在"大小"列表框中选择"三号"，然后单击"确定"按钮，此时可以看到设置字体格式后的效果。

5. ClearType 文本调整

ClearType 不是专门的字体，而是一种显示技术，称为"超清晰显示技术"，它可以大大增强所有文字的显示清晰度，这种改善在液晶平板显示器和液晶显示屏上非常明显，可以获得更加平滑、美观的文字。调整 ClearType 文本的具体操作步骤如下：

步骤 1：打开"字体"窗口，单击左侧的"调整 ClearType 文本"链接。

步骤 2：弹出"ClearType 文本调谐器"对话框，勾选"启用 ClearType"复选框，然后单击"下一步"按钮。

步骤 3：进入"Windows 正在确保将你的监视器设置为其本机分辨率"界面，单击"下一步"按钮。

步骤 4：切换到"单击你看起来最清晰的文本示例"界面，选择看起来清晰的示例。

步骤 5：按照同样的方法选择其他示例，设置完成后，进入"你已完成对监视器中文本的调谐"界面，单击"完成"按钮，即可完成监视器文本的调谐。

需要注意的是，每次重启计算机后，显示器都将恢复到最初的状态。

第三节　Windows 的资源管理

从资源管理角度分析，文件系统是计算机系统最主要而且与用户关系最密切的一种系统资源。下面主要介绍 Windows 10 如何实现对文件等系统资源管理以及有关文件系统的操作。

文件和文件夹存储计算机中的所有数据和信息，合理管理文件和文件夹，可以更有效地使用计算机，也可以在使用计算机的过程中为用户提供便利。对文件和文件夹的管理主要包括浏览与查看文件和文件夹、新建 / 选中 / 重命名 / 复制 / 移动 / 删除文件和文件夹等。

一、认识文件与文件夹

文件和文件夹对于计算机来说是至关重要的，只有了解了文件与文件夹的基本知识，用户才能有目的地对文件和文件夹进行操作。

（一）文件

计算机中的文件是以计算机硬盘为载体存储在计算机上的信息集合，它是计算机系统中最小的组织单位。在计算机中，文件包含的信息范围很广，平时用户操作的文档、执行的程序及所有软件资源都属于文件。文件中可以存放文本、图片、数据等信息。

文件具有以下特征。

（1）唯一性。在计算机中同一磁盘的同一文件夹下，不允许存在名称相同的文件。

（2）固定性。文件一般都存放在一个固定的磁盘、文件夹或子文件夹中，即文件有固定的路径。

（3）可移动性。用户可将一个文件从一个文件夹移动到另一个文件夹、另一个磁盘或另一台计算机中。

（4）可修改性。用户可以对自己编辑的文件进行修改。

（二）文件夹

文件夹是计算机磁盘空间中为了分门别类地有序存放文件而建立的独立路径的目录，它提供了指向对应磁盘空间的路径地址。使用文件夹最大的优点是便于文件的共享和保护。

文件夹一般采用多层次结构（树状结构），在这种结构中，每一个磁盘都有一个根文件夹，它包含若干文件和文件夹。文件夹不但可以包含文件，而且可包含下一级文件夹，这样类推下去形成的多级文件夹结构既帮助用户将不同类型和功能的文件分类储存，又方便文件查找，还允许不同文件夹中的文件拥有同样的文件名。

文件夹具有以下特征。

（1）嵌套性。一个文件夹可以嵌套在另一个文件夹中，即一个文件夹可以包含多个子文件夹。

（2）可移动性。用户可将一个文件夹移动到另一个文件夹、另一个磁盘或另一台计算机中，还可以删除文件夹中的内容。

（3）空间任意性。在磁盘空间足够的情况下，用户可以存放任意多的内容至文件夹中。

二、文件的名称与类型

（一）文件的主名与扩展名

为了便于区分，在计算机中，任何一个文件都有文件名，且文件的名称都是由文件主名和扩展名组成，两者之间用一个分隔符（.）隔开，其中主名用来标注文件的名字，是用户给文件的命名，可以随意改变；而扩展名用来注明文件的类型，不可改变。

例如，对于"计划书 .doc"文件来说，"计划书"就是主名，".doc"就是扩展名，说明该文件是 Microsoft Office 文档。

需要注意的是，文件的命名要遵守一定的规则，否则文件名称无效。给文件命名要遵循以下规则。

（1）文件主名最多可以使用 255 个字符，允许英文、数字、汉字及大部分符号。

（2）文件名不能用 "\""/""*""?""""""<"">""｜" 等符号。

（3）文件名开头不能为空格。

（4）文件名不区分大小写。

（5）同一文件夹中不能有相同的文件名。

有时，用户会发现，系统中的所有文件都不显示扩展名，这样有时在查看文件类型时不太方便，如果要让文件显示扩展名，该如何操作呢？在系统中打开任意窗口，在功能区中切换至"查看"选项卡，然后在"显示 / 隐藏"选项组中勾选"文件扩展名"复选框，这样即可使文件显示扩展名了。

（二）文件的类型

文件的扩展名用于指示文件类型。文件的类型是指计算机为了存储信息而使用的对信息的特殊编码方式，是用于识别内部储存的资料，例如，有的储存图片，有的储存程序，有的储存文字信息等。每一类信息都可以以一种或多种文件格式保存在计算机存储中。

Windows 10 系统支持多种文件类型，根据文件的用途大致可分为以下几种。

（1）程序文件：程序文件由相应的程序代码组成，文件扩展名一般为 .com 或 .exe。在 Windows 10 中，每一个应用程序都有其特定的图标，只要双击程序图标，即可启动该程序。

（2）文本文件：文本文件由字符、字母和数字组成。一般情况下，文本文件的扩展名为 .txt。应用程序中的大多数 Readme 文件都是文本文件。

（3）图像文件：图像文件是指存放图片信息的文件。图像文件的格式有多种，如 .bmp、.jpg、.gif 等。

（4）多媒体文件：多媒体文件是指数字形式的声音和影像文件。在 Windows 10 中，可以很好地支持多种多媒体文件，如 .mp3 文件、wma 文件、mpeg 文件等。

（5）办公文件：Microsoft Office 是微软公司开发的一套基于 Windows 操作系统的办公软件套装，其最新版本为 Microsoft Office 2016。Microsoft Office 的常用组件有 Word、Excel、Powerpoint 等，分别对应的文件类型为 .docx、.xlsx、.pptx 等。

三、文件和文件夹的浏览与查看

查看文件与文件夹有多种方法，另外，还可以更改文件和文件夹的查看方式及排列方式，以更适应自己的习惯需求。

（一）查看文件和文件夹

查看计算机中的文件和文件夹有几种方法，用户可根据自己的习惯进行操作。下面介绍查看文件的方法，查看文件夹的方法与查看文件的方法类似，这里不再赘述。

方法一：

查看文件最简单的方法就是双击浏览。双击要打开的文件，即可使用相应的应用程序进行浏览。

方法二：

系统的快捷菜单中提供了许多常用的功能，右击要打开的文件，在弹出的快捷菜单中选择"打开"选项，即可打开文件。

方法三：

要打开某文件时，可先打开相应的应用程序，然后在应用程序中将文件打开。以 Word 文档为例，首先打开 Word 应用程序，然后在菜单栏中选择"文件→打开"命令，弹出"打开"对话框，选择要查看的文件，然后单击"打开"按钮即可。

方法四：

Windows 10 窗口的功能区中提供了许多常用的功能，当然，打开文件的功能也是必不可少的。在窗口中选中要查看的文件后，单击功能区中"主页"选项卡下"打开"选项组中的"打开"按钮，即可打开文件。

(二) 更改文件和文件夹的查看方式

用户在窗口中查看文件和文件夹时，可以自行设定文件和文件夹的显示方式。在 Windows 10 系统的功能区中，有一个"查看"选项卡，在其中可以设置文件和文件夹的查看方式。

步骤 1：打开要查看文件和文件夹的窗口，在功能区中切换到"查看"选项卡下。

步骤 2：查看"布局"选项组，可以看到文件和文件夹的布局方式，如"超大图标""大图标""中图标"等，这里选择"列表"选项，可看到显示结果。

用户除了可以在窗口功能区的"查看"选项卡下改变文件和文件夹的查看方式外，还有几种改变文件和文件夹查看方式的方法。

方法一：

在窗口中，在按住 Ctrl 键的同时，上下滚动鼠标滚轮，窗口中的文件和文件夹将自动切换各种查看方式，切换到需要的查看方式时，松开 Ctrl 键即可。

方法二：

在窗口的空白处单击右键，在弹出的快捷菜单中指向"查看"选项，在弹出的子菜单中也可设置文件和文件夹的查看方式。

方法三：

还有一种简单的方法可以使显示方式在"大图标"和"详细信息"之间切换。单击窗口的右下角的"在窗口中显示每一项的相关信息"图标按钮时，会以"详细信息"方式显示；单击"使用大缩略图显示项"图标按钮时，会以"大图标"方式显示。

(三) 更改文件或文件夹的排序方式

文件和文件夹的排序方式是指其按一定次序排列的方式。在 Windows 10 系统中，更改文件和文件夹的排序方式也是在"查看"选项卡下完成的。

步骤 1：打开要查看文件和文件夹的窗口，在功能区中切换到"查看"选项卡下。

步骤 2：查看"当前视图"选项组，单击"排序方式"图标按钮，在弹出的下拉列表中可以看到文件和文件夹的排序方式有"名称""日期""类型"等，这里以"类型"为例，更改文件的排序方式，查看排序后的结果。

用户除了可以在窗口功能区的"查看"选项卡下改变文件和文件夹的排序方式外，还可以在窗口的空白处单击右键，在弹出的快捷菜单中指向"排序方式"选项，在弹出的子菜单中也可设置文件和文件夹的排序方式。

如果要选择的排序方式不在这几个选项中，那么还可以单击"更多"选项，弹出"选择详细信息"对话框，在"详细信息"列表框中选择需要的选项。

四、文件和文件夹的基本操作

了解文件和文件夹的查看方式后，还需要熟悉文件和文件夹的基本操作，如文件和文件夹的创建、选中、重命名、复制、移动等，以方便对文件和文件夹进行管理操作。

(一) 新建文件夹

在操作计算机的过程中，经常需要创建新文件夹来对不同的文件进行分类存储。新建文件夹的方法有多种，下面进行详细介绍。

方法一：

单击窗口左上角快速启动工具栏中的"新建文件夹"图标按钮，即可新建一个文件夹。

方法二：

单击窗口功能区中"主页"选项卡"新建"选项组中的"新建文件夹"图标按钮，可新建一个文件夹。单击"新建项目"下拉菜单，选择"文件夹"选项，可以新建文件夹。

方法三：

在要新建文件夹的窗口空白处右击，在弹出的快捷菜单中选择"新建文件夹"选项，即可新建一个文件夹。该方法也是新建文件夹最常用的方法。

(二) 选中文件或文件夹

在计算机中对文件和文件夹进行操作时，选中文件和文件夹是首先要进行的操作。选中文件和文件夹操作包括选中一个文件或文件夹、选中连续的文件或文件夹、选中不连续的文件或文件夹、选中相邻的文件或文件夹以及选中全部的文件或文件夹。

1.选中一个文件或文件夹

要选中一个文件或文件夹，直接在相应的文件或文件夹上单击即可。

2.选中连续的文件或文件夹

单击要选择的连续文件或文件夹中的第一个文件或文件夹，然后按住 Shift 键，单击要选择的连续文件或文件夹中的最后一个文件或文件夹，即可选中连续的文件或文件夹。

3.选中不连续的文件或文件夹

单击要选择的不连续文件或文件夹中的第一个文件或文件夹，然后按住 Ctrl 键，单击要选择的第二个文件或文件夹，按照同样的方法，即可选中所有不连续的文件或文件夹。

4.选中相邻的文件或文件夹

单击要选择的文件或文件夹最左侧的空白处，然后拖动鼠标框选要选择的所有文件或文件夹。松开鼠标后，即可看到选中了相邻的文件或文件夹。

5.选中全部的文件或文件夹

在窗口中同时按 Ctrl+A 组合键，即可选中窗口中的全部文件或文件夹。

另外，在窗口功能区的"主页"选项卡下单击"选择"选项组中的"全部选择"图标按钮，也可以选中窗口中的全部文件或文件夹。

6.移动文件或文件夹

移动文件或文件夹是指将文件或文件夹从原位置移动到目标位置，即改变文件和文件夹的放置位置。需要注意的是，移动文件或文件夹后，原位置的文件或文件夹将消失。

方法一：

右击要移动的文件或文件夹，在弹出的快捷菜单中选择"剪切"选项。在目标位置右击，在弹出的快捷菜单中选择"粘贴"选项，即可将文件或文件夹移动到目标位置。

方法二：

选中要移动的文件或文件夹，单击窗口功能区中"主页"选项卡下"剪贴板"选项组中的"剪切"图标按钮。在目标位置右击，在弹出的快捷菜单中选择"粘贴"选项即可移动文件或文件夹。也可以单击目标位置窗口功能区中"主页"选项卡下"剪贴板"选项组中的"粘贴"图标按钮。

方法三：

选中要移动的文件或文件夹，单击窗口功能区中"主页"选项卡下"组织"选项组中的"移动到"图标按钮，在弹出的下拉列表中选择目标位置。也可以选择"选择位置"选项，在弹出的"移动项目"对话框中选择目标位置。

方法四：

利用快捷键来快速移动。选中要移动的文件或文件夹，按 Ctrl+X 组合键，剪切选中的文件或文件夹；然后在目标位置按 Ctrl+V 组合键，将其粘贴到目标位置。

7. 删除文件或文件夹

当不再需要某个文件或文件夹时，应将其删除，以释放其占用的计算机存储空间。

方法一：

右击要删除的文件或文件夹，在弹出的快捷菜单中选择"删除"选项，即可删除文件。

方法二：

选中要删除的文件或文件夹，单击窗口功能区中"主页"选项卡下"组织"选项组中的"删除"图标按钮，弹出下拉列表。选择"回收"选项，文件或文件夹被删除并放置到回收站中；选择"永久删除"选项，文件或文件夹将永久删除。

方法三：

利用快捷键来快速删除。选中要删除的文件或文件夹，按 Delete 键，或按 Ctrl+D 组合键，即可删除文件或文件夹。

默认情况下，删除的文件和文件夹保存到回收站中，如果误删了某个文件或文件夹，还可以将其从回收站中还原。

打开"回收站"窗口，切换到"管理"选项卡，如果要还原误删的文件或文件夹，则选中相应的文件或文件夹后，单击功能区中的"还原选定的项目"图标按钮，或右击相应的文件或文件夹，在弹出的快捷菜单中选择"还原"选项；如果要还原回收站中的所有内容，则单击"还原所有项目"图标按钮即可。

如果要彻底删除某个文件或文件夹，则选中相应的文件或文件夹并右击，在弹出的快捷菜单中选择"删除"选项。弹出"删除文件"对话框，单击"是"按钮，即可彻底删除文件。

如果要彻底删除回收站中的所有内容，则单击功能区中的"清空回收站"图标按钮，弹出"删除多个项目"对话框，单击"是"按钮，即可将回收站中的所有内容删除。

五、文件和文件夹的高级操作

(一) 搜索文件或文件夹

随着使用计算机时间的增多，计算机中的文件和文件夹也越来越多，这时用户可能会经常忘记某个文件或文件夹存放的位置。如果要查找某个文件或文件夹，可以使用计算机的搜索功能，迅速查找到需要的文件或文件夹。

步骤1：打开"计算机"窗口，可以看到在地址栏右侧有个搜索框，单击搜索框，窗口功能区出现"搜索"选项卡。

步骤2：在搜索框中输入要查找的文件或文件夹的关键字，此时窗口中显示包含关键字的文件或文件夹，这时可方便地查找需要的文件或文件夹。

(二) 隐藏文件或文件夹

在计算机中，有些文件和文件夹是比较私密或机密的，如果用户不想让其他登录该计算机的访客查看到，那么可将这些文件或文件夹隐藏起来，以保护相应文件或文件夹。

方法一：

选中要隐藏的文件或文件夹，单击窗口功能区的"查看"选项卡下"显示/隐藏"选项组中的"隐藏所选项目"图标按钮，此时可看到窗口中隐藏的文件或文件夹消失了。

方法二：

右击要隐藏的文件或文件夹，在弹出的快捷菜单中选择"属性"选项。弹出"属性"对话框，在"属性"选项卡下勾选"隐藏"复选框，然后单击"确定"按钮，即可将文件或文件夹隐藏。

隐藏文件或文件夹后，窗口中将不再显示，要将隐藏的文件或文件夹显示在窗口中，只需在窗口的功能区的"查看"选项卡下勾选"显示/隐藏"选项组中的"隐藏的项目"复选框即可。

取消隐藏文件或文件夹有以下两种方法。

方法一：

在窗口中显示隐藏的文件或文件夹后，选中要取消隐藏的文件或文件夹，再次单击窗口功能区中"查看"选项卡下"显示/隐藏"选项组中的"隐藏所选项目"图标按钮即可。

方法二：

右击隐藏的文件或文件夹，在弹出的"属性"对话框中取消勾选"隐藏"复选框，也可取消隐藏该文件或文件夹。

3. 共享文件或文件夹

如果用户的某个文件或文件夹想要和局域网中的其他用户分享，那么可以设置该文件或文件夹共享。

步骤1：右击要共享的文件或文件夹，在弹出的快捷菜单中选择"共享→特定用户"选项。

步骤2：弹出"文件共享"对话框，在下拉列表中选择"Everyone"选项。

步骤3：单击"添加"按钮，将"Everyone"项添加到列表中，然后单击"共享"按钮。

步骤4：切换到共享文件进度界面，等待一段时间后，提示"你的文件夹已共享"，单击"完成"按钮，文件即可共享完成。

要取消共享已共享的文件或文件夹时，可以选中共享的文件或文件夹，并右击，在弹出的快捷菜单中选择"共享→停止共享"选项图标按钮。在弹出对话框中选择"停止共享"选项即可。

六、使用库高效调用文件和文件夹

从 Windows 7 系统开始，引入了"库"功能，库是一个强大的文件管理器。从资源的创建、修改，到管理、沟通和备份还原，都可以在基于库的体系下完成，通过"库"功能，也可以将越来越多的视频、音频、图片、文档等资料进行统一管理、搜索，大大提高工作效率。

(一) 将文件夹添加到库中

库是 Windows 10 操作系统中一项非常实用的功能，将文件夹添加到库中是非常常用的操作，只有添加到库中，才能直接在库中对文件夹进行操作。

将文件夹添加到库中的步骤如下。

步骤1：右击要添加到库中的文件夹，在打开的菜单中单击"包含到库中→图片"选项，将文件夹添加到库中。

步骤2：打开库中的图片库可看到新添加的"美图"文件夹。

(二) 在库中查找指定文件

当库中存储的文件比较多时，可根据需要改变文件排列方式来快速查找指定的文件。下面以图片库的查找为例进行介绍。

步骤1：打开"库"窗口，双击"图片库"。

步骤 2：在图片库的空白处右击，在弹出的菜单中单击"排列方式→天"选项。

步骤 3：图片库中的内容以"天"进行排列，用户可以轻松地找到某天生成的图片。

(三) 在系统中新建库

Windows 10 系统的库默认包括视频、音乐、图片、文档四个库，可以根据需要创建其他库。例如，为迅雷下载的内容创建一个库，这样在使用迅雷下载时，将默认下载位置设置为"迅雷下载库"的位置，下载的内容即可保存在"迅雷下载库"中，方便用户查找。具体的操作步骤如下。

步骤 1：打开"库"窗口，在空白处右击，在打开的菜单中单击"新建→库"选项。

步骤 2：成功创建库后，将库的名称改为"迅雷下载"即可。

(四) 查看文件或文件夹属性

文件和文件夹属性包括类型、位置、大小等，查看文件文件夹属性的方法很简单，下面进行介绍。

步骤 1：在要查看属性的文件或文件夹上右击，在弹出的快捷菜单中单击"属性"命令。

步骤 2：弹出"属性"对话框，在"常规"选项卡下可以看到文件夹的属性。

(五) 更改文件夹图标

系统默认的文件夹的样式都是统一的，用户可根据自己的喜好为文件夹自定义一个图标，下面介绍具体的操作方法。

步骤 1：右击要更改图标的文件夹，在弹出的快捷菜单中单击"属性"命令。

步骤 2：弹出"属性"对话框，切换到"自定义"选项卡，在"文件夹图标"选项组中单击"更改图标"按钮。

步骤 3：弹出"为文件夹更改图标"对话框，系统提供了一个图标库可供用户选择，在"从以下列表中选择一个图标"列表框中选择一个图标，然后单击"确定"按钮即可。

第四节 设备与系统管理

一、Windows 10 硬件与驱动管理

计算机是由硬件和软件两部分组成的。硬件是组成一台计算机所需的所有设备，如显卡、硬盘、内存等；软件是安装在计算机中的操作系统以及在计算机中运行的应用程序。如果说操作系统是一台计算机的灵魂，那么硬件就是构成这个灵魂的躯干，本节将介绍如何安装与管理硬件和驱动程序。

（一）计算机硬件

计算机硬件是指计算机系统中由电子、机械和光电元件等组成的各种物理装置的总称。这些物理装置按系统结构的要求构成一个有机整体，为计算机软件运行提供物质基础。简言之，计算机硬件的功能是输入并存储程序和数据，以及执行程序把数据加工成可以利用的形式。

从外观上来看，计算机硬件系统由输入设备、输出设备和主机组成。其中，输入设备包括鼠标、键盘、扫描仪等；输出设备包括显示器、显卡、声卡等；主机则由 CPU、主板、内存、硬盘和机箱电源组成。

下面介绍计算机的主要硬件部分。

1. 鼠标

鼠标分有线鼠标和无线鼠标两种。鼠标是计算机显示系统纵横坐标定位的指示器，因形似老鼠而得名。

"鼠标"的标准称呼应该是"鼠标器"，英文名为"Mouse"。鼠标的使用是为了使计算机操作更加简便，用来代替键盘烦琐的指令。

2. 键盘

键盘是最常见的计算机输入设备，它广泛应用于微型计算机和各种终端设备上，计算机操作者通过键盘向计算机输入各种指令、数据，指挥计算机的工作。计算机的运行情况输出到显示器，操作者可以很方便地利用键盘和显示器与计算机对话，对程序进行修改、编辑，控制和观察计算机的运行。

3. 显示器

显示器属于计算机的 I/O（输入输出）设备，它是一种将一定的电子文件通过特定的传输设备显示到屏幕上再反射到人眼的显示工具。目前市场上主流的显示器有 LED、LCD、3D 显示器等。

4. 显卡

显卡又称显示器适配卡，是连接主机与显示器的接口卡。其作用是将主机的输出信息转换成字符、图形和颜色等信息，传送到显示器上显示。显卡插在主板的 ISA、PCI、AGP 扩展插槽中，ISA 显卡现已基本淘汰。显卡可以分为独立显卡和集成显卡。

独立显卡是指将显示芯片、显存及其相关电路单独做在一块电路板上，作为一块独立的板卡存在，它需占用主板的扩展插槽。独立显卡具备单独的显存，不占用系统内存，而且技术上领先于集成显卡，能够提供更好的显示效果和运行性能，容易升级显卡的硬件。独立显卡的缺点是系统功耗有所增加，发热量也较大，需额外花费购买显卡的资金，同时占用更多空间，尤其是对于笔记本电脑来说。独立显卡作为计算机主机里的一个重要组成部分，对于喜欢玩游戏和从事专业图形设计的人来说显得非常重要。

集成显卡是指芯片组集成了显示芯片，使用这种芯片组的主板可以不需要独立显卡实现普通的显示功能。集成显卡的显示芯片有单独的，但大部分都集成在主板的北桥芯片中。一些主板集成的显卡也在主板上单独安装了显存，但其容量较小。集成显卡功耗低，发热量小，部分集成显卡的性能已经可以媲美入门级的独立显卡，所以不用花费额外的资金购买独立显卡。集成显卡的显示效果与处理性能相对较弱，不能对显卡进行硬件升级，但可以通过 CMOS 调节频率或刷入新 BIOS 文件实现软件升级来挖掘显示芯片的潜能。

5. 声卡

声卡是计算机中用来处理声音的接口卡。声卡可以把来自话筒、收录音机、激光唱机等设备的语音、音乐等声音变成数字信号交给计算机处理，并以文件形式存盘，还可以把数字信号还原成为真实的声音输出。声卡尾部的接口从机箱后侧伸出，上面有连接麦克风、音箱、游戏杆和 MIDI 设备的接口。

6. CPU

CPU（中央处理器）是计算机的核心，计算机处理数据的能力和速度主要取决于 CPU，通常用主频评价 CPU 的能力和速度。目前主流的 CPU 为 Intel 公司生产的酷睿 i 系列处理器，以及 AMD 公司生产的速龙和羿龙系列处理器。

7. 主板

主板也称主机板，是安装在主机机箱内的一块电路板，上面安装有计算机的主要电路系统。主板的类型和档次决定整个计算机系统的类型和档次，主板的性能影响整个计算机系统的性能。主板上安装有控制芯片组的 BIOS 芯片和各种输入输出接口、键盘和面板控制开关接口、指示灯插件、扩充插槽及直流电源供电接插件等元件。CPU、内存条插接在主板的相应插槽中，驱动器、接口卡，如显示卡、声卡等，电源等硬件连接在主板上。主板上的接口扩充插槽用于插接各种接口卡，如显示卡、声卡等，这些接口扩展了计算机的功能。

8. 内存储器

内存储器简称内存，是用于存放当前待处理的信息和常用信息的半导体芯片。内存的最大特点是关机或断电时，数据便会丢失，按内存条与主板的连接方式，内存有30线、72线和168线之分。目前，主流的机型标配2GB DDR3的内存，部分高端机型将容量升级到8GB。

9. 硬盘

硬盘是计算机主要的存储媒介。计算机系统中硬盘的地位可以说是干系重大，因为无论CPU或内存的速度有多快，其中绝大多数的指令和数据都来源于硬盘。硬盘另一个特殊的作用就是作为所有应用软件和数据的载体。

10. 机箱和电源

机箱是用来固定存放计算机主板的箱子，它的主要作用是放置和固定各计算机配件，起到承托和保护作用，以及屏蔽电磁辐射。电源是为计算机主板供电的装置，它给计算机主板提供各种电压需求的电源。

不同类型的机箱只能安装其支持类型的主板，一般不能混用，而且电源也有差别。

(二) 查看硬件设备

在 Windows 系统中，设备管理器是管理计算机硬件设备的工具，可以借助设备管理器查看计算机中安装的硬件设备。

通常情况下可以通过硬件的说明书查看硬件设备的属性，另外，还可以直接在系统中查看硬件设备，非常方便。下面介绍具体的操作步骤。

步骤1：右击桌面上的"此电脑"图标，在弹出的快捷菜单中选择"属性"选项。

步骤2：弹出"系统"窗口，单击左侧的"设备管理器"链接。

步骤3：打开"设备管理器"窗口，这里以查看"处理器"为例，单击"处理器"前的"下拉按钮"，在展开的下拉列表中可以查看设备的信息。

(三) 安装硬件设备

在计算机系统中，添加新的硬件时需要为其安装驱动程序。有的硬件接入计算机后，系统可以自动为其安装驱动程序，这就是即插即用型硬件。有些硬件，特别是新型硬件，系统不能自动为其安装驱动程序，这就需要用户自己安装。

1. 设备安装设置

在 Windows 系统中，计算机可以自动搜索、下载以及安装驱动程序，为用户提供了方便。其实，在系统中，用户可以根据自己的需要设置让计算机自动安装驱动程序，也可以设置让用户选择要执行的操作。具体的操作步骤如下。

步骤1：打开"系统"窗口，单击左侧的"高级系统设置"链接。

步骤2：弹出"系统属性"对话框，切换到"硬件"选项卡，单击"设备安装设置"组中的"设备安装设置"按钮。

步骤3：弹出"设备安装设置"对话框，根据需要设置是否自动为设备下载驱动程序，设置完成后单击"保存更改"按钮即可。

2. 安装硬件设备

下面以即插即用型硬件设备为例，介绍安装硬件的具体操作步骤。

步骤1：将即插即用型设备连接到计算机，可以看到屏幕的右下角弹出提示框，单击提示框。

步骤2：展开列表，选择要对设备执行的操作，这里选择"打开设备以查看文件"选项。

步骤3：打开该设备，双击该设备即可打开查看文件。

(四) 利用设备管理器管理硬件设备

Windows 设备管理器用来管理计算机上的设备，如查看和更改设备属性，安装或更新设备驱动程序，设置、停用和卸载设备等，功能非常强大。

1. 打开设备管理器

对设备管理器进行操作，首先要打开设备管理器。打开设备管理器的方法有多种，下面分别进行介绍。

方法一：

右击桌面上的"此电脑"图标，在弹出的快捷菜单中选择"属性"选项。弹出"系统"窗口，单击左侧的"设备管理器"链接。打开"设备管理器"窗口。

方法二：

右击桌面上的"此电脑"图标，在弹出的快捷菜单中选择"管理"选项。弹出"计算机管理"窗口，单击左侧的"设备管理器"选项，即可打开设备管理器。

方法三：

打开控制面板，将"查看方式"设置为"大图标"，然后在列表中单击"设备管理器"选项，即可打开设备管理器。

方法四：

由于设备管理器文件就是系统中的 Windows/System32/devmgmt.msc 文件，所以可以直接运行 devmgmt.msc 来打开设备管理器。按 Win+R 组合键打开"运行"对话框，在"打开"文本框中输入"devmgmt.msc"，然后单击"确定"按钮，即可打开设备管理器。

2. 查看硬件的属性

通过设备管理器，可以查看硬件的属性，如常规、属性、驱动程序、详细信息等，具体的操作方法如下。

步骤 1：打开设备管理器，右击要查看属性的硬件设备，在弹出的快捷菜单中选择"属性"选项。

步骤 2：弹出"属性"对话框，在"常规"选项卡下可以查看硬件的常规属性。

步骤 3：切换到"驱动程序"选项卡，可以查看硬件的驱动程序。

步骤 4：切换到"详细信息"选项卡，可以查看硬件设备的详细信息。

3. 启用 / 禁用设备

有时，用户可能暂时不需要用到某个硬件设备，那么可以将其禁用，之后如果还想使用该硬件设备，将其重新启用即可。禁用设备的方法如下。

步骤 1：打开设备管理器，右击要禁用的硬件设备，在弹出的快捷菜单中选择"禁用"选项。

步骤 2：弹出提示对话框，单击"是"按钮，即可禁用该设备。

启用硬件设备的方法与禁用硬件设备的方法大致相同，只需在右键快捷菜单中选择"启用"选项即可，这里不再赘述。

4. 显示隐藏的设备

在操作系统中，有时，设备管理器会将一些硬件设备隐藏，如果要查看隐藏的设备，可以将这些设备显示出来，具体的操作如下。

步骤 1：打开设备管理器，在窗口的菜单栏中选择"查看"→"显示隐藏的设备"选项。

步骤 2：此时即可看到隐藏的设备，如"便携设备""存储卷"等。

（五）在设备管理器中更新 / 卸载驱动程序

1. 更新驱动程序

随着计算机技术的不断发展，硬件厂商也在不断更新硬件的驱动程序，用户可以在设备管理器中更新硬件驱动程序。具体的操作方法如下：

步骤 1：打开设备管理器，右击要更新驱动程序的硬件设备，在弹出的快捷菜单中选择"更新驱动程序软件"选项。

步骤2：弹出"更新驱动程序软件"对话框，选择"自动搜索更新的驱动程序软件"选项。

步骤3：切换到"正在联机搜索软件"界面，程序开始自动联网进行搜索。

步骤4：经过一段时间后，提示已安装最新的设备驱动程序软件。

2. 卸载驱动程序

有时，驱动程序由于种种原因出现错误，导致硬件设备无法正常使用，将驱动程序卸载，再重新安装，大多数情况下都能解决硬件问题。卸载驱动程序的具体操作如下。

步骤1：右击要卸载驱动程序的硬件设备，在弹出的快捷菜单中选择"属性"选项。

步骤2：弹出"属性"对话框，切换到"驱动程序"，即可卸载驱动程序。

(六) 移除硬件设备

当不再需要某个硬件设备时，可以将其移除。当移除非即插即用的硬件设备时，卸载硬件驱动程序方可插拔；移除即插即用的硬件设备时，不需要卸载驱动程序，只需要移除设备即可。下面以移除即插即用的设备为例，介绍移除硬件设备的方法。

在计算机桌面任务栏的通知区域单击"下拉按钮"，显示隐藏的图标，单击删除硬件图标，在弹出的快捷菜单中选择"USB Flash Disk"选项，即可安全地移除硬件。

(七) 硬件冲突解决

在计算机中，当某一部件使用某个资源时，必须给该设备资源（IRQ 线路、DMA 通道、I/O 端口和内存地址）指派一个唯一的值。当相同的系统资源分配给两个或多个设备时，就会发生冲突，造成计算机系统中全部或部分部件不能正常、协调、有效地工作。硬件冲突一般是由硬件部件安装配置使用不当或不正确引起的。

硬件资源冲突的典型表现如下：当添加新硬件时或添加新硬件后，系统经常无缘无故死机、黑屏；启动计算机时，无故进入安全模式；声卡和鼠标不能正常工作或彻底罢工；按住 Alt 键，双击"我的电脑"图标查看系统属性时，有惊叹号出现；打印机工作不正常。解决硬件冲突的方法有多种，下面进行具体介绍。

方法一：

确保设备驱动程序只安装了一次。打开设备管理器，查找重复设备，如果某一设备出现两次，而实际上只安装了一个这类设备，则将每次出现的该设备都删除，然后重新安装设备的驱动程序。

方法二：

查看资源设置，确保设备在设备管理器只出现一次之后，检查其资源设置：打开设备的"属性"对话框，切换到"资源"选项卡，检验是否在查看正确设备的资源设置。如果不出现"资源"选项卡，则表明该设备未使用任何资源。

方法三：

查看是否存在"系统保留"类型的硬件冲突。如果"资源"选项卡中显示"手工设置配置"按钮，则说明设备存在冲突或其他问题，已被禁用；或者设备使用的资源设置能正常工作，但不符合任何已知配置。如果在"资源"选项卡中看到的是资源设置框，那么应确定是否存在"系统保留"类型的硬件冲突：打开设备的"属性"对话框，切换到"资源"选项卡，查看"冲突的设备列表"。如果"冲突的设备列表"下并没有列出任何冲突，说明正在查看的设备不存在硬件冲突。此时，可以重新启动计算机，以便 Windows 可以重新配置该硬件。

有时，即使是特定设备所使用的资源与计算机的保留资源冲突，这种冲突也很可能不会出现问题。如果不出现任何其他问题，则可以忽略这种资源冲突。

方法四：

配置一种或多种设备，使之使用不同资源，如果两种设备被配置为使用相同的资源，将其中一种或两种设备配置为使用不同资源，就可以解决硬件冲突问题。

方法五：

禁用不再需要的设备。如果发生冲突的设备之一已经不再需要，可以将其禁用，以解决硬件冲突问题。如果禁用即插即用设备，那么其他设备可自动获取这些设备的资源。如果禁用的设备不是即插即用型，那么必须从设备管理器的硬件列表中删除此设备，然后将它从计算机中取出，以释放所占用的资源。因此，在禁用不再需要的设备之前，应确定该设备能否即插即用。

二、系统的优化与维护

用户在使用计算机的过程中，随着时间的推移，积累的临时文件会越来越多，这会使系统的运行速度变慢，操作系统性能减弱。为了提高计算机运行效率，使其更好地为用户服务，就需要对计算机进行优化与维护。

(一) 磁盘管理与优化

磁盘管理是使用计算机时的常规任务，它以一组磁盘管理应用程序的形式提供给用户，包括查错程序、磁盘碎片整理程序和磁盘整理程序。为了提高系统性能，保证硬盘高效工作，磁盘的管理是必不可少的。

1. 清理磁盘垃圾

Windows 系统在运行过程中生成的各种垃圾文件会占用大量的磁盘空间，这些垃圾文件广泛分布在磁盘的不同文件夹中，并且它们与其他文件之间的区别又不十分明显，手工清除非常麻烦。Windows 系统附带的磁盘清理程序可轻松地解决这一问题。磁盘清理程序是一个垃圾文件清除工具，它可自动找出整个磁盘中的各种无用文件。用磁盘清理程序来解决磁盘空间问题很简单，即使在磁盘有较大剩余空间时，也应经常运行磁盘清理程序来删除那些无用文件，从而保持系统的简洁，大大提高系统性能。

步骤 1：打开"计算机"窗口，选中要清理的磁盘，这里单击 C 盘，切换到"驱动器工具→管理"选项卡，单击"管理"选项组中的"清理"图标按钮。

步骤 2：一段时间后弹出"（C：）的磁盘清理"对话框，显示可以释放的磁盘空间，勾选要删除的文件，然后单击"清理系统文件"按钮。

步骤 3：一段时间之后，切换到新的界面，单击"确定"按钮。

步骤 4：弹出"磁盘清理"对话框，提示是否确认永久删除这些文件，单击"删除文件"按钮。

步骤 5：显示清理磁盘的进度，清理完成后，对话框自动消失。

2. 整理磁盘碎片

在磁盘分区中，文件被分散保存到磁盘的不同地方，而不是连续地保存在磁盘连续的簇中，又因为在文件操作过程中，Windows 系统可能会调用虚拟内存来同步管理程序，从而导致各个程序对硬盘频繁读写，产生磁盘碎片。磁盘碎片一般不会在系统中引起问题，但碎片过多会使系统在读文件时来回寻找，引起系统性能下降，严重的还会缩短硬盘寿命。另外，过多的磁盘碎片还有可能导致存储文件丢失。用户需要不定期对磁盘分区进行碎片整理，确保硬盘正常高效运行。整理磁盘碎片的具体操作步骤如下。

步骤 1：打开"此电脑"窗口，选中要整理碎片的磁盘，切换到"驱动器工具→管理"选项卡，单击"管理"选项组中的"优化"图标按钮。

步骤 2：弹出"优化驱动器"窗口，选中要进行分析的驱动器，然后单击"分析"按钮。

步骤 3：此时可以看到正在分析驱动器。

步骤 4：分析完成后，选中要进行碎片整理的驱动器，然后单击"优化"按钮。

步骤 5：开始进行碎片整理。

3. 磁盘检查

在使用计算机的过程中，经常会遇到一些特殊情况，如突然断电或误关机等，这都可能使磁盘分区出现错误。Windows 系统，提供了磁盘检查功能，一旦磁盘检查出错误，系统就自动修复这些错误。磁盘检查的具体操作步骤如下。

步骤1：打开"此电脑"窗口，右击要检查错误的磁盘，在弹出的快捷菜单中选择"属性"选项。

步骤2：弹出"属性"对话框，切换到"工具"选项，单击"查错"组中的"检查"按钮。

步骤3：弹出"错误检查"对话框，提示不需要扫描此驱动器，如果需要，可以单击"扫描驱动器"链接。

步骤4：开始扫描驱动器，一段时间后，扫描完毕，单击"关闭"按钮即可。

（二）进程管理

进程是正在运行的程序实体，并且包括这个运行的程序中占据的所有系统资源，如 CPU、IO、内存、网络资源等。在 Windows 进程管理器中，用户可以对进程进行操作，如结束进程、添加进程等。

1. 使用任务管理器

要管理进程，首先要通过任务管理器打开系统进程进行查看，具体的操作方法如下。

步骤1：右击桌面上的任务栏，在弹出的快捷菜单中选择"任务管理器"选项。

步骤2：打开"任务管理器"窗切换到"进程"选项，即可看到此时计算机运行的所有进程。

2. 结束进程

如果计算机中有一个进程由于使用了高百分比的中央处理器（CPU）资源或较大数量的随机存取内存（RAM），从而降低了计算机的性能，那么可以使用任务管理器来结束该进程。使用任务管理器结束进程之前，首先尝试关闭打开的程序，看看是否进程已结束。

需要注意的是，如果结束与打开程序关联的进程，则该程序也将关闭，并且会丢失所有未保存的数据。如果结束与系统服务关联的进程，则系统的某些部分可能无法正常工作。结束进程的具体操作步骤如下。

步骤1：打开"任务管理器"窗口，切换到"进程"选项，选择要结束的进程，然后单击"结束任务"按钮。

步骤2：此时可以看到选择的进程已经关闭。

3. 添加进程

既然可以通过任务管理器结束进程，那么也可以使用任务管理器添加进程，具体的操作步骤如下。

步骤1：在"任务管理器"窗口中，单击菜单栏中的"文件→运行新任务"选项。

步骤2：弹出"新建任务"对话框，在"打开"文本框中输入要添加的进程，或者单击"浏览"按钮。

步骤3：弹出"浏览"对话框，找到要添加的程序，单击"打开"按钮。

步骤4：返回"新建任务"对话框，单击"确定"按钮。

步骤5：此时即可打开添加的进程，在"任务管理器"窗口的"进程"选项卡中，也可以看到新添加的进程。

(三) 使用 360 安全卫士优化系统

360 安全卫士是一款由奇虎 360 推出的功能强、效果好、受用户欢迎的上网安全软件。360 安全卫士拥有查杀木马、清理插件、修复漏洞、电脑体检、保护隐私等多种功能，并独创了"木马防火墙"功能，依靠抢先侦测和云端鉴别，可全面、智能地拦截各类木马，保护用户的账号、隐私等重要信息。

1. 360 安全卫士软件的功能

360 安全卫士使用极其方便实用，功能强大，成为亿万网民首选安装的系统优化软件。

360 安全卫士软件的具体功能如下。

(1) 计算机体检：对计算机进行详细的检查。

(2) 查杀木马：使用 360 云引擎、360 启发式引擎、小红伞本地引擎、QVM 四引擎杀毒。

(3) 修复漏洞：为系统修复高危漏洞和功能性更新。

(4) 系统修复：修复常见的上网设置、系统设置等。

(5) 电脑清理：清理插件、垃圾、上网痕迹、注册表等。

(6) 优化加速：加快开机速度 (深度优化：硬盘智能加速 + 整理磁盘碎片)。

(7) 功能大全：提供几十种功能。

(8) 软件管家：安全下载软件、小工具，还可卸载计算机中的软件等。

(9) 电脑门诊：解决计算机的其他问题。

2. 系统检测

经过一段时间的使用后，系统可能会存在一些风险，安全度和性能都会有所下降。利用 360 安全卫士可以对计算机进行"体检"，检测系统中的风险，提高计算机的安全和性能。

步骤 1：打开"360 安全卫士"界面，单击界面中的"立即体检"按钮。

步骤 2：经过一段时候后，检测完毕，界面中显示检测结果，用户可以根据需要对系统进行修复。

3. 系统性能优化

经常对系统进行优化可以尽可能减少计算机执行进程的数量，更改工作模式、删除不必要的中断让机器运行更有效、优化文件位置使数据读写更快、空出更多的系统资源供用户支配以及减少不必要的系统加载项及自启动项。

步骤 1：打开"360 安全卫士"主界面，单击"优化加速"按钮。

步骤 2：打开"优化加速"界面，单击"开始扫描"按钮，360 安全卫士开始对系统中可优化项目进行扫描。

步骤 3：经过一段时间后，扫描完毕，界面中显示出可供优化的项目，用户可以选择需要优化的项目，然后单击"立即优化"按钮。

步骤 4：一段时间后，优化完毕。

4. 系统清理

系统在运行时以及软件安装卸载后会在磁盘以及注册表中残留一些垃圾，随着这些垃圾的积聚，系统的运行速度也会越来越慢，这时就需要借助专业的工具来对系统进行优化。利用 360 安全卫士，可以一键清理电脑中的 Cookie、垃圾、痕迹和插件，让系统运行得更加有效。

步骤 1：打开"360 安全卫士"主界面，单击"电脑清理"按钮。

步骤 2：进入"电脑清理"界面，单击"一键清理"按钮扫描并清理系统垃圾、系统插件等。

5. 减少系统启动加载项

在开机时，有些程序每次都随着系统启动，从而降低系统的启动速度，但是这些程序并不是用户必须使用的，因此可以通过设置开机启动项来加快计算机启动的速度。

步骤 1：在桌面上按 Win+R 快捷键，打开"运行"对话框，在"打开"文本框中输入"msconfig"，然后单击"确定"按钮。

步骤 2：弹出"系统配置"对话框，切换到"服务"选项卡，勾选要取消启动的项目，然后单击"确定"按钮。

步骤 3：弹出提示框，提示要重新启动计算机以便应用这些更改，单击"重新启动"按钮重启计算机即可。

6. 设置虚拟内存

内存在计算机中起着至关重要的作用，计算机中所有运行的程序都需要经过内存来执行，如果执行的程序很大或很多，就会导致内存消耗殆尽。为了解决这个问题，Windows 中运用了虚拟内存技术，即拿出一部分硬盘空间来充当内存使用，当内存占用完时，计算机会自动调用硬盘来充当内存，以缓解内存的紧张。设置虚拟内存的具体操作步骤如下。

步骤 1：右击桌面上的"此电脑"图标，在弹出的快捷菜单中选择"属性"选项。

步骤 2：弹出"系统"对话框，单击左侧的"高级系统设置"链接。

步骤 3：弹出"系统属性"对话框，切换到"高级"选项卡，单击性能中的"设置"按钮。

步骤 4：弹出"性能选项"对话框，切换到"高级"选项卡，单击"更改"按钮。

步骤 5：弹出"虚拟内存"对话框，取消勾选"自动管理所有驱动器的分页文件大小"复选框，然后选择要设置虚拟内存的分区，选中"自定义大小"单选按钮，分别设置"初始大小"和"最大值"，然后单击"确定"按钮。

步骤 6：弹出"系统属性"对话框，提示要使改动生效，需要重启计算机，单击"确定"按钮即可。

三、应用程序的安装与管理

在使用计算机的过程中，用户经常会接触到各种类型的软件，计算机系统本身会自带一些软件，但是这些软件有时并不能满足用户的需求，可以自行安装一些应用软件，以便更好地体验计算机的功能。

（一）计算机软件简介

软件是指为方便使用计算机和提高使用效率而组织的程序，以及用于开发、使用和维护的有关文档。计算机软件系统可分为系统软件和应用软件两大类。

系统软件负责管理计算机系统中各种独立的硬件，使它们可以协调工作，通俗地说，系统软件是指各类操作系统，以及操作系统的补丁程序和硬件驱动程序等。

应用软件是为了某种特定的用途而开发的软件。它可以是一个特定的程序，如一个图像浏览器，也可以是一组功能联系紧密、可以互相协作的程序的集合，如微软的 Office 软件，还可以是一个由众多独立程序组成的庞大的软件系统，如数据库管理系统等。

常用的应用软件有办公软件、多媒体软件、聊天软件、游戏软件等。

（二）应用软件的安装与启动

1. 应用软件的安装

在使用应用程序之前，首先需要将其安装到计算机中。计算机软件的安装方法很简单，而且几乎所有的应用软件安装过程都相同，这里以安装"360 安全卫士"为例，介绍安装应用程序的方法。

步骤 1：在计算机中找到要安装的应用程序并双击。

步骤 2：弹出安装界面，勾选"已阅读并同意许可协议"复选框，单击"立即安装"按钮或"自定义安装"链接，这里单击"自定义安装"链接。

步骤 3：切换到"自定义安装"界面，设置安装路径，然后单击"立即安装"按钮。

步骤 4：弹出下载界面。

步骤 5：一段时间后，安装完成，弹出软件界面，自动开始检测计算机的性能和安全性。

还可以在线安装应用软件，与离线安装不同，在线安装不需要将应用程序下载到系统中，而是直接利用网络进行安装，系统先将应用程序下载到系统缓存中，等安装完成后，再将缓存中的安装程序删除。

这里还是以安装"360 安全卫士"为例，介绍在线安装的过程。打开"360 安全卫士"官方网站，单击"免费下载"按钮，浏览器下方弹出提示对话框，单击"运行"按钮，即可在线安装程序。

2. 应用软件的启动与运行

使用应用程序时，首先要将其启动。启动应用程序的方法有多种，并且很简单，下面介绍常用的几种启动应用程序的方法。

（1）利用桌面上的程序快捷图标启动应用程序。安装完程序后，有时会在桌面上新建程序的快捷图标，利用程序快捷图标启动应用程序的方法最简单，也是最常用的方法，其中包括两种方式。

方法一：

双击桌面上的程序快捷图标，即可启动应用程序。

方法二：

右击桌面上的程序快捷图标，在弹出的快捷菜单中单击"打开"命令即可启动应用程序。

（2）在所有应用中启动应用程序。在 Windows 10 系统中，系统安装的所有应用程序都可以在"开始"按钮的"所有程序"菜单中找到。

步骤1：打开"开始"菜单，单击"所有应用"。

步骤2：进入"应用"界面，在其中单击要启动的应用程序图标，即可启动相应的应用程序。

（3）在安装文件夹中启动应用程序。应用程序安装到计算机中后，用户可以根据安装路径找到程序安装的位置，在该位置同样可以启动相应的应用程序。下面还是以启动"360安全卫士"程序为例，介绍在程序安装文件夹中启动应用程序的方法。

步骤1：根据"360安全卫士"程序的安装路径找到该程序安装的位置。

步骤2：找到安装程序，双击即可启动该应用程序；或单击右键，在弹出的快捷菜单中选择"打开"选项，也可启动360安全卫士。

（三）应用软件的关闭

应用程序开启后，当暂时不需要使用时，可以将其关闭，以免占用计算机内存空间。关闭应用程序的方法有很多种，下面分别进行介绍。

1.利用"关闭"按钮关闭应用程序

在大部分应用程序窗口中，标题栏最右侧都有控制按钮，可以控制程序的最小化、最大化和关闭等。利用"关闭"按钮关闭应用程序的方法最简单，也是最常用的。单击程序窗口右上角的"关闭"按钮，即可关闭应用程序。

2.利用菜单关闭应用程序

一些应用程序带有菜单栏，那么大多可以在菜单栏中找到关闭程序的菜单项，以Word程序为例：在程序的菜单栏中单击"文件"菜单，在弹出的页面中选择"关闭"选项，即可退出该程序。

3.在通知区域中关闭应用程序

对于一些应用程序来说，通过"关闭"按钮并不能将其完全关闭，而是将其最小化到任务栏的通知区域中，这时应该在通知区域中关闭应用程序，具体操作：在通知区域中右击要关闭的程序图标，在弹出的快捷菜单中单击"退出"选项，即可关闭应用程序。

4.在任务管理器中关闭应用程序

Windows 10的任务管理器中提供了有关计算机性能的信息，以及计算机当前正在运行的所有程序和进程的详细信息，不过其中只显示当前已打开窗口的应用程序，最小化至通知区域的应用程序则不会显示出来。

在任务管理器中也可以关闭应用程序，具体的操作方法如下。

步骤1：右击任务栏空白处，在弹出的快捷菜单中选择"任务管理器"选项。

步骤 2：打开"任务管理器"窗口，查看计算机的运行状况，然后单击"详细信息"。

步骤 3：查看"详细信息"，选择要关闭的应用程序，然后单击窗口右下角的"结束任务"按钮，即可关闭相应的程序。

步骤 4：右击需要关闭的应用程序，在弹出的快捷菜单中单击"结束任务"选项同样可关闭应用程序。

（四）卸载应用

在使用计算机的过程中，如果不再需要使用某个应用程序时，可以将其从计算机中卸载，以免占用计算机的内存空间，影响计算机运行速度。同样，卸载应用程序也有多种方法，下面分别进行介绍。

1. 在"开始"屏幕中卸载应用程序

在 Windows 10 系统中，通过"开始"屏幕可以对程序进行管理和操作，如将程序固定到任务栏、将程序固定到"开始"屏幕中，当然，也可以卸载应用程序。

在"开始"屏幕中右击要卸载的程序，屏幕底部弹出操作界面，单击"卸载"图标按钮，即可将应用程序卸载。

2. 在安装目录中卸载应用程序

有些应用程序在安装后，系统并不会将卸载程序添加到"开始"屏幕中，这时可在程序的安装路径中查找。打开程序的安装目录，找到卸载程序，双击卸载程序图标，即可将程序卸载。

3. 通过控制面板卸载应用程序

在系统的控制面板中，可以查看并操作基本的系统设置和控制，同样，通过控制面板，也可以卸载应用程序，具体的操作为：打开"控制面板"窗口，在"程序"项下单击"卸载程序"链接。切换到"程序和功能"窗口，选中要卸载的程序，单击"卸载"按钮，即可卸载程序。

4. 使用第三方软件 360 软件管家卸载应用程序

除了可以通过"开始"屏幕或控制面板等卸载程序外，还可以使用第三方软件卸载程序。下面介绍利用 360 软件管家卸载应用程序的方法。

步骤 1：单击"软件管家"，打开 360 软件管家。

步骤 2：切换至"软件卸载"选项卡，勾选需要卸载的软件，单击后面的"卸载"按钮即可成功卸载应用程序。

第五节　系统安全的管理

一、系统和数据的备份与恢复

操作系统无论设计了多少安全设施，也难免会遭到黑客的入侵攻击，为了确保计算机中的数据不丢失，可选择对这些数据进行备份操作。而操作系统的备份也需要做好，一旦系统崩溃或者无法运行，可以通过还原操作来使系统恢复正常运转。还需要掌握一定的数据恢复技术，便于在误删除数据后能够及时将这些数据恢复到硬盘中。

(一) 使用还原点备份与还原系统

Windows 系统内置了一个系统备份和还原模块，这个模块称作还原点。当系统出现问题时，可先通过还原点尝试修复系统。

1. 创建还原点

还原点在 Windows 系统中是为保护系统而存在的。由于每个被创建的还原点中都包含该系统的系统设置和文件数据，所以完全可以使用还原点来备份和还原操作系统。下面介绍创建还原点的具体操作步骤与方法。

步骤1：打开控制面板，单击"系统"图标。

步骤2：打开"系统"窗口，单击窗口左侧的"高级系统设置"链接。

步骤3：打开"系统属性"对话框，选择"系统保护"标签，在"系统保护"窗口中单击"创建"按钮。

步骤4：打开"系统保护"对话框，输入还原点描述，然后单击"创建"按钮。

步骤5：此时出现正在创建还原点进度条。等待片刻，还原点创建完成后，提示"已成功创建还原点"。

在 Windows 系统中，还原点虽然默认只备份系统安装所在盘的数据，但也可设置备份非系统盘中的数据。只是由于非系统盘中的数据太过繁多，使用还原点备份时要保证计算机有足够的磁盘空间。

2. 使用还原点

成功创建还原点后，系统遇到问题时就可通过还原点来还原系统，从而对系统进行修复。还原点的具体使用方法和步骤如下。

步骤1：在"系统属性"对话框的"系统保护"选项卡中单击"系统还原"按钮。

步骤2：弹出"系统还原"对话框，单击"下一步"按钮。

步骤3：在打开的对话框中根据日期、时间选取还原点，然后单击"下一步"

按钮。

　　步骤 4：在弹出的"确认还原点"对话框中再确认一遍还原点，避免选择了错误的还原点，确认信息后单击"完成"按钮。

　　步骤 5：出现"启动后，系统还原不能中断，你希望继续吗?"提示，单击"是"按钮。

　　步骤 6：出现"正在准备还原系统"提示。

　　步骤 7：稍等片刻，将会还原 Windows 文件和设置，并且重新启动计算机，计算机重新启动后，弹出系统还原已成功完成提示，单击"关闭"按钮，即可完成系统还原操作。

(二) 使用驱动精灵备份与还原驱动程序

　　驱动精灵是一款集驱动管理和硬件检测于一体的较为专业级的驱动管理和维护工具。驱动精灵具有驱动备份、恢复、安装、删除、在线更新等实用功能，计算机出现异常情况时，驱动精灵能在最短时间内让硬件恢复正常运行。

　　在计算机重装前，将目前计算机中的最新版本驱动程序都备份下来，待系统重装完成后，再使用驱动程序的还原功能安装，这样，便可以节省许多驱动程序安装的时间，并且再也不怕找不到驱动程序了。

　　1. 使用驱动精灵备份驱动程序

　　下面介绍使用驱动精灵备份驱动程序的具体方法和步骤。

　　步骤 1：下载并安装驱动精灵后，在桌面上双击"驱动精灵"图标，进入"驱动精灵"主界面。

　　步骤 2：单击"驱动程序"图标，然后切换到"备份还原"选项卡，在页面下方单击"路径设置"。

　　步骤 3：在打开的"设置"对话框中设置驱动备份路径，选择"备份驱动到文件夹"还是"备份驱动到 ZIP 压缩文件"，设定后单击"确定"按钮。

　　步骤 4：在"备份还原"页面可以看到，每个驱动程序右侧都有一个"备份"按钮，单击即可直接备份，如果想要一次性全部备份，可勾选页面下方的"全选"，然后点击"一键备份"按钮。

　　步骤 5：如果之前已经备份过驱动程序，则会弹出一个"警告"对话框，提示是否覆盖，根据需要选择"是"或者"否"，选择"是"会覆盖原来的备份文件重新进行备份，备份完成后可在设定的备份路径中查看已经备份的压缩文件。

　　2. 使用驱动精灵还原驱动程序

　　备份驱动程序后，在驱动程序丢失、损坏时，可以通过驱动精灵来还原所有驱动程序，从而重新正常使用。

下面介绍使用驱动精灵还原驱动程序的具体操作方法和步骤。

步骤1：在驱动精灵中打开"驱动程序"界面，并切换至"备份还原"选项卡，该界面显示已经备份过的驱动程序，勾选需要还原的驱动程序，然后单击"还原"按钮，即可将驱动程序还原至之前备份时的状态。

步骤2：出现提示信息，重启计算机才能生效，单击"确定"按钮，计算机将重新启动并使还原的驱动程序生效。

（三）备份与还原 IE 浏览器的收藏夹

IE 浏览器的收藏夹是用户常用的一项功能，将自己喜欢或者常用的网站加入收藏夹中，在使用时不用再次手动输入网址进行搜索，直接在收藏夹中点击相应网址选项，即可打开该网站。但是由于 IE 浏览器是 Windows 操作系统中自带的一款浏览器，重装操作系统后，IE 浏览器也会重装，从而之前收藏的网址都会被清除。所以要避免这点，就要对 IE 浏览器的收藏夹进行备份，以便在需要时将其还原到系统中。

1. 备份 IE 浏览器的收藏夹

下面介绍备份 IE 浏览器收藏夹的具体操作方法和步骤。

步骤1：打开 IE 浏览器，在 IE 浏览器页面右上角单击"查看收藏夹、源和历史记录"图标，然后单击"添加到收藏夹"右侧的下拉按钮，在打开的菜单中单击"导入和导出"命令。

步骤2：在打开的"导入\导出设置"对话框中选择"导出到文件"选项，然后单击"下一步"按钮。

步骤3：在打开的"你希望导出哪些内容"对话框中勾选需要备份的项目复选框，单击"下一步"按钮。

步骤4：在打开的"选择你希望从哪个文件夹导出收藏夹"对话框中选择需要备份的文件夹，然后单击"下一步"按钮。

步骤5：在打开的"你希望将收藏夹导出至何处"对话框中设置保存路径，这里会出现一个默认保存路径。如果想要改变存储位置，可以单击"浏览"按钮重新选择存储位置。

步骤6：单击"导出"按钮，导出收藏夹，然后单击"完成"按钮，即可完成 IE 浏览器收藏夹的备份。

2. 还原 IE 浏览器收藏夹

成功对收藏夹进行备份后，在重装完系统后，只需还原 IE 浏览器的收藏夹便可瞬间找回常用的收藏夹。下面介绍还原 IE 浏览器收藏夹的具体操作方法和步骤。

步骤 1：打开 IE 浏览器，在 IE 浏览器页面右上角单击"查看收藏夹、源和历史记录"图标，然后单击"添加到收藏夹"右侧的"下拉按钮"，在打开的菜单中单击"导入和导出"命令。

步骤 2：在打开的"导入\导出设置"对话框中选择"从文件导入"选项，然后单击"下一步"按钮。

步骤 3：在打开的"你希望导入哪些内容"对话框中勾选"收藏夹"复选框，然后单击"下一步"按钮。

步骤 4：在"你希望从何处导入收藏夹"对话框中点击"浏览"按钮。

步骤 5：在打开的"请选择书签文件"对话框中选中之前备份的 htm 文件，然后单击"打开"按钮。

步骤 6：该文件的保存路径出现在"你希望从何处导入收藏夹"对话框中，单击"下一步"按钮。

步骤 7：在打开的"选择导入收藏夹的目标文件夹"文本框中选择需要导入的文件夹，单击"导入"按钮。

步骤 8：此时屏幕会出现闪动，导入完成后，在图中所示的"你已成功导入了这些设置"对话框中单击"完成"按钮，即可成功还原 IE 浏览器的收藏夹。

由于使用 IE 浏览器导出的文件格式为 .htm，所以该备份文件可以轻松地被所有浏览器导入和还原。

（四）使用 Recuva 恢复数据

Recuva 是由 Piriform 开发的可以恢复被误删除的任意格式文件的恢复工具。Recuva 能直接恢复硬盘、闪盘、存储卡（如 SD 卡、MMC 卡等）中的文件，只要没有被重复写入数据，无论格式化，还是删除，均可直接恢复。

1. 通过向导恢复数据

Recuva 向导可直接选定要恢复的文件类型，从而有针对性地恢复文件，此处以恢复音乐文件为例，介绍通过 Recuva 向导恢复数据的具体操作方法和步骤。

步骤 1：下载并安装 Recuva 工具后，双击桌面上的 Recuva 图标，启动 Recuva 数据恢复软件，打开"欢迎来到 Recuva 向导"对话框，单击"下一步"按钮。

步骤 2：在打开的"文件类型"对话框中选择"音乐"选项，然后单击"下一步"按钮。

步骤 3：选择是从我的硬盘中直接恢复，还是创建一个磁盘映像，这里选择"从我的硬盘中直接恢复"，单击"下一步"按钮。

步骤4：如果无法确定计算机中音乐文件的存放位置，则在打开的"文件位置"对话框中选中"无法确定"选项。

步骤5：出现"谢谢，Recuva已经准备好查找您的文件"提示信息。

步骤6：单击"开始"按钮，打开"扫描"窗口对计算机中已删除的文件进行扫描。

步骤7：扫描完成后，自动打开"Piriform Recuva"对话框，该对话框中显示计算机中所有可恢复的音乐文件，在其中勾选需要恢复的音乐文件后单击"恢复"按钮。

步骤8：打开"浏览文件夹"对话框，从中选择恢复的音乐文件存储位置，选择完成后单击"确定"按钮，即可开始恢复。

步骤9：恢复完成后，出现"操作完成"对话框，显示恢复文件信息，单击"确定"按钮，即可完成整个文件恢复。

步骤10：在选择的恢复文件存储位置可查看到已经恢复的音乐文件。

直接搜索文件失败时，可启用深度搜索功能，该功能能够提高文件的搜索和扫描效果，但是也会消耗更多的扫描时间。

2. 通过扫描特定磁盘位置恢复数据

Recuva数据恢复软件还可以直接扫描特定的磁盘位置来恢复文件，这样可以大大节省扫描时间，提高文件恢复效率。

步骤1：启动Recuva数据恢复软件后，如果需要显示所有文件，则在"文件类型"对话框中选中"所有文件"选项，然后单击"下一步"按钮。

步骤2：选择"从我的硬盘中直接恢复"，单击"下一步"按钮。

步骤3：在打开的"文件位置"对话框中选中"在特定位置"选项，然后单击"浏览"按钮。

步骤4：在打开的"浏览文件夹"对话框中选择要恢复的文件夹，然后单击"确定"按钮。

步骤5：此时"文件位置"对话框中"在特定位置"选项下的文本框中显示要恢复的文件位置，单击"下一步"按钮。

步骤6：出现"谢谢，Recuva已经准备好查找您的文件"提示信息。单击"开始"按钮，即可开始扫描。

步骤7：扫描完成后，自动打开"Piriform Recuva"对话框，该对话框中显示计算机中所有可恢复的音乐文件。在其中勾选需要恢复的音乐文件后单击"恢复"按钮。

步骤8：打开"浏览文件夹"对话框，从中选择恢复的音乐文件存储位置，选择完成后单击"确定"按钮，即可开始恢复。

步骤9：恢复完成后，出现"操作完成"对话框，显示恢复文件信息，单击"确定"按钮，即可完成整个文件恢复。

步骤10：在选择的恢复文件存储位置可查看到已经恢复的文件。

3. 通过扫描内容恢复数据

当具体的某个文件出现问题时，可选择通过扫描内容的方式来恢复文件数据。下面介绍使用 Recuva 数据恢复软件通过扫描内容恢复数据的具体操作方法和步骤。

步骤1：启动 Recuva 数据恢复软件后，在"欢迎来到 Recuva 向导"对话框中单击"取消"按钮。

步骤2：在打开的"Piriform Recuva"对话框中，选择要扫描的磁盘，设置扫描文件的类型，设置完成后单击"扫描"按钮右侧的"下拉按钮"，在展开的列表中单击"扫描内容"选项。

步骤3：在打开的"搜索文件内容"对话框中输入搜索关键字，然后单击"扫描"按钮。

步骤4：出现"Scan"对话框显示扫描进度。

步骤5：扫描完成后，自动打开"Piriform Recuva"对话框，该对话框中显示计算机中所有可恢复的音乐文件，在其中勾选需要恢复的音乐文件后单击"恢复"按钮。

步骤6：打开"浏览文件夹"对话框，从中选择恢复的音乐文件存储位置，选择完成后单击"确定"按钮，即可开始恢复。

步骤7：恢复完成后，出现"操作完成"对话框，显示恢复文件信息，单击"确定"按钮，即可完成整个文件恢复。

步骤8：在选择的恢复文件存储位置可查看到已经恢复的文件。

(五) 使用 FinalData 恢复数据

FinalData 具有强大的数据恢复功能，并且使用非常简单。它可以轻松恢复误删数据、误格式化硬盘文件，甚至 U 盘、手机卡、相机卡等移动存储设备的误删文件 FinalData 也能轻松恢复。

1. 使用 FinalData 恢复误删文件

当误删了一个重要的文件时，可立即停止操作并通过 FinalData 来恢复该误删文件。下面介绍使用 FinalData 恢复误删文件的具体操作方法和步骤。

步骤1：下载并安装 FinalData 后，双击桌面上的 FinalData 图标，启动 FinalData 数据恢复工具，然后单击主界面上的"误删除文件"图标。

步骤2：在打开的界面中选择要恢复的文件和目录所在的位置，单击"下一步"按钮。

步骤3：出现"查找已经删除的文件"对话框，可查看到扫描文件进度条。

步骤4：稍等片刻，扫描完成后打开"扫描结果"对话框，在其中选中需要恢复的文件，然后单击"下一步"按钮。

步骤5：打开"选择恢复路径"对话框，单击"浏览"按钮，在打开的"浏览文件夹"对话框中设置要恢复的文件的存储位置，选择完成后，单击"确定"按钮，返回"选择恢复路径"对话框，单击"下一步"按钮，即可修复文件。

2. 使用 FinalData 恢复误格式化的硬盘文件

当不小心将硬盘格式化后，忽然发现硬盘中还有重要数据时，不用惊慌，此时完全可以使用 FinalData 来恢复误格式化的硬盘文件。下面介绍使用 FinalData 恢复误格式化硬盘文件的具体操作方法和步骤。

步骤1：在"FinalData"主界面单击"误格式化硬盘"图标。

步骤2：在打开的"请选择要恢复的分区"对话框中单击要进行恢复的分区，并单击"下一步"按钮。

步骤3：打开"查找分区格式化前的文件"对话框，并且显示扫描进度条。

步骤4：扫描完成后，打开的对话框中会显示可恢复的文件或文件夹，勾选需要恢复的文件夹复选框，然后单击"下一步"按钮。

步骤5：打开"选择恢复路径"对话框，单击"浏览"按钮，打开"浏览文件夹"对话框后设置要恢复的文件存储位置，选择完成后单击"确定"按钮，返回"选择恢复路径"对话框，单击"下一步"按钮，即可对文件进行恢复。

3. 使用 FinalData 恢复 U 盘、手机卡、相机卡误删除的文件

U 盘、手机卡、相机卡是一种和普通硬盘的存储介质完全不同的数据存储设备，在此类存储设备中数据被删除后并不会被转移到回收站中，而是直接被彻底删除。通过 FinalData 可以恢复这些设备误删除的文件，下面介绍使用 FinalData 恢复 U 盘、手机卡、相机卡误删除的文件的具体操作方法和步骤。

步骤1：在 FinalData 主界面单击"U 盘手机卡相机卡恢复"图标。

步骤2：在打开的"请选择要恢复的移动存储设备"对话框中单击要恢复的移动存储设备并单击"下一步"按钮。

步骤3：对移动存储设备中的丢失文件进行自动搜索。

步骤4：搜索完成后，出现扫描结果对话框，此处可以看到有多种格式的可恢复文件，单击格式名可查看该格式下有哪些文件，以便选取要恢复哪些格式的文件，选择完成后单击"下一步"按钮。

步骤 5：在打开的"选择恢复路径"对话框中单击"浏览"按钮，可打开"浏览文件夹"对话框，设置要恢复的文件存储位置，选择完成后单击"确定"按钮，返回"选择恢复路径"对话框，单击"下一步"按钮，即可对文件进行恢复。

二、配置与管理用户账户

用户账户用来记录用户的用户名和口令、隶属的组、可以访问的网络资源，以及用户的个人文件和设置。每个用户都应在域控制器中有一个用户账户，才能访问服务器，使用网络上的资源。在系统中，用户可以创建和管理用户账户。

（一）Windows 用户账户的创建

从 Windows 98 系统开始，计算机就可以支持多用户多任务，多人使用同一台计算机时，可以在系统中分别为这些用户设置自己的用户账户，每个用户用自己的账号登录 Windows 系统，并且多个用户之间的 Windows 设置是相对独立、互不影响的。

在安装系统时，系统会自动创建用户账户，如果需要，可以创建新的账户，还可以根据情况将新账户设置为不同的类型。在操作系统中，有两种账户类型供用户选择，分别为本地账户和 Microsoft 账户。

1. 添加本地账户

本地账户分为管理员账户和标准账户，管理员账户拥有计算机的完全控制权，可以对计算机做任何更改，而标准账户是系统默认的常用本地账户，对于一些影响其他用户使用和系统安全性的设置，使用标准账户是无法更改的。

步骤 1：打开控制面板，在"用户账户"组中单击"更改账户类型"链接。

步骤 2：弹出"选择要更改的用户"界面，单击"在电脑设置中添加新用户"链接。

步骤 3：打开"账户"界面，在"其他用户"选项卡中单击"将其他人添加到这台电脑"。

步骤 4：切换到"此人将如何登录"界面，在文本框中输入电子邮件或手机，如果没有可单击"我想要添加的人员没有电子邮件地址"链接。

步骤 5：切换到"让我们来创建你的账户"界面，单击"添加一个没有 Microsoft 账户的用户"链接。

步骤 6：切换到"为这台电脑创建一个账户"界面，输入用户名、密码和密码提示，然后单击"下一步"按钮。

步骤 7：此时可以在"账户"界面"其他用户"选项卡看到新添加的本地账户。

2. 添加 Microsoft 账户

Microsoft 账户是 Windows 10 操作系统特有的一种用户账户，它使用一个电子邮箱地址作为用户账户。使用 Microsoft 账户登录时，可以从 Windows 应用商店下载应用、在 Microsoft 应用中自动获取在线内容，还可以在线同步设置，以便在不同的计算机上获得同样的观感体验等。

步骤 1：按照上面介绍的方法打开"账户"界面，在"你的账户"选项卡单击"添加 Microsoft 账户"。

步骤 2：切换到"添加你的 Microsoft 账户"界面，若已有账户，输入电子邮件和密码，单击"登录"按钮即可，若没有账户，则单击"创建一个"。

步骤 3：切换到"让我们来创建你的账户"界面，输入姓名、电子邮件和密码，单击"下一步"按钮。

步骤 4：切换到"查看与你相关度最高的内容"界面，单击"下一步"按钮。

步骤 5：在"账户"界面"你的账户"选项卡可看到新创建的账户。

(二) 用户账户的管理

在 Windows 10 操作系统中，用户不仅可以创建新账户，还可以对用户账户进行管理，如更改用户账户的类型、重命名用户账户、更改用户账户的图片、添加用户账户的密码等。下面进行详细介绍。

1. 更改用户账户的类型

创建账户后，用户还可以更改用户账户的类型，例如，可以将标准账户更改为管理员账户，也可以将管理员账户更改为标准账户。下面介绍具体的操作步骤。

步骤 1：打开控制面板，在"用户账户"组中单击"更改账户类型"链接。

步骤 2：打开"管理账户"窗口，选择要更改的账户。

步骤 3：切换到"更改账户"窗口，单击左侧的"更改账户类型"链接。

步骤 4：选择新的账户类型，这里将该账户设置为"管理员"账户，然后单击"更改账户类型"按钮。

步骤 5：此时可看到选择的账户类型已更改。

2. 重命名用户账户

账户创建后，如果对账户名称不满意，还可以更改账户名称，下面介绍具体的操作步骤。

步骤 1：按照同样的方法打开"管理账户"窗口，选择要更改名称的账户。

步骤 2：切换到"更改账户"窗口，单击左侧的"更改账户名称"链接。

步骤 3：切换到"重命名账户"窗口，在文本框中输入新账户名，然后单击"更改名称"按钮。

步骤 4：此时可以看到账户名称已更改。

3. 更改用户账户的图片

如果用户觉得默认的账户图片不够美观，那么还可以将账户图片设置为自己喜欢的类型，以使其更具个性化，具体的操作步骤如下。

步骤 1：切换到"开始"屏幕，单击账户名称，在弹出的下拉列表中选择"更换账户设置"选项。

步骤 2：切换到"账户"界面，单击"浏览"按钮，也可以单击"摄像头"图标按钮用摄像头拍照。

步骤 3：在计算机中选择要作为账户图片的图像，单击"选择图像"按钮。

步骤 4：此时可看到选择的图像被设置为账户图片。

4. 添加、更改用户账户的密码

创建账户后，可以为账户添加密码，为了保证账户安全，还应经常更改密码，下面介绍具体的操作步骤。

步骤 1：在"管理账户"窗口中选择要添加密码的账户。

步骤 2：切换到"更改账户"窗口，单击左侧的"创建密码"链接。

步骤 3：切换到"创建密码"窗口，在文本框中为该账户设置一个密码，然后在下方的文本框中输入密码提示，最后单击"创建密码"按钮。

步骤 4：此时可以看到密码创建成功。

步骤 5：创建完密码后，界面左侧出现"更改密码"链接，要更改密码，可单击"更改密码"链接。

步骤 6：切换到"更改密码"窗口，设置新密码并输入密码提示，然后单击"更改密码"按钮，即可更改账户密码。

6. 删除用户账户

当用户不再需要某个账户时，可以将该账户删除，删除账户后，不能再使用该账户登录计算机。删除账户的具体操作步骤如下。

步骤 1：在"管理账户"窗口中选择要删除的账户。

步骤 2：切换到"更改账户"窗口，单击左侧的"删除账户"链接。

步骤 3：切换到"删除账户"窗口，选择是否保留账户文件，这里单击"删除文件"按钮。

步骤 4：切换到"确认删除"窗口，单击"删除账户"按钮，即可删除选择的账户。

三、计算机安全防护

计算机病毒和木马可以很快地漫延，又常常难以删除，也是黑客常用的攻击用户计算机的手段。因此了解病毒的特点，做好预防工作非常重要。

(一) 认识病毒

目前计算机病毒在形式上越来越难以辨别，造成的危害也日益严重，所以要求网络防毒产品在技术上更先进、功能上更全面。

计算机病毒一般具有如下几个共同的特点。

1. 程序性 (可执行性)

计算机病毒与其他合法程序一样，是一段可执行程序，但因为它不是一个完整的程序，而是寄生在其他可执行程序上，所以它享有该程序所能得到的权力。

2. 传染性

传染性是病毒的基本特征，计算机病毒会通过各种渠道从已被感染的计算机扩散到未被感染的计算机。病毒程序代码一旦进入计算机并被执行，就会自动搜寻其他符合其传染条件的程序或存储介质，确定目标后再将自身代码插入其中，实现自我繁殖。

3. 潜伏性

一个编制精巧的计算机病毒程序，进入系统之后一般不会马上发作，可以在一段很长时间内隐藏在合法文件中，传染其他系统，而不被人发现。

4. 可触发性

可触发性是指病毒因某个事件或数值的出现，诱使病毒实施感染或进行攻击的特性。

5. 破坏性

系统被病毒感染后，病毒一般不会立刻发作，而是潜藏在系统中，等条件成熟后再发作，给系统带来严重的破坏。

6. 主动性

病毒对系统的攻击是主动的，计算机系统无论采取多么严密的保护措施，都不可能彻底地排除病毒对系统的攻击，而保护措施只是一种预防的手段。

7. 针对性

计算机病毒是针对特定的计算机和特定的操作系统的。

（二）认识木马

随着计算机技术的发展，木马程序技术也发展迅速。现在的木马已经不是只有单一的功能，而是集多种功能于一身。根据木马功能的不同，将其划分为破坏式木马、远程访问式木马、密码发送式木马、键盘记录木马、DOS 攻击木马等。

1. 破坏式木马

破坏式木马的唯一功能就是破坏并删除计算机中的文件，它非常危险，一旦被感染就会严重威胁到计算机的安全。不过像这种恶意破坏的木马，黑客也不会随意传播。

2. 远程访问式木马

远程访问式木马是一种使用很广泛并且危害很大的木马程序。它可以远程访问并且直接控制被入侵的计算机，从而任意访问该计算机中的文件，获取计算机用户的私人信息，如银行账号、密码等。

3. 密码发送式木马

密码发送式木马是一种专门用于盗取目标计算机中密码的木马文件。有些用户为了方便选择使用 Windows 的密码记忆功能登录，从而不必每次都输入密码；有些用户喜欢将一些密码信息以文本文件的形式存放于计算机中。这样确实为用户带来了一定的方便，但也正好给密码发送式木马带来了可乘之机，它会在用户未发觉的情况下，搜集密码发送到指定的邮箱，从而盗取密码。

4. 键盘记录木马

键盘记录木马非常简单，通常只做一件事，就是记录目标计算机键盘敲击的按键信息，并在 LOG 文件中查找密码。该木马可以随着 Windows 的启动而启动，并且有在线记录和离线记录两个选项，从而记录用户在在线和离线状态下敲击键盘按键的情况，从中提取密码等有效信息。当然这种木马也有邮件发送功能，需要将信息发送到指定的邮箱中。

5. DOS 攻击木马

随着 DOS 攻击的广泛使用，DOS 攻击木马使用得也越来越多。黑客入侵一台计算机后，在该计算机上种上 DOS 攻击木马，以后这台计算机也会成为黑客攻击的帮手。黑客通过扩充控制"肉鸡"的数量来提高 DOS 攻击的成功率。所以这种木马不是致力于感染一台计算机，而是通过它攻击一台又一台计算机，从而造成很大的网络伤害并且带来损失。

(三) 安装杀毒软件

杀毒软件也称为反病毒软件或防毒软件，是用于消除计算机病毒、木马和恶意软件等计算机威胁的一类软件。杀毒软件通常集成监控识别、病毒扫描和清除和自动升级等功能，有的杀毒软件还带有数据恢复等功能，是计算机防御系统（包含杀毒软件、防火墙、木马和其他恶意软件的查杀程序、入侵预防系统等）的重要组成部分。

下面以安装360杀毒软件为例，介绍杀毒软件的安装方法。

步骤1：双击杀毒软件程序图标。

步骤2：弹出安装界面，单击"立即安装"按钮。

步骤3：开始安装程序，提示"正在安装，请稍后…"。

步骤4：一段时间后，安装完成，弹出360安全浏览器，然后单击"下一步"按钮。

步骤5：安装完成后，弹出360杀毒程序界面。

(四) 病毒的查杀与预防

随着病毒及木马编写技术的不断发展进步，当前的病毒及木马大都带有自我保护机制，一旦感染就很难查杀或是清理掉。用户最好在计算机上安装最新的杀毒软件或者下载一些专用的木马查杀工具，定期查杀。

1. 使用360杀毒软件查杀病毒

360杀毒是360安全中心出品的一款免费的云安全杀毒软件。360杀毒具有以下优点：查杀率高、资源占用少、升级迅速等。360杀毒还可以与其他杀毒软件共存，是一个理想杀毒备选方案。360杀毒可以第一时间防御新出现的病毒、木马，其采用全新的"Smart Scan"智能扫描技术，其扫描速度奇快，能为用户的计算机提供全面保护，二次查杀速度极快。

使用360杀毒软件查杀病毒的具体步骤如下。

步骤1：打开360杀毒软件，在程序界面中单击"全盘扫描"图标按钮。

步骤2：切换到杀毒界面，显示杀毒的进程。

步骤3：杀毒完成后，显示杀毒结果，如果发现安全威胁，那么可以选择性地进行处理，单击"立即处理"按钮。

步骤4：处理完成后，显示处理结果。

2. 开启360木马防火墙

360木马防火墙是全球第一款专用于抵御木马入侵的防火墙，应用360独创的

"亿级云防御"，从防范木马入侵到系统防御查杀，从增强网络防护到加固底层驱动，结合先进的"智能主动防御"，多层次全方位地保护系统安全。360 木马防火墙需要随机启动，才能起到主动防御木马的作用。

步骤 1：打开 360 杀毒软件界面，单击界面上方的"下拉按钮"，打开下拉列表，单击"主动防御"组中的"木马防火墙"右侧的"设置"按钮。

步骤 2：打开"360 木马防火墙"界面，提示"防护未开启，存在安全风险，建议立即开启"，单击"全部开启"按钮。

步骤 3：此时实时防护已全面开启，保护计算机不被病毒、木马及恶意程序入侵。

3. 利用 360 安全卫士修补系统漏洞

系统漏洞是指应用软件或操作系统软件在逻辑设计上的缺陷或错误，被不法者利用，通过网络植入木马、病毒等方式来攻击或控制整个计算机，窃取用户计算机中的重要资料和信息，甚至破坏系统。在不同种类的软、硬件设备，同种设备的不同版本之间，由不同设备构成的不同系统之间，以及同种系统在不同的设置条件下，都会存在各自不同的安全漏洞问题。

利用 360 安全卫士，可为系统修复高危漏洞和功能性更新，使计算机更安全。

步骤 1：打开 360 安全卫士，单击上方的"漏洞修复"图标按钮。

步骤 2：根据需要选择要修复的漏洞，然后单击"立即修复"按钮。

步骤 3：页面中显示修复进程。

步骤 4：修复完成后，显示"修复完成，成功修复全部漏洞"。

4. 设置定期杀毒

在日常使用计算机时，用户经常会因为工作忙或其他原因而忘记清理计算机。这会给病毒或木马机会，侵入用户的计算机。可以设置杀毒软件定期杀毒有效避免这种情况。

步骤 1：打开 360 杀毒软件界面，单击右上角的"设置"链接。

步骤 2：弹出"360 杀毒—设置"窗口，在"定时查毒"组中勾选"启用定时查毒"复选框，设置"扫描类型"为"快速扫描"，然后在下方设置扫描时间，设置完成后单击"确定"按钮即可设置定期杀毒。

（五）使用 Windows Defender 清除间谍软件

Windows Defender 是一款免费的反间谍软件。它可以帮用户检测及清除一些潜藏在操作系统中的间谍软件及广告软件，保护用户计算机不受到一些间谍软件的安全威胁及控制，也保障了用户的安全与隐私。其具体的操作步骤如下。

步骤1：在桌面左下角单击"开始"，单击"控制面板"进入"控制面板"窗口，单击"Windows Defender"图标。

步骤2：进入"Windows Defender"窗口，选择扫描方式，有快速、完全和自定义三种，选择完成后单击"立即扫描"按钮。

步骤3：开始扫描，扫描过程可能需要一段时间，耐心等待，扫描过程中如果系统中存在恶意软件，则会出现提示信息。

步骤4：检测完成后返回主界面，如果检测到有害项目，则会显示出来并且Windows Defender会自动进行处理。

步骤5：切换至"历史记录"选项卡，选择要查看的项目，以"隔离的项目"为例，单击"查看详细信息"按钮。

步骤6：查看曾经检测到的危险项目的详细信息，勾选某个危险项目复选框，单击"删除"按钮，即可删除该项目。

步骤7：切换至"设置"选项卡，可开启实时保护以及设置其他项目。

（六）启动 Windows 防火墙

防火墙是一项协助确保计算机信息安全的设备，它依照特定的规则，允许或限制传输的数据通过。防火墙可以是一台专属的硬件，也可以是架设在一般硬件上的一套软件。

Windows 防火墙，顾名思义就是 Windows 操作系统自带的软件防火墙。

防火墙对于每一个计算机用户的重要性不言而喻，尤其是在当前网络威胁泛滥的环境下，通过专业可靠的工具来保护计算机信息安全十分重要。市场上杀毒软件的品牌众多，但并非每一款都提供了防火墙功能，于是很多网友安装杀毒软件后还要找一款专业的防火墙，这有点舍近求远的感觉，因为 Windows 操作系统就有自带的防火墙。要使用 Windows 防火墙保护计算机，首先的操作就是开启 Windows 防火墙。

步骤1：打开控制面板，单击"系统和安全"链接。

步骤2：切换到"系统和安全"窗口，单击"Windows 防火墙"链接。

步骤3：切换到"Windows 防火墙"窗口，单击左侧的"启用或关闭 Windows 防火墙"链接。

步骤4：切换到"自定义设置"窗口，分别选中"专用网络设置"和"公用网络设置"组中的"启用 Windows 防火墙"单选按钮，然后单击"确定"按钮，此时即可启用 Windows 防火墙。

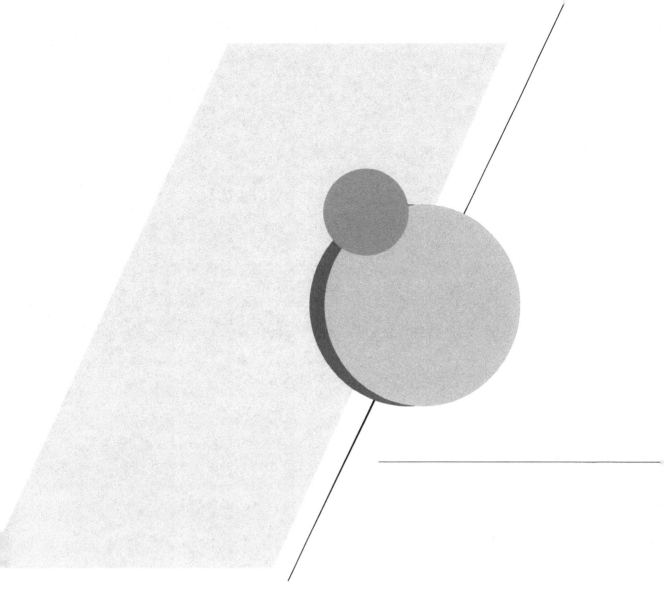

第三章　Office 应用操作

Office 2016 是一款由微软公司开发的办公软件，是日常工作中不可或缺的办公工具。作为一款集成软件，Office 2016 由各种功能组件构成，功能更加强大，使用上更加人性化，可以使用户的日常工作更加得心应手。本章将重点介绍 Office 2016 基本操作及 Word 2016、Excel 2016、PowerPoint 2016 和 Access 2016 的应用操作。

第一节　Word 应用操作

Word 是微软公司开发的一个文字处理器应用程序：作为 Office 套件的核心程序，Word 提供了许多易于使用的文档创建工具，同时也提供了丰富的功能集供创建复杂的文档使用。用户在日常使用 Word 时，最基本的操作就是能通过 Word 录入文字，保存信息，对录入的信息进行简单的编辑、排版，从而能够自己完成一般文件所需的处理能力。

一、Word 的基本操作

（一）新建与打开 Word 2016

用户要使用 Word 2016 办公时，第一步就是新建 Word 文档。在对 Word 文档进行编辑之前，需要先打开程序，然后才能进行录入或修改。

1. 创建 Word 新文档

要使用 Word 2016 对文档进行编辑操作，就要先学会如何新建文档，下面介绍几种创建空白文档的方法。

方法一：

在桌面上创建 word 文档。

步骤 1：在计算机桌面上右击鼠标，在弹出的快捷菜单中依次单击"新建→ Microsoft Word 文档"选项，即可在桌面上看到新建的 Word 文档。

步骤 2：双击文档图标可启动 Word 2016 打开该文档，并对文档进行编辑。

方法二：

在文件夹中创建 Word 文档。

步骤 1：打开计算机窗口，选择需要创建 word 文档的文件夹后，在空白处右键单击，在弹出的快捷菜单中依次单击"新建→ Microsoft Word 文档"选项。

步骤 2：在选择的文件夹中将会创建一个空白的 Word 文档，为该文件命名后，双击该文件就可以启动 Word 2016，并对该文档进行编辑处理了。

方法三：

启动 Word 2016 后，在开始界面中单击"空白文档"即可新建 Word 文档。

2. 使用模板创建文档

在启动 Word 2016 后，用户可以根据需要创建新文档。此时，用户也可以选择 Word 的设计模板来创建文档。

其方法是：打开 Word 2016 后，依次单击"文件→新建"选项，选择需要的模板。比如，单击"报表设计"图标，打开"报表设计"模板的说明，如确认要根据该模板创建新文档，单击"创建"按钮，即可创建一个具有报表设计基本格式的新文档。

技巧点拨：如果用户创建的新文档模板在 Word 2016 中未找到，可以通过联机搜索在互联网上寻找并下载模板即可使用。

3. 打开文档

如果知道文档在计算机中存储的位置，在启动 Word 2016 应用程序后，可通过"打开"对话框进入存储位置打开 Word 文档，下面介绍打开文档的方法。

步骤 1：启动 Word 2016，依次单击"文件→打开"选项在"打开"页面双击"此电脑"选项或单击"浏览"选项。

步骤 2：打开"打开"对话框，选定要打开的文件后单击"打开"按钮，即可将文档打开。

4. 快速打开常用文档

Office 2016 会记录最近打开过的文件，用户可以直接在"最近使用的文档"列表中选择打开过的文件将其快速打开；同时，对于列表中列出的最近使用文档的数目，Office 也可以通过"选项"对话框进行设置。利用 Word 2016 快速打开文件的方法为：

步骤 1：启动 Word 2016，依次单击"文件→打开"选项，在"打开"页面选择"最近"选项，右侧将给出"最近打开的文档"列表，鼠标单击想要打开的文档即可将其打开。

步骤 2：设置最近使用文档列表显示的数目，依次单击"文件→选项"选项，打开"Word 选项"对话框：单击"高级"选项，在"显示此数目的'最近使用的文档'"微调框中输入数字，这里输入的数字将决定"文件"菜单中的"最近使用的文档"列表可以显示的最近使用文档数目。

5. 以副本的方式打开文档

打开已有文档时，还可以用副本的方式打开。以副本打开文档，即使在编辑文档过程中文档损坏或者对文档误操作，也不会对源文档造成破坏，提高使用效率。下面介绍以副本方式打开文档的操作方法。

步骤 1：启动 Word 2016，依次单击"文件→打开"选项，在打开页面双击"此电脑"选项或者单击"浏览"选项。

步骤 2：打开"打开"对话框，选中需要打开的文件后，单击"打开"按钮上的"下拉按钮"，在获得菜单中选择"以副本方式打开"选项。

步骤 3：此时文档将以副本形式打开，在标题栏上将显示"副本"字样。

技巧点拨：以副本方式打开文档，与根据现有文档新建文档有很多的相似之处，它们之间最大的不同在于，在创建文档的一个副本时，Word 会自动将这个副本文件保存在与指定文件相同的文件夹中，同时，Word 会根据指定文件的文件名自动为其命名。

6. 以只读方式打开文档

如果在使用 Word 文档时，不希望对文档进行修改而只是想要阅读文档，可选择以只读方式打开文档，下面介绍以只读方式打开文档的操作方法。

步骤 1：启动 Word 2016，依次单击"文件→打开"选项，在打开页面双击"此电脑"选项或者单击"浏览"选项。

步骤 2：打开"打开"对话框，选中需要打开的文件单击"打开"按钮上的"下拉按钮"，在获得菜单中选择"以只读方式打开"选项。此时文档将以只读形式打开，在标题栏上将显示"只读"字样。

7. 在受保护视图中查看文档

受保护的视图模式与只读模式很相似，此时文档同样不能直接进行编辑，但 Word 允许用户在该视图模式下进入编辑状态。下面介绍在受保护视图中查看文档的操作方法。

步骤 1：打开"打开"对话框，在对话框中选择需要打开的文件后，单击"打开"按钮上的"下拉按钮"，选择其中的"在受保护的视图中打开"命令。

步骤 2：文档将在受保护的视图中打开，文档与只读方式一样可以进行浏览。

步骤 3：此时如果单击工具栏下方的"此文件已在受保护的视图中打开，请单击查看详细信息"超链接将能够在"文件"选项卡中查看文档的详细信息。

技巧点拨：这里，单击"启用编辑"按钮能够进入 Word 编辑状态对文档进行编辑操作。

二、Word 文本的输入和格式编排

用户在日常使用 Word 时，最基本的操作就是能通过 Word 录入文字，保存信

息，对录入的信息进行简单的编辑、排版，从而能够自己完成一般文件所需的处理能力。

（一）在 Word 中输入文本

文档的输入是 Word 应用程序最基本的操作。在 Word 中，文本的输入主要涉及普通文本、日期和时间、特殊符号及公式的输入。

1. 输入普通文本

用户在输入文本之前，首先需要选择一种常用的输入法，然后在文档中直接输入需要的文本内容，下面介绍输入文本的具体步骤。

步骤 1：单击语言栏图标，从展开的下拉列表中选择输入法。比如，单击"中文（简体）—搜狗拼音输入法"选项。

步骤 2：输入拼音会出现需要的汉字或词语列表，利用数字键可以选择正确的汉字或词语，选择的汉字下方会出现一条虚线，在这种状态下，通过按"←"或"→"键将光标移到词语中的某个字前面，可以对该汉字进行修改。修改完成后，按空格键确认后即可将输入的汉字或词组输入文档中。

2. 插入日期和时间

在输入文档内容时，有时我们需要为文档输入日期和时间，为文档输入日期和时间有以下几种方法。

方法一：

利用"日期和时间"按钮插入日期和时间。

步骤 1：切换至"插入"选项卡，在"文本"选项组中单击"日期和时间"按钮。

步骤 2：在弹出的"日期和时间"对话框的"可用格式"列表中根据个人需要进行选择，并选择"语言（国家 / 地区）"。

技巧点拨：在"日期和时间"对话框中，若勾选"自动更新"复选框，则插入的日期和时间会随着日期和时间的改变而改变。

方法二：

按下"Alt+Shift+D"快捷键即可快速插入系统当前日期，按下"Alt+Shift+T"快捷键即可插入系统当前时间。

3. 插入特殊符号

在文档中输入符号和输入普通文本有些不同，虽然有些输入法也带有一定的特殊符号，但是 Word 的符号样式库却提供了更多的符号供文档编辑使用，直接选择这些符号就能插入文档中。下面介绍插入特殊符号的具体步骤。

步骤 1：将光标置于要插入符号的位置，切换到"插入"选项卡，单击"符号"

组中的"符号"按钮，再单击"其他符号"按钮。

步骤 2：打开"符号"对话框，在"符号"选项卡中展开的下拉列表中选择要插入的符号。例如，单击"①"选项，选定后单击"插入"按钮。

步骤 3：可以看到，在光标定位的位置上插入了"①"符号。

步骤 4：若要插入特殊字符，也可打开"符号"对话框，切换至"特殊符号"选项卡，选择要插入的符号，例如长划线，选中该符号，单击"插入"按钮，此时可以看到插入符号后的结果。

4. 快速输入公式

在 Word 中，可以直接选择并插入所需公式，使用户可以快速地完成文档的制作，下面介绍插入公式的具体步骤。

步骤 1：将插入点移到需要插入公式的文档位置，切换至"插入"选项卡，在"符号"选择组中单击"公式"的"下拉按钮"，在弹出的下拉列表中显示了普遍使用的公式，以便用户快速根据个人需要进行选择并插入。例如选择"二次公式"选项。

步骤 2：在当前插入点插入二次公式，用户可以在方框内对公式进行数值替换修改，以形成所需的公式。

步骤 3：如果"公式"下拉列表中没有所需的公式，可在"符号"选项组中单击"公式"图标按钮。

步骤 4：当前插入点会弹出公式键入框，根据个人需要在"公式工具设计"选项卡中选择并键入公式。

技巧点拨：如果按下快捷键"Alt+ ="或单击"公式"下拉列表中的"插入新公式"命令，也可在当前插入点显示插入公式方框，并激活"公式工具设计"选项卡。

（二）文本的基本操作

在文档编辑过程中，经常需要选取文本内容进行剪切、复制、删除等操作，这时候就需要学会文本的快速选取操作，这里将对文本的选择、粘贴、剪切、复制、删除、插入和改写——进行介绍。

1. 快速选择文本

快速选择文本有三种方式，使用鼠标快速选择文本、使用键盘快速选择文本、使用鼠标和键盘相结合快速选择文本。

（1）使用鼠标快速选择文本。在 Word 文档中，对于简单的文本选取，一般用户都是使用鼠标来完成，如连续单行 / 多行选取、全部文本选取等。

步骤1：连续单行/多行选取。在打开的 Word 文档中，先将光标定位到想要选取文本内容的起始位置，点击鼠标左键拖曳至该行（或多行）的结束位置，松开左键即可。

步骤2：全部文本选取。打开 Word 文档，将光标定位到文档的任意位置，在"开始"菜单中的"编辑"选项组中，依次单击"选择→全选"选项，此时即可显示选取文档全部文本内容。

（2）使用键盘快速选择文本。除了使用鼠标对文本进行选择外，使用键盘来进行选择也是一种有效的方法。

Word 2016 为快速选择文档提供了大量的快捷键，下面对常用的快捷键操作进行介绍。

步骤1：在使用键盘选择文本时，首先应该将插入点光标放置到文档中需要的位置。在文档中单击，放置插入点光标。

步骤2：按"Shift+↓"键将选择光标所在处至下一行对应位置处的文本；按"Shift+↑"键则将选择光标所在处至上一行对应位置的文本。

技巧点拨：如果按"Shift+←"键，则将选择光标所在处左侧的一个字符；如果按"Shift+→"则将选择光标所在处右侧的一个字符；按"Shift+Home"键，将选择光标所在处至行首的文本；按"Shift+End"键，将选择光标所在处至行尾的文本；按"Shift+PageDown"键，将选择从光标所在处至下一屏的文本；按"Shift+PageUp"键，将选择从光标所在处至上一屏的文本。

步骤3：按"Shift+Ctrl+↓"键，将选择光标所在位置至本段段尾的文本，按"Shift+Ctrl+↑"键，将选择光标所在位置至本段段首的文本。

技巧点拨：如果按"Shift+Ctrl+←"键，将选择光标所在处左侧的一个字符或词语；如果按"Shift+Ctrl+→"键，将选择光标所在处右侧的一个字符或词语。按"Shift+Ctrl+Home"键，将选择从光标所在处至文档开头的文本；按"Shift+Ctrl+End"键，将选择从光标所在处至文档末尾的文本；按"Ctrl+A"键，将选择整个文档。

步骤4：按"F8"键两次时，将在插入点光标所在位置选定一个词或字；连续按"F8"键三次，将选定插入点光标所在处的整个句子。

技巧点拨：这里在按"F8"键时，实际上第一次按键是设置当前鼠标指针的位置为选定文本时的起点，此时 Word 进入了扩展选择状态，按第二次和第三次键不需要紧随第一次按键。要退出这种扩展选择状态，可以按"Esc"键退出扩展选择状态时，不会取消对文本的选择状态。

步骤5：如果按"F8"键四次，则可以选择插入点光标所在的整个段落；如果按"F8"键五次，则可以选择当前的节；如果按"F8"键六次，则能够选择整个文档。

技巧点拨：这里，在选定段落时，如果段落只有一句话，则选中当前节。在选定节时，如果文档没有分节，则选择整个文档。从上面描述可以看出，按"F8"键选择文本时，是按照"词→整句→整段→整节→整个文档"这个顺序来进行的。如果按"Shift+F8"键，将能将上面介绍的系列操作逆操作。

（3）用鼠标和键盘相结合快速选择文本。在进行文档编辑时，同时使用鼠标和键盘能够实现对文档中特定内容的快速选取。这里，与鼠标配合使用的是键盘上的"Shift"键、"Ctrl"键和"Alt"键。下面介绍相关的操作技巧。

步骤1：在文档中单击，将插入点光标放置到需要选择文本的起始位置，按住"Shift"键不放，在要选择文本的结束位置鼠标单击，此时将能够选定连续的文本。

步骤2：选择第一处需要选择的文本后，按住"Ctrl"键不放，同时使用鼠标拖动的方法依次选择文本。完成选择后释放"Ctrl"键，此时将能够选择不连续的文本。

步骤3：将插入点光标放置到文本的起始位置，按住"Alt"键拖动鼠标。在需要选择文本的结束位置释放鼠标，则可以在文档中选择一个矩形区域。

步骤4：按住"Alt+Shift"拖动鼠标，可以纵向选择文本区域。

步骤5：按"Shift+Ctrl+F8"键，此时的插入点光标变为长竖线拖动鼠标，将能够获得从插入点光标开始的矩形选择区域。

技巧点拨：在对文本进行选择后，鼠标在文档中任意位置单击即可取消文本的选择状态。另外，按"Home"键、"End"键、"PageUp"键、"PageDown"键或上下左右箭头键均能取消文本的选择状态。

2. 粘贴的类型

粘贴就是将剪切或复制的文本粘贴到文档中其他的位置上。选择不同的粘贴文本的类型，粘贴的效果将不同。粘贴的类型主要包括保留源格式、合并格式和只保留文本三种。各种粘贴类型的功能如表3-1所示。

表3-1 各种粘贴类型的功能介绍

编号	类型	功能
1	保留源格式	指将粘贴后的文本保留其原来的格式，不受新位置格式的控制
2	合并格式	指不仅可以保留原有格式，还可以应用当前位置中的文本格式
3	只保留文本	指无论原来的格式是什么样的，粘贴文本后，只保留文本内容

3. 文本的剪切

剪切文本是移动文本的一种方法，当对文本进行剪切后，原位置上的文本将消失不见，需要用户在新的位置上实行粘贴操作，才可以将原文本显示在新的位置上。下面来介绍具体剪切文本的步骤。

步骤1：选中需要剪切的文本，右击鼠标，在弹出的快捷菜单中单击"剪切"选项，此时可以看见被剪切的内容消失了。

步骤2：将光标定位在需要粘贴内容的位置上，右击，在弹出快捷菜单中单击"粘贴选项"命令下的"只保留文本"选项。

步骤3：此时将剪切的文本粘贴在了指定的位置上，如果粘贴好的文本内容与原有文本内容格式不一致，说明粘贴内容只保留了文本内容，并没有保留原有格式。

4. 文本的复制

复制文本和剪切文本有相同的地方也有不同的地方，它们都可以移动文本，但复制文本却是在保证原文本位置不变的情况下，将文本粘贴在新的位置上。下面来介绍具体复制文本的步骤。

步骤1：选中要复制的文本，右击鼠标，在弹出的快捷菜单中单击"复制"选项。

步骤2：将光标定位在需要粘贴文本的位置上，右击鼠标，在弹出的快捷菜单中单击"粘贴选项"命令下的"保留源格式"选项。

步骤3：此时复制粘贴了已存的文本内容，并保留了文本的字体格式。

技巧点拨：如果用户需要将一处文本的字体格式复制应用到另一处的文本中，可以使用格式刷快速地达到目的。选中文本后，在"开始"选项卡下单击"剪贴板"中的"格式刷"按钮，此时光标则呈现刷子形，选中另一处需要应用格式的文本，即可以将已有的格式复制到其他文本上。

5. 文本的删除

使用 Word 2016 编辑文档时，经常需要删除文本或图形等对象。删除文本的操作非常简单，一般是选择文本后，直接删除即可。下面介绍具体的操作过程。

步骤1：在文档中选择需要删除的文字，按 Delete 键或空格键即可将选择的文本删除。

步骤2：在文档中单击，将插入点光标放置到需要删除的文字的后面，按 Backspace 键一次，插入点光标前面的一个字符将被删除。

6. 插入和改写文字

在 Word 2016 中，文本的输入有改写和插入两种模式。进行文档编辑时，如果需要在文档的任意位置插入新的内容，可以使用插入模式进行输入。如果对文档中某段文字不满意，则需要删除已有的错误内容，然后再在插入点位置重新输入新的文字，此时快捷的操作方法是使用改写模式。下面介绍这两种模式的使用方法。

插入模式：在文档中单击，将插入点光标放置到需要插入文字的位置，用键盘输入需要的文字，即可将文字插入指定的位置。

改写模式：在文档中单击，将插入点光标放置到需要改写的文字前面，按下 Insert 键，将插入模式变为改写模式，再在文档中输入文字，输入的文字将逐个替代其后的文字。

(三) 文字和段落格式的灵活应用

对文档中的文字进行格式设置是十分重要的。通过设置，可以使文档主次分明、内容清晰、文字显示效果美观。下面就来介绍如何对文字进行全方位的设置与美化。

1. 灵活应用文字字体和字号

在 Word 2016 中，可以使用选项组中的"字体"和"字号"菜单来设置文字字体与字号，同时也可以进入"字体"对话框中，对文字字体与字号进行设置。下面就来介绍具体的文字字体和字号设置操作。

方法一：

通过选项组中的"字体"和"字号"列表设置。

步骤 1：打开 Word 文档，选中要设置的文字，在功能区中切换至"开始"选项卡，在"字体"选项组中单击"字体"下拉菜单，展开字体列表，用户可以根据需要来选择设置的字体。

步骤 2：在"字体"选项组中单击"字号"下拉菜单，展开字号列表，用户可以根据需要来选择设置的字号。

技巧点拨：在设置文字字号时，如果有些文字设置的字号比较大，如 60 号字，在"字号"列表中没有这么大的字号，此时可以选中设置的文字，将光标定位到"字号"框中，直接输入"60"，按回车键即可。

方法二：

使用"增大字体"和"缩小字体"来设置文字大小。

步骤 1：打开 Word 文档，选中要设置的文字，在功能区中切换至"开始"选项卡，在"字体"选项组中单击"增大字体"按钮（即右上角带有实心三角形的 A 字母按钮），选中的文字会增大一号，用户可以连贯单击该按钮，将文字增大到需要设置的大小为止。

步骤2：如果要缩小字体，单击"缩小字体"按钮（即右上角带有倒实心三角形的 A 字母按钮），选中的文字会缩小一号，用户可以连续单击该按钮，将文字缩小到需要设置的大小为止。

方法二：

通过"字体"对话框设置文字字体和字号。

步骤1：打开 Word 文档，选中要设置的文字，在功能区中切换至"开始"选项卡，"字体"选项组中单击右下角扩展按钮，打开"字体"对话框。

步骤2：在对话框中的"中文字体"框中，可以选择要设置的文字字体，接着可以在"字号"框中，选中要设置的文字字号。除此之外，还可以对文字字形、颜色等进行设置，设置完成后，单击"确定"按钮。

步骤3：设置的文字字体和字号应用到选中的文字，查看设置完成后的字体效果。

2. 灵活应用文字字形和颜色

在一些特定的情况下，有时需要对文字的字形和颜色进行设置，这样可以区分该文字与其他文字的不同之处。下面就来介绍具体的文字字形和颜色设置操作。

方法一：

通过选项组中的"字形"按钮和"字体颜色"列表设置。

步骤1：设置文字字形。打开 Word 文档，选中要设置的文字，在功能区中切换至"开始"选项卡。在"字体"选项组中，如果要让文字加粗显示，单击"加粗"按钮 B；如果要让文字倾斜显示，单击"倾斜"按钮 *I*，即可看到设置后的效果。

步骤2：设置文字颜色。单击"字体颜色"下拉菜单，展开字体颜色列表。选择一种字体颜色，即可应用于选中的文字。

技巧点拨：如果要还原文字字形，可以再次单击设置的字形按钮即可，如上面设置了"倾斜"字形，只需要再单击"倾斜"按钮，即可还原。除了在字体颜色列表中的颜色外，用户还可以选中"其他颜色"命令，进入"颜色"设置对话框中，用户自行选择颜色。

方法二：

通过"字体"对话框设置文字字形和颜色。

步骤1：打开 Word 文档，选中要设置的文字，在功能区中切换至"开始"选项卡，在"字体"选项组中，单击"字体"选项组的右下角扩展按钮，打开"字体"对话框。在对话框中的"字形"框中，可以选择要设置的文字字形，如加粗、倾斜，接着可以在"字体颜色"框中，展开字体颜色列表，从中选中要设置的字体颜色，设置完成后单击"确定"按钮。

步骤 2：设置的文字字形和字体颜色应用到选中的文字，查看设置完成后的字体效果。

3. 灵活应用文字底纹效果

在文档中，为了突出显示一些重要的文字，可以为这些文字设置底纹效果。下面就来介绍具体的文字底纹设置操作。

打开 Word 文档，选中要设置的文字，在功能区中切换至"开始"选项卡。在"字体"选项组中单击"以不同颜色突出显示文本"按钮，展开颜色列表菜单，从中选择一种突出显示颜色，单击一下即可应用于选中的文字。

技巧点拨：在"字体"选项组中，还有一个"字符底纹"按钮，也可以设置文字底纹。选中要设置底纹的文字，单击此按钮即可设置灰色底纹，不过此按钮只能为文字设置灰色底纹，而无法设置其他颜色。

4. 灵活应用文字下划线效果

在文档中，有些特殊的文字，如文档头、目录标题等，为了突出显示它们，可以为这些文字设置下划线效果。下面就来介绍具体的下划线设置操作。

方法一：

以提供的下划线样式设置文字。

打开 Word 文档，选中要设置的文字，在功能区中切换至"开始"选项卡。在"字体"选项组中单击"下划线"下拉菜单，在展开的下划线列表菜单中，显示了 Word 2016 默认提供的下划线样式，单击其中一种样式即可应用于选中的文字。

方法二：

自定义下划线效果设置文字。

步骤 1：打开 Word 文档，选中要设置的文字，在功能区中切换至"开始"选项卡，在"字体"选项组中单击"下划线"按钮，在展开下划线列表菜单中单击"其他下划线"选项。

步骤 2：打开"字体"对话框，在对话框中的"下划线线型"框中，展开下划线线型列表，从中选中一种线型。在"下划线颜色"框中，展开下划线颜色设置列表，选中一种下划线颜色设置完成后，单击"确定"按钮。

步骤 3：设置的下划线线型与下划线颜色应用到选中的文字，查看设置完成后的字体效果。

5. 灵活应用文字待删除效果

在文档编辑过程中，有些需要删除的内容却不能马上删除，这时就可以为要删除的内容设置"删除线"来做标记，下面就来介绍具体的文字删除线设置操作。

（1）设置单删除线。打开 Word 文档，选中要删除的文本。在功能区中切换至

"开始"选项卡，在"字体"选项组中单击"删除线"按钮，即可为选中的要删除的文本添加单删除线。

（2）设置双删除线。

步骤1：打开 Word 文档，选中要删除的文本，在功能区中切换至"开始"选项卡，在"字体"选项组中单击"字体"选项组的右下角扩展按钮，打开"字体"对话框。在对话框中的"效果"栏下，选中"双删除线"单选项，单击"确定"按钮。

步骤2：为已选中的要删除的文本添加双删除线。

6. 灵活应用段落对齐方式

默认输入的文档内容都是以左对齐显示的，这往往不符合文档的排版要求，这时就需要对文档的内容进行对齐方式设置，如文档头，下面就来介绍具体对齐方式的设置操作。

步骤1：打开 Word 文档，选中要设置的文本。在功能区中切换至"开始"选项卡，在"段落"选项组中，如果以左对齐文本，单击"文本左对齐"按钮，即可将文档头以左对齐显示，左对齐通常用于正文文本。

步骤2：如果以居中对齐文本，单击"居中"按钮，即可将文档头以居中显示，居中显示通常用于封面、引言，有时候标题也会运用居中显示。

步骤3：如果以右对齐文本，单击"文本右对齐"按钮，即可将文档头以右对齐，右对齐通常用于页眉、页脚等。

步骤4：如果以两端对齐文本，单击"两端对齐"按钮，即可将文档头以两端对齐。两端对齐会在边距之前均匀分布文本，使文本排列更加整齐。

步骤5：如果以分散对齐文本，单击"分散对齐"按钮，即可将文档头以分散对齐，分散对齐会在左右边距之间均匀分布文本。

7. 灵活应用段落缩进

缩进决定了段落到左右页边距的距离。在 Word 2016 中，可以使用首行缩进、左缩进、右缩进和悬挂缩进来设置段落的缩进方式。下面就来逐一介绍这些功能的具体操作：

（1）设置首行缩进。默认输入的文档内容都是顶行输入的，这完全不符合文档格式要求，应缩进两个字符开始输入。在 Word 2016 中，可以使用首行缩进的方法来设置，让段落缩进两个字符，具体操作如下。

方法一：

通过拖动"首行缩进"标尺来设置首行缩进。

步骤1：打开 Word 文档，在功能区中切换至"视图"选项卡，在"显示"选项组中勾选"标尺"复选框，这样 Word 页面会显示出标尺。

步骤 2：将光标定位到要设置首行缩进的段落中。接着鼠标选中标尺中的"首行缩进"按钮，点击左键向右进行拖动，当鼠标拖到标尺刻度为"2"时，松开左键，即可实现段落首行缩进。

方法二：

通过在"段落"对话框中设置首行缩进。

步骤 1：打开 Word 文档，在功能区中切换至"开始"选项卡，在"段落"选项组单击"段落设置"按钮。

步骤 2：打开"段落"对话框，在"缩进"右侧的"特殊格式"框中，选中"首行缩进"选项。设置完成后，单击"确定"按钮，光标所在的段落将自动进行首行缩进。

（2）设置左、右缩进。如果要设置段落的左、右缩进，可以使用 Word 2016 中的"左缩进"和"右缩进"功能来实现，具体操作如下。

方法一：

通过拖动"左、右缩进"标尺来设置段落左、右缩进。

步骤 1：打开 Word 文档，将光标定位到要设置左、右缩进的段落中，接着鼠标选中标尺中的"左缩进"按钮，点击左键向右进行拖动，当鼠标拖到设置的标尺上，松开左键，即可实现段落左缩进。

步骤 2：鼠标选中在边标尺中的"右缩进"按钮，点击左键向左进行拖动，当鼠标拖到设置的标尺上，松开左键，即可实现段落右缩进。

方法二：

通过在"段落"对话框中设置左、右缩进。

步骤 1：打开 Word 文档，在功能区中切换至"开始"选项卡，在"段落"选项组中单击"段落设置"按钮。

步骤 2：打开"段落"对话框，在"缩进"栏"左侧"框中设置左缩进字符，如 2 字符；在"右侧"框中设置右缩进字符，如 2 字符。设置完成后，单击"确定"按钮，光标所在的段落将自动进行左、右缩进。

（3）设置悬挂缩进。如果要设置段落的悬挂缩进，可以使用 Word 2016 中的"悬挂缩进"功能来实现，具体操作如下。

方法一：

通过拖动"悬挂缩进"标尺来设置段落悬挂缩进。

打开 Word 文档，将光标定位到要设置悬挂缩进的段落中，接着选中标尺中的"悬挂缩进"按钮，点击左键向右进行拖动，当鼠标拖到设置的标尺上，松开左键，即可实现段落悬挂缩进。

方法二：

通过在"段落"对话框中设置悬挂缩进。

步骤1：打开Word文档，在功能区中切换至"开始"选项卡，在"段落"选项组单击"段落设置"按钮。

步骤2：打开"段落"对话框，在"缩进"右侧的"特殊格式"框中，选中"悬挂缩进"选项。设置完成后，单击"确定"按钮，光标所在的段落将自动进行悬挂缩进。

8.灵活应用行间距和段间距

在文档中，文档头与段落之间、段落与段落之间，并非行间距与段落间距都应该保持一样，有时候调整行间距与段间距，反而使文档的阅览效果更好。根据特定的排版需求，应该学会调整行与行、段与段之间的距离，使文档排版更美观。

（1）设置行间距。如果要设置行与行的间距，可以使用Word 2016中的"行距"功能来实现，具体操作如下。

方法一：

通过选项组中的"行距"设置行间距。

打开Word文档，将光标定位到要设置行间距的段落中，在功能区中切换至"开始"选项，在"段落"选项组中单击"行和段落间距"按钮，展开下拉菜单，根据需要选择对应的行距，如1.5倍行距（默认为1.0倍行距），选中后直接将1.5倍行距应用到光标所在的段落中。

方法二：

通过"段落"对话框来设置行间距。

步骤1：打开Word文档，将光标定位到要设置行间距的段落中。在功能区中切换至"开始"选项卡，在"段落"选项组中单击"行和段落间距"按钮，展开下拉菜单，选中"行距选项"。

步骤2：打开"段落"对话框，在"间距"栏下的"行距"框中要选择设置的行距，如1.5倍行距。设置完成后，单击"确定"按钮，便将设置的行距应用到光标所在的段落中。

（2）设置段间距。如果要设置段落与段落之间的间距，可以通过下面的具体操作实现。

方法一：

快速设置段前、段后间距。

打开Word文档，将光标定位到要设置段间距的位置。在功能区中切换至"开始"选项卡，在"段落"选项组中单击"行和段落间距"按钮，展开列表菜单，如果要设置段前间距，可以选中"增加段前间距"；如果要设置段后间距，可以选中"增加段后间距"。

方法二：

自定义段前、段后的间距值。

步骤1：打开 Word 文档，将光标定位到要设置段间距的位置。在功能区中切换至"开始"选项卡，在"段落"选项组中单击"段落设置"按钮。

步骤2：打开"段落"对话框，在"间距"栏下的"段前"和"段后"框中，可以自定义段前、段后的间距。设置完成后，单击"确定"按钮，便将设置的段前、段后间距应用到文档头中。

技巧点拨：在设置"段前"和"段后"间距时，有时候会发展间距单位是"磅"，而不是"行"，遇到这样的情况用户不用担心，只是设置单位不一样了，但是设置效果是一样的。这里"一行"等价于"6磅"，依此类推。

三、图文结合的使用

对于一篇设计精美的文档来说，仅仅是文字的编排恐怕很难满足需要，添加上图片、图形、表格等能使文档内容更加丰富，并且不那么枯燥。这里介绍在 Word 文档中使用图片、图形和表格的有关技巧和知识，以帮助读者创建各类内容丰富且具有很强可视性的文档。

(一) 图片的使用和调整美化

在 Word 中插入图片，用户可以插入计算机中的图片、剪贴画及屏幕截图。Word 支持当前流行的所有格式的图像文件，如 BMP 文件、JPG 文件和 GIF 文件等。而想要制作出精美的文档，光将图片插入文档是远远不够的，还需要用户对插入的图片进行调整，使图片更符合文档的整体风格，使用 Word 2016 能更加方便地对图片进行简单的编辑、样式的设置和版式的设置。

1. 在 Word 文档中插入图片

在文档中插入图片，不仅能使文档阅读起来不觉枯燥，而且可以使文档内容更加丰富。Word 2016 允许用户在文档的任意位置插入常见格式的图片，下面介绍在文档中插入图片的具体操作方法。

步骤1：打开 Word 文档，在需要插入图片的位置单击，将插入点光标定位到该位置，在功能区切换至"插入"选项卡，在"插图"组中单击"图片"按钮。

步骤2：打开"插入图片"对话框，在"查找范围"下拉列表中选择图片所在的文件夹，在对话框中选择需要插入文档中的图片，然后单击"插入"按钮，选择的图片将被插入文档的插入点光标处。

2. 在 Word 文档中插入联机图片

为了使整篇文档看起来更加引人入胜,用户还可以在文档中插入一些剪贴画来充实内容,吸引读者。Word 2016 系统里带了大量的剪贴画,用户可以从中选取需要的。下面介绍对联机图片进行搜索以及插入图片的方法。

步骤 1:打开 Word 文档,在功能区中切换至"插入"选项卡,在"插图"组中单击"联机图片"按钮,打开"联机图片"窗格。

步骤 2:在窗格的"必应图像搜索"文本框中输入要查找的图片的名称,单击搜索按钮,在窗格的列表中将显示所有找到的符合条件的图像,选中所需的图片,单击"插入"按钮,所选图片将被插入文档中。

步骤 3:如果在搜索图片窗格中按住"Ctrl"键并单击多个图片,即可选中这些图片。选择完成后,单击"插入"按钮,即可将这些选中的图片全部插入文档中。

3. 在 Word 文档中插入屏幕截图

在编辑文档时,利用 Office 2016 提供的屏幕截图功能和屏幕剪辑功能截取屏幕中的图片,更加方便用户插入需要的图片,它可以实现对屏幕中任意部分的随意截取。下面介绍具体的操作方法。

步骤 1:打开 Word 文档,在功能区中切换至"插入"选项卡,在"插图"组中单击"屏幕截图"按钮,在打开的"可用视窗"列表中将列出当前打开的所有程序窗口选择需要插入的窗口截图,该窗口的截图将被插入文档插入点光标处。

步骤 2:单击"屏幕截图"按钮,在打开的列表中选择"屏幕剪辑"选项。当前文档的编辑窗口将最小化,屏幕将灰色显示,拖动鼠标框选出需要截取的屏幕区域,框选区域内的屏幕图像将插入文档中。

4. 对图片进行裁剪

有时候刚截完的图片并不符合使用要求,这时就需要对图片进行裁剪,使图片看起来更加美观。较之以前的版本,Word 2016 的图片裁剪功能更为强大,其不仅能够实现常规的图像裁剪,还可以将图像裁剪为不同的形状。下面介绍在文档中裁剪图片的操作方法。

步骤 1:在 Word 文档中选中要调整的图片,在功能区中切换至"格式"选项卡,单击"裁剪"按钮,图片四周出现裁剪框,拖动裁剪框上的控制柄调整裁剪框包围住图像的范围。

步骤 2:操作完成后,按回车键,裁剪框外的图像将被删除。

步骤 3:单击"裁剪"按钮上的"下拉按钮",在下拉列表中单击"纵横比"选项,在下级列表中选择裁剪图像使用的纵横比,Word 将按照选择的纵横比创建裁剪框。

步骤 4：按回车键，Word 将按照选定的纵横比裁剪图像。

步骤 5：单击"裁剪"按钮上的下拉按钮，在下拉列表中选择"裁剪为形状"选项，在弹出的列表中选择形状，图像被裁剪为指定的形状。

步骤 6：完成图像裁剪后，单击"裁剪"按钮上的下拉按钮，选择菜单中的"调整"选项，图像周围将被裁剪框包围，此时拖动裁剪框上的控制柄，可以对裁剪框进行调整。

步骤 9：完成裁剪框的调整后，按回车键确认对图像裁剪区域的调整。

5. 旋转图片和调整图片大小

在文档中插入图片后，可以对其大小和放置角度进行调整，以使图片适合文档排版的需要。调整图片的大小和放置角度，可以通过拖动图片上的控制柄来实现，也可以通过功能区设置项进行精确设置。下面介绍具体的操作方法。

步骤 1：打开 word 文档，选中要调整的图片，拖动图片框上的控制柄，可以改变图片的大小。

步骤 2：将鼠标指针放置到图片框顶部的控制柄上，拖动鼠标将能够对图像进行旋转操作。

步骤 3：选择插入的图片，在"格式"选项卡下"大小"组中的"形状高度"和"形状宽度"增量框中输入数值，可以精确调整图片在文档中的大小。

步骤 4：在"大小"组中单击"大小"按钮，打开"布局"对话框，通过该对话框可以修改图片的高度和宽度。

技巧点拨：勾选"锁定纵横比"复选框，则无论是手动调整图片的大小还是通过输入图片宽度和高度值调整图片的大小，图片大小都将保持原始的宽度和高度比值。另外，通过"缩放比例"栏中调整"高度"和"宽度"的值，将能够按照与原始高度和宽度值的百分比来调整图片的大小；在"旋转"增量框中输入数值，将能够设置图像旋转的角度。

6. 调整亮度和对比度

调整图片的亮度，可以使图片的颜色更艳丽，光线更明亮；而调整图片的对比度又可以加强图片中图像的清晰度。下面介绍具体的操作方法。

打开 Word 文档，选中要调整的图片，在功能区中切换至"格式"选项卡，单击"调整"组中的"更正"按钮，在展开的下拉列表中单击"亮度：+20%，对比度：+20%"选项，即可改变图片的亮度和对比度。

7. 为图片应用样式

在文档中插入的图片，默认状态下都是不具备样式的，而 Word 作为专业排版设计工具，考虑到方便用户美化图片的需要，提供了一套精美的图片样式供用户选择。这套样式不仅涉及图片外观的方形、椭圆等各式样式，还包括各种各样的图片边框与阴影等效果。下面介绍具体的操作方法。

步骤1：打开 Word 文档，选中要调整的图片，在功能区切换到"格式"选项，单击"图片样式"组中的"快速样式"按钮，在展开的样式库中选择"圆形对角，内色"样式，此时为图片添加了一个剪裁了对角线的白色相框。

步骤2：为了美化相框，可以更改相框的颜色。在"图片样式"组中单击"图片边框"按钮，在展开的颜色库中选择图片的边框颜色。

8. 调整图片色彩

图片的色彩会因饱和度、色调的不同而有很大差别，Word 2016 不仅允许用户自定义设置图片的颜色饱和度和色调，还提供了多种预设的颜色。用户为图片调整颜色后，可以完全改变图片的显示效果。下面介绍具体的操作方法。

步骤1：打开 Word 文档，选中要调整的图片，在功能区切换至"格式"选项卡，单击"调整"组中的"颜色"按钮，在展开的下拉列表中单击"图片颜色选项"选项。

步骤2：打开"设置图片格式"对话框，在"图片颜色"选项面板中设置颜色的饱和度为"200%"，色调为"1，800"，也可单击"重新着色"右侧的"下拉按钮"，选择新的色彩，此时设置后的效果会显示在 Word 中。

9. 图片的艺术处理

在 Office 2016 中，除了可以设置外观样式，还可以为插入的图片添加某些特殊特效。这些外观样式和图片特效，不仅能够方便地更改图片的外观样式，还能获得很多需要专业图像处理软件才能完成的特殊效果，使插入文档的图片更具有表现力。下面介绍具体的设置方法。

步骤1：打开 Word 文档，选中要调整的图片，在功能区中切换到"格式"选项卡。在"调整"组中单击"艺术效果"按钮，在打开的下拉列表中选择一款预设图片特效，即可将该特效应用到选择的图片上。

步骤2：在"图片样式"组中单击"快速样式"按钮，在打开的下拉列表中选择需要使用的图片样式。

步骤3：单击"图片边框"按钮，使用打开的下拉列表可以对图片边框的颜色、轮廓线的粗细和轮廓线的样式等进行设置。

步骤4：单击"图片效果"按钮，选择下拉列表中的选项，可以为图片添加特别效果。

技巧点拨：在为图像添加特效或样式效果后，如果对获得的效果不满意，可以单击"调整"组中的"重设图片"按钮，将图片恢复到插入时的原始状态。

10. 为图片去除背景

每一张图片都或多或少存在背景，如果背景的风格或颜色与文档的主体风格不符，用户只需要保留图片中主要图像，就可以利用删除背景的功能来将图片中的背景删掉。当然，在删除背景的时候，用户还是需要自己来标识要保留的位置，以防误删了需要的图像。下面介绍具体的操作方法。

步骤 1：打开 Word 文档，选中要调整的图片，在功能区切换到"格式"选项卡，单击"调整"组中的"删除背景"按钮。

步骤 2：系统自动切换到"背景消除"选项卡，在图片中有颜色的部位表示要删除的背景部分。

步骤 3：需要保留主要的区域，可以单击"优化"组中的"标记要保留的区域"按钮。

步骤 4：光标呈现铅笔形，利用绘图方式标记出需要保留的背景区域。

步骤 5：绘制完毕后，单击"关闭"组中的"保留更改"按钮，便可删除图片的背景，并保留了标记的部分。

11. 调整图片版式

图片的版式指的是图片与它周围的文字、图形之间的关系。选择四周型，图片就会被文字从各个方向包围起来；选择上下型，图片的左右就不会有文字出现；也可把图片浮动于文字层的上面或者置于文字下面成为水印等效果。下面介绍具体的操作方法。

步骤 1：打开 Word 文档，选中要调整的图片，在功能区切换到"格式"选项卡，在"排列"组中单击"环绕文字"按钮。在打开的下拉列表中选择"嵌入型"选项，此时图片便为嵌入型的排版关系。

步骤 2：单击"环绕文字"按钮，在打开的下拉列表中选择"紧密型环绕"选项，可以获得紧密型的文字环绕效果。

步骤 3：在"环绕文字"下拉列表中选择"衬于文字下方"选项，文档中的文字将出现在图片的上方。

步骤 4：创建环绕效果后，选择"环绕文字"列表中的"编辑环绕顶点"选项。

步骤 5：拖动选框上的控制柄调整环绕顶点的位置，可以改变文字环绕的效果。完成环绕顶点的编辑后，在文档中单击，即可取消对环绕顶点的编辑状态。

步骤 6：单击"环绕文字"按钮，在打开的下拉列表中选择"其他布局选项"选项。

步骤 7：打开"高级版式"对话框，在"文字环绕"选项卡中能够对文字的环绕方式进行精确设置。

步骤8：在"排列"组中单击"位置"按钮，在打开的下拉列表的"文字环绕"组中选择相应的选项，设置文字图片的方式。

步骤9：单击"位置"按钮，在下拉列表中选择"其他布局选项"按钮，打开"布局"对话框，在"位置"选项卡中可以对图片在页面中的位置进行更为精确的设置，设定完成后单击"确定"按钮。此时，图片在页面中的位置即会发生改变。

技巧点拨：勾选"对象随文字移动"复选框，图像将和某段段落文字关联，该段落文字将和图片一起出现在同一页面中，设置将只能影响页面的垂直位置。勾选"锁定标记"复选框，图片在页面中的当前位置将被锁定。勾选"允许重叠"复选框，图像对象在页面中将能够盖住其他内容。勾选"表格单元格中的版式"复选框，将允许用表格来定位页面中的图片。

这里要注意，勾选"允许重叠"和"表格单元格中的版式"复选框后，单击"确定"按钮，"对象随文字移动"复选框和"锁定标记"复选框将被自动取消勾选。

四、表格的使用

表格是最常用的数据处理方式之一，主要用于输入、输出、显示、处理和打印数据，可以制作各种复杂的表格文档，甚至能帮助用户进行复杂的统计运算和图表化展示等。这里主要介绍在 Word 文档中插入并美化表格的操作。

在 Word 中插入表格并添加好数据后，适当地对表格的布局做一些调整或使用表格样式，可以使表格中的数据内容和表格能更好地结合在一起，并且看起来更加美观。

(一) 在 Word 中插入表格

在 Word 中插入表格的方法通常有两种，一种是使用"插入表格"库来插入，一种是通过对话框插入表格，下面对这两种方式分别进行介绍。

1. 使用"插入表格"库来插入表格

要在文档中快速插入表格，最适当的方法莫过于使用"插入表格"库来插入，在插入表格的时候，用户可以在相应的范围内选择表格的行和列数。下面介绍具体操作步骤。

步骤1：打开 Word 文档，在功能区切换到"插入"选项卡，单击"表格"组中的"表格"按钮，在展开的"插入表格"库中选择单元格个数为"4×6"。可以看到，在文档中插入了一个拥有4列单元格和6行单元格的表格。

步骤2：根据需要，在表格中输入文本，可完成表格的制作。用户可以根据实际的情况，在表格中添加数据。

2. 通过对话框插入表格

"插入表格"库中可以插入的表格最多只有 10 列 8 行，如果插入的表格行列数过多，"插入表格"库无法满足需求时，可以通过"插入表格"对话框来插入表格。下面介绍具体操作步骤。

步骤 1：打开 Word 文档，在功能区切换到"插入"选项卡，单击"表格"组中的"表格"按钮，在展开的下拉列表中单击"插入表格"选项。

步骤 2：打开"插入表格"对话框，在"表格尺寸"选项组中设置表格的列数和行数。如选择行数为"3"，行数为"6"，在"'自动调整'操作"选项组中，单击选中"根据内容调整表格"单选按钮，单击"确定"按钮。可以看到，插入了列数为"3"，行数为"6"的表格。在表格中输入文本内容，表格中的单元格大小会自动和内容相匹配。

(二) 手动绘制表格

前面介绍了两种简单的创建表格的方法，除了这两种方法外，Word 2016 还提供了一种更随意的创建表格的方法。掌握此方法后，用户可用鼠标在页面上任意画出横线、竖线和斜线，从而建立起所需的复杂表格。下面介绍具体操作步骤。

步骤 1：打开 Word 文档，在功能区切换到"插入"选项卡，在"表格"组中单击"表格"按钮，在展开的下拉列表中单击"绘制表格"选项。

步骤 2：光标呈现铅笔形状，将光标指向需要插入表格的位置，单击拖动鼠标绘制表格的外框。释放鼠标后，即可成功绘制表格外框。横向拖动鼠标，在外框中绘制表格的行线。

步骤 3：根据需要继续绘制表格的行和列线，完成了整个表格的绘制。

步骤 4：在表格中输入文本内容，即可完成表格的制作。

(三) 将文本转换为表格

Word 文档中，用户可以很容易地将文字转换成表格。首先使用分隔符号将文本合理分隔。Word 能够识别常见的分隔符有段落标记 (用于创建表格行)、制表符和逗号 (用于创建表格列)。例如，对于只有段落标记的多个文本段落，Word 可以将其转换成单列多行的表格；而对于同一个文本段落中含有多个制表符或逗号的文本，Word 可以将其转换成单行多列的表格；包括多个段落、多个分隔符的文本则可以转换成多行、多列的表格。下面介绍将文本转换为表格的具体步骤。

步骤 1：打开 Word 文档，创建需要转换为表格的文本，按 Tab 键以制表符分隔文字后，拖动鼠标选择相应文字。

步骤 2：打开"插入"选项卡，在"表格"组中单击"表格"按钮，在下拉列表中单击"文本转换成表格"选项。

步骤 3：打开"将文字转换成表格"对话框，在对话框中单击选中"制表符"单选按钮确定文本使用的分隔符，在"列数"增量框中输入数字设置列数。完成设置后，单击"确定"按钮，文字将按照设置的表格尺寸排列。

（四）单元格的插入与删除

表格创建完成后，往往需要对表格进行编辑修改，如在表格的某个位置插入或删除单元格。Word 2016 中，在表格中插入或删除表格，一般使用右击鼠标后弹出的快捷菜单中的命令。下面将对在表格中添加或删除单元格的操作方法进行介绍。

步骤 1：打开 Word 文档，创建好表格后，选中想要插入单元格位置后面的所有单元格，切换到"布局页面"，然后在"行和列"组中单击"在右侧插入"按钮。

步骤 2：打开"插入单元格"对话框，在对话框单击相应的单选按钮，选择单元格插入方式，完成设置后单击"确定"按钮。

步骤 3：当前单元格右移，其左侧添加一个空白单元格。

技巧点拨：这里单击选中"活动单元格右移"单选按钮，插入单元格后，插入点光标所在单元格右移；单击选中"活动单元格下移"单选按钮，插入单元格后，插入点光标所在单元格下移；单击选中"整行插入"单选按钮，将插入一个新行，插入点光标所在行将下移；单击选中"整列插入"单选按钮，将插入一个新列，插入点光标所在的列将右移。

步骤 4：删除单元格。右键单击需要删除的单元格，在弹出的快捷菜单中单击"删除单元格"选项。

步骤 5：打开"删除单元格"对话框，在对话框中可对删除方式进行设置，设置完成后单击"确定"按钮，此时可以看到，选择的单元格被删除。

（五）一次插入多行或多列

在文档中对表格进行编辑时，经常还需要添加行或列。要在表格中一次插入多个行或列，可以使用下面介绍的方法来进行操作。

方法一：

在表格中选择多行或多列单元格，如选择一列单元格。在"表格工具—布局"选项卡中，单击"行和列"组中的"在右侧插入"按钮，即可在当前选择单元格右侧插入一列。

方法二：

在表格中选择多行或多列，如选择一列单元格。在"开始"选项卡中单击"复制"按钮（或按"Ctrl+C"键），将插入点光标放置到首行某个单元格中，单击"粘贴"按钮（或按"Ctrl+V"键），此时，在该单元格右侧将添加一列。

技巧点拨：在表格中选择多行或多列，按"Ctrl"键拖动鼠标将选择的行或列拖放到需要的位置，也可以实现同时插入多行或多列。另外，将插入点光标放置到某行右侧框线之外的回车符前，按回车键，在该位置之后插入一个新的空白行。

方法三：

将鼠标指针放置到某列单元格的左上角，鼠标单击此时出现的按钮将能够在该列左侧插入一列，使用与步骤 1 相同的方法可以在表格中插入行。

（六）单元格的合并与拆分

表格创建完成后，需要修改多次才能达到想要的效果，合并与拆分单元格是常用的操作。下面介绍合并与拆分单元格的具体步骤。

步骤 1：打开 Word 文档，创建好表格后，在表格中选择需要合并的单元格，在"表格工具—布局"选项卡下"合并"组中，单击"合并单元格"按钮，选择的单元格将被合并为 1 个单元格。

步骤 2：将插入点光标放置到需要拆分的单元格中，在"表格工具—布局"选项卡的"合并"组中，单击"拆分单元格"按钮，此时将打开"拆分单元格"对话框。在对话框中设置单元格拆分成的行列数后单击"确定"按钮，此时选择的单元格将被拆分。

技巧点拨：合并单元格时，如果单元格中没有内容，则合并后的单元格中只有一个段落标记；如果合并前每个单元格中都有文本内容，则合并这些单元格后，原来单元格中的文本将各自成为一个段落。

拆分单元格时，如果拆分前单元格中只有一个段落，则拆分后文本将出现在第一个单元格中；如果有多个段落，拆分后将依次放置在其他单元格中；若段落超过拆分单元格的数量，则优先从第一个单元格开始放置多余的段落。

（七）表格的拆分

拆分表格，是将一个表格分为两个或更多表格的过程。在 Word 2016 中，表格拆分的方法很多。下面介绍两种常用的拆分方法。

方法一：

打开 Word 文档，创建好表格后，在需要拆分的行所在的单元格中单击鼠标，将插入点光标放置到该单元格中。在"布局"选项卡的"合并"组中单击"拆分表格"按钮，此时，表格被拆分成了两个。

技巧点拨：将插入点光标放置到单元格中，按"Ctrl+Shift+Enter"组合键也可将表格拆分。

方法二：

在表格中选择单元格，点击鼠标拖动选择的单元格到表格下方的回车符处，释放鼠标，则选择的单元格将被作为单独的表格拆分出来。

技巧点拨：鼠标单击表格左上角的十字箭头按钮，按住"Ctrl"键拖动该按钮到文档其他位置释放鼠标，则可以复制整个工作表和工作表中的数据。

(八) 调整单元格内文字的对齐方式与方向

在表格中完成对单元格的设置后，当然也少不了对单元格中的文字进行设置，设置文字的方式包括设置文字的对齐方式和设置文字的方向等。下面来介绍具体设置步骤。

步骤 1：打开 Word 文档，创建好表格后，选中整个表格，在功能区切换到"表格工具—布局"选项卡。如在"对齐方式"组中单击"水平居中"按钮，此时，表格中的文字都放在了相应单元格的水平居中位置上。

步骤 2：选中其中的单元格，在"对齐方式"组中单击"文字方向"按钮，可以看到单元格内的文字方向由横向变为了竖向，默认增加了单元格的行高。

第二节　Excel 应用操作

Excel 是微软办公套装软件的一个重要的组成部分，它可以进行各种数据的处理、统计分析和辅助决策操作，广泛地应用于管理、统计财经、金融等众多领域。用户可以使用 Excel 创建工作簿（电子表格集合）并设置工作簿格式，以便分析数据和做出更明智的业务决策，特别是用户可以使用 Excel 跟踪数据，生成数据分析模型，编写公式对数据进行计算，以多种方式透视数据，并以各种具有专业外观的图表来显示数据。Excel 的一般用途包括会计专用、预算、账单和销售、报表、计划跟踪、使用日历等，广泛地应用于管理、统计财经、金融等众多领域。

一、工作簿 / 表的基础操作

对 Excel 的操作就是对工作簿的操作。用户要建立电子表格，首先需要新建工作簿，完成对表格的编辑后，应保存工作簿，以备下次使用。一个工作簿由多张工作表组成，因此对工作簿的编辑实际就是对每张工作表的编辑。对工作表的基本操作通常包括工作表的插入删除、工作表的重命名、工作表的复制移动等，这些操作是我们使用 Excel 软件过程中最基本也是最常用的操作。

（一）新建工作簿

启动 Excel 2016 程序即可新建一个工作簿，除此之外，还可以根据需要建立专业的工作簿（如根据模板建立、根据已有文档建立等），下面将具体介绍。

1. 启动 Excel 2016 程序，新建空白工作簿

可以按下面方法来建立空白工作簿：

方法一：

通过"开始"菜单新建工作簿。

在桌面上单击左下角的"开始"按钮，在展开的菜单中依次单击"所有程序→ Microsoft Office → Microsoft Office Excel 2016"，即可新建 Excel 2016 工作簿。

方法二：

在桌面上创建 Microsoft Office Excel 2016 的快捷方式。

步骤 1：在桌面上单击左下角的"开始"按钮，在展开的菜单中依次击"所有程序→ Microsoft Office → Microsoft Office Excel 2016"，然后单击右键，在展开的下拉菜单中单击"发送到→桌面快捷方式"选项，即可在桌面上创建"Microsoft Office Excel 2016"的快捷方式。

步骤 2：双击桌面上的"Microsoft Office Excel 2016"快捷方式即可新建 Excel 2016 工作簿。

方法三：

通过"任务栏"新建工作簿。

步骤 1：选中桌面上创建的"Microsoft Office Excel 2016"的快捷方式图标，点击左键将其拖动到"开始"菜单右侧的"任务栏"中。

步骤 2：释放鼠标即可将该图标显示在"任务栏"中，当需要新建工作簿时，单击该图标即可启动 Excel 2016 程序，新建工作簿。

2. 启动 Excel 2016 程序后新建工作簿

启动 Excel 2016 程序后，如果要再建立新的工作簿，可以通过如下方法实现。

在 Excel 2016 主界面中，依次单击"文件→新建"选项，打开"新建"窗口，如果要创建空白工作簿，单击"空白工作簿"选项即可成功创建一个空白工作簿。

3. 依据模板建立新工作簿

除了建立空的工作簿之外，Excel 还提供了多个模板来套用，即根据实际需要

让新建的工作簿套用特定的模板，从而实现局部编辑即可让表格投入使用。依据模板建立新工作簿的操作方法如下。

步骤1：在Excel 2016主界面中，依次单击"文件→新建"选项，打开"新建"窗口。

步骤2：在"模板"列表中显示了多种工作簿模板，选中要使用的模板单击后单击"创建"按钮，新工作簿便建立完成。

技巧点拨：针对这样的工作簿，用户只需根据实际需要进行局部编辑，即可得到满足需要的表格。

(二) 保存工作簿

我们建立工作簿的目的在于编辑相关表格，进行相关数据计算、数据分析等，那么完成工作簿的编辑后，就需要将工作簿保存起来，以便下次查看与使用。

1. 保存为普通工作簿

保存为普通工作簿的操作方法如下。

步骤1：工作簿编辑完成后，在主程序界面上单击左上角的"保存"按钮，或者依次单击"文件→保存"选项，即可将工作簿保存到原来的位置；若是要更改保存位置或者对文件名等进行编辑，可依次单击"文件→另存为"选项，打开"另存为"窗口。

步骤2：双击"此电脑"选项，打开"另存为"对话框，选择好保存位置后，在"文件名"框中重新设置文件的保存名称；在"保存类型"框中单击右侧的下拉按钮，可选择保存类型，设置完成后单击"保存"按钮的位置中。

技巧点拨：在编辑文档的过程中，经常按保存按钮，可以避免因突发事件 (如死机、断电) 造成数据损失。

2. 将建立的工作簿保存为模板

在上文"新建工作簿"小节中介绍了依据模板建立新工作簿，而用户也可以将建立完成的工作簿保存为模板，以方便下次新建工作簿时套用此模板建立。具体实现操作如下。

步骤1：工作簿编辑完成后，在主程序界面上依次单击"文件→另存为"选项，打开"另存为"窗口。

步骤2：双击"此电脑"选项，打开"另存为"对话框，在"保存类型"下拉菜单中选择"Excel模板"(根据实际情况还可选择"Excel加载宏的模板"或"Excel 97—2003模板)"，设置完成后单击"保存"按钮即可将该工作簿保存为Excel模板。

技巧点拨：这一操作很实用，例如工资的核算工作每月都需要进行，那么我们利用 Excel 建立一个工资管理系统，每月的工资核算工作只需要更改工资管理系统中的相关变动数据即可快速生成，可以将第一次建立完成的工资管理系统工作簿保存为模板，以后各月可以依据此模板建立工作簿，按当月实际情况进行个别数据修改即可，而不必重新建立。

3. 重命名工作表

新建的工作簿默认都包含 1 张工作表，其名称为 "Sheet 1"，根据当前工作表中涉及的实际内容的不同，通常需要通过重命名工作表，以达到标识的作用。具体操作如下。

步骤 1：打开 Excel 2016，在需要重命名的工作表标签上单击右键，在弹出的快捷菜单中单击 "重命名" 选项。

步骤 2：工作表默认的 "Sheet 1" 标签即进入文字编辑状态，输入新名称，按回车键即可完成对该工作表的重命名。

二、单元格的基本操作

单元格是组成工作表的元素，对工作表的操作实际就是对单元格的操作。这里主要介绍单元格插入与删除、合并与拆分、单元格的行列等基本操作。

(一) 插入单元格

Excel 报表在编辑过程中有时需要不断地更改，例如规划好框架后突然发现还少了一个元素，此时则需要插入单元格。具体操作如下。

选中要在其前面或上面插入单元格的单元格 (如选中 D1)，在 "开始" 选项卡的 "单元格" 选项组中，单击 "插入" 按钮右侧的 "下拉按钮"，展开下拉菜单，单击 "插入单元格" 选项打开 "插入" 对话框，选择插入的单元格格式 (此处选择 "整列")。此时，可以看到在 D1 单元格左侧插入了一列单元格。

(二) 一次性插入多行或多列

如果想一次性插入多行或多列，其操作方法与插入单行或单列相似，只是在插入前要选择多行或多列。例如想一次性插入 3 行，那么需要先选取 3 行，再执行插入操作。

1. 插入多行

插入多行的具体操作如下。

步骤 1：选中要在其上插入行的多个单元格 (如选中 D5：D7 单元格区域)，切换至 "开始" 选项卡，在 "单元格" 选项组中单击 "插入" 按钮右侧的下拉按钮，展开下拉菜单，单击"插入工作表行"选项，便可在选中单元格的上面一次性插入3行（之前选择了3行）。

技巧点拨：如何准确选中连续或不连续的单元格区域？

在选择单元格时，如果要选取连续的单元格区域，可以首先选中要选择区域的第一个单元格，按住"Shift"键，单击要选取的单元格区域中的最末一个单元格即可选中第一个与最末一个单元格之间的所有单元格。要选择不连续的单元格，可以先用鼠标单击选择第1个要选取的单元格，接着按住"Ctrl"键，再选择下一个要选取的单元格，直到所有选择完成再松开"Ctrl"键。

2. 插入多列

插入多列的具体操作如下。

选中要在其前面插入列的多个单元格（如选中 D5：E5 单元格区域），切换至"开始"选项卡，在"单元格"选项组中单击"插入"按钮右侧的下拉按钮，展开下拉菜单，单击"插入工作表列"选项，便可在选中单元格的前面一次性插入2列（之前选择了2列）。

技巧点拨：如何准确一次性插入多个不连续的行或列？

上面介绍的方法是一次性插入连续的多行或多列，按此方法推理，如果想一次性插入多个不连续的行或列，那么只需要在插入前的选取工作上下功夫即可。在执行"插入工作表行"的命令时，都会在当前选择的单元格前插入行（选择单行插入单行，选择多行插入多行），因此我们一次性将所有需要在前面插入单元格的行选中，再执行"插入工作表行"的命令即可。

（三）删除单元格、行或列

删除单元格、行或列也是报表调整、编辑过程中常见的操作。例如规划好框架后突然发现还多了一个元素或一条记录，此时则需要删除单元格、行或列。具体操作如下。

选中要删除的单元格（如选中 C3），切换至"开始"选项卡，在"单元格"选项组中单击"删除"按钮右侧的下拉按钮，展开下拉菜单，单击"删除单元格"选项。打开"删除"对话框，选择是将右侧单元格左移进行删除、将下方单元格上移进行删除或者删除整行、整列，然后单击"确定"按钮，即可删除选中的单元格。

（四）合并单元格

单元格的合并在表格的编辑过程中会经常用到，包括将多行合并为一个单元格、多列合并为一个单元格、将多行多列合并为一个单元格。具体操作如下。

选中要合并的多个单元格，在"开始"选项卡的"对齐方式"选项组中，单击"合并后居中"按钮右侧的下拉按钮，展开下拉菜单，单击"合并后居中"选项，即可合并所选单元格。

（五）调整行高和列宽

在报表的编辑过程中，经常需要调整特定行的行高或列的列宽，例如当单元格中输入的数据超出该单元格宽度时，需要调整单元格的列宽。

方法一：

使用命令调整行高和列宽。

1. 调整行高

具体操作步骤为：在需要调整其行高的行标上单击右键，展开下拉菜单，单击"行高"项，打开"行高"对话框，在编辑框输入要设置的行高值，单击"确定"按钮，即可完成该行的行高调整。

2. 调整列宽

具体操作步骤为：在需要调整其列宽的列标上单击右键，展开下拉菜单，单击"列宽"命令选项，打开"列宽"对话框，在编辑框输入要设置的列宽值，单击"确定"按钮，即可完成该列的列宽调整。

方法二：

使用鼠标拖动的方法调整行高列宽。

1. 调整行高

具体操作步骤为：将光标定位到要调整行高的某行下边线上，直到光标变为双向对拉箭头，按住鼠标向上拖动即可减小行高（向下拖动即可增大行高），拖动时右上角显示具体尺寸。

2. 调整列宽

具体操作为：将光标定位到要调整列宽的某列右边线上，直到光标变为双向对拉箭头，按住鼠标向左拖动即可减小列宽（向右拖动即可增大列宽），拖动时右上角显示具体尺寸。

技巧点拨：如何一次性调整多行或多列（包括连续和非连续）的行高或列宽？

要一次调整多行的行高或多列的列宽，关键在于调整之前准确选中要调整的行或列。选中之后，注意在选中的区域上单击右键，然后选择"行高"（"列宽"）命令，只有这样才能打开"行高"（"列宽"）设置对话框进行设置。

如果要一次性调整的行（列）是连续的，在选取时可以在要选择的起始行（列）的行标（列标）上单击，然后点击左键不放进行拖动即可选中多列；如果要一次性调整的行（列）是不连续的，可首先选中第一行（列），按住"Ctrl"键不放，再依次在要选择的其他行（列）的行标（列标）上单击，即可选择多个不连续的行（列）。

三、格式化数据

Excel 工作表中往往包含大量的数据，这些数据包括数值、货币、日期、百分比、文本和分数等类型。不同类型的数据在输入时会有不同的方法，为了方便输入，同时使相同类型的格式具有相同的外观，应该对单元格数据进行格式化。这里将介绍不同类型的数据在输入时进行格式化的方法。

（一）快速设置数据格式

对于常见的数据类型，Excel 提供了常用的数据格式供用户选择使用：在 Excel 2016 功能区的"开始"选项卡的"数字"组中，各个命令按钮可以用于对单元格数据的格式进行设置。对于常见的数据类型，如时间、百分数和货币等，可以直接使用该组中的命令按钮快速设置它们的格式。

其具体的操作方法为：设置数据格式的单元格，这里单击工作表的列号，选择需要设置数据格式的列。打开"开始"选项卡下"数字"组中的"数字格式"下拉列表，选择相应的选项指定单元格的数据格式。

技巧点拨：在"数字"组中，单击"会计数字格式"按钮上的"下拉按钮"可以得到一个下拉列表，选择相应的选项后可以在添加货币符号时，在数据中添加分隔符，并在右侧显示两位小数单击"千位分隔符"按钮，数据将被添加千位分隔符，右侧显示两位小数，多于两位小教的按四舍五入处理，单击"百分比样式"按钮，数据将以百分比形式显示，没有小数位。

（二）设置数据格式

对于不同类型的数据，Excel 提供了多套格式方案供用户选择，要使用这些数据格式，可以在"单元格格式"对话框的"数字"选项卡中进行设置，下面以实现在单元格中自动输入大小中文数字为例，介绍使用"单元格格式"对话框设置数据格式的方法。

步骤 1：在工作表中单击工作表的列号选择需要设置数据格式的列，在"开始"选项卡的"数字"组中单击"数字格式"扩展按钮。

步骤 2：打开"设置单元格格式"对话框，单击"分类"栏中的"特殊"选项，在右侧的"类型"栏中选择数据格式的类型，设置完成后单击"确定"按钮。

技巧点拨：Excel 一共提供了 12 种类型的数字格式可供设置，用户可在"类型"

列表中选择需要设置的数字类型后，再进行设置"常规"类型为默认的数字格式，数字以整数、小数或者科学记数法的形式显示；"数值"类型数字可以设置小数点位数、添加千位分隔符以及设置如何显示负数；"货币"类型和"会计专用"类型的数字可以设置小数位、选择货币符号以及设置如何显示负数。

步骤 3：在指定的单元格中输入数字，Excel 会自动将数字转换为大写汉字。

(三) 定义数据格式

Excel 预设了大量数据格式供用户选择使用，但对于一些特殊场合的要求，则需要用户对数据格式进行自定义。在 Excel 中，可以通过使用内置代码组成的规则实现显示任意格式数字。下面介绍自定义数字格式的方法。

步骤 1：在工作表中单击工作表的列号，选择需要设置数据格式的列，在"开始"选项卡的"数字"组中单击"数字格式"扩展按钮。

步骤 2：打开"设置单元格格式"对话框，在"分类"列表中选择"自定义"选项，在右侧的"类型"文本框中的格式代码后面添加单位"元"字，在前面添加人民币符号"¥"和颜色代码"[蓝色]"，设置完成后单击"确定"按钮。

技巧点拨：Excel 以代码定义数值类型，代码中的"#"为数字占位符，表示只显示有效数字；0 为数字占位符，当数字比代码数量少时显示无意义的 0；"_"表示留出与下一个字符等宽的空格；"*"表示重复下一个字符来填充列宽；"@"为文本占位符，表示引用输入的字符；"？"为数字占位符，表示在小数点两侧增加空格蓝色；"[颜色]"为颜色代码，用于更改数字的颜色。

步骤 3：选择单元格的文字将自动添加单位"元"和人民币符号"¥"，并且文字颜色变为蓝色。

(四) 固定小数位数

输入小数在 Excel 表格中非常常见，用常规的方法输入不仅容易出错，而且效率较低。如果工作表中小数部分的位数都一样，可以通过 Excel 的自动插入小数点功能指定小数点位数，输入时无须输入小数点即可实现小数的输入。下面介绍具体的操作步骤。

步骤 1：依次单击"文件→选项"选项，打开"Excel 选项"对话框，在左侧窗格中选择"高级"选项，在右侧窗格的"编辑选项"栏中勾选"自动输入小数点"复选框，在"位数"增量框中输入小数位数，设置完成后单击"确定"按钮。

步骤 2：在单元格中输入数字，如 2000，按回车键，该数字将自动变成含有两位小数的 20.00。

技巧点拨：如果需要在单元格中输入整数，则只需在输入数字后面添加 0，0 的个数与设置的小数位数一致。例如需要输入整数 321，这里应该输入 32100。

四、设置表格的字体与对齐方式

输入数据后，默认情况下的显示效果是："常规"格式、11 号宋体字、文本左对齐、数字右对齐。而在实际操作中，需要对这些默认的格式进行修改，以满足特定的需要。

(一) 设置表格字体

输入数据到单元格中默认显示的是 11 号宋体字，因此可根据实际需要重新设置数据的字体格式。具体操作如下。

步骤 1：在工作表中，选中要设置字体的单元格区域。在"开始"主菜单的"字体"选项组中先单击"字号"按钮，在展开的字号下拉菜单中选中字号大小。

步骤 2：选中要设置字体的单元格区域，在"开始"主菜单的"字体"选项组中单击"字体"按钮，在展开的字体下拉菜单中选中对应的字体，单击即可应用效果。根据同样的方法，可以逐一对其他单元格区域的数据进行字体设置。

技巧点拨：在"字体"选项组中还提供了加粗、倾斜、下划线几个按钮，单击它们可以分别设置选中单元格字体的加粗格式、倾斜格式或添加下划线。单击一次设置格式，再单击一次取消格式。

(二) 设置表格对齐方式

输入数据到单元格中默认的对齐方式为：输入的文本左对齐，输入的数字、日期等右对齐，因此可根据实际需要重新设置数据的对齐方式。

选中要重新设置对齐方式的单元格，在"开始"菜单的"对齐方式"选项组中，可以设置不同的对齐方式。

(1) 三个水平对齐方式按钮用于设置水平对齐方式，依次为顶端对齐、垂直居中、底端对齐，输入的数据默认为"垂直居中"。

(2) 三个垂直对齐方式按钮用于设置垂直对齐方式，依次为文本左对齐、居中、文本右对齐。

具体操作如下。

步骤 1：设置标题文字居中显示。在工作表中，选中要设置对齐方式的单元格区域，在"开始"主菜单的"对齐方式"选项组中，分别单击一次"垂直居中"与"居中"两个按钮。

步骤2：设置列标识文字分散对齐效果。选中列标识所在单元格区域，在"开始"菜单的"对齐方式"工具栏中单击"设置单元格格式"按钮，打开"设置单元格格式"对话框，在"水平对齐"与"垂直对齐"下拉菜单中有多个可选择选项，这里在"水平对齐"下拉菜单中选择"分散对齐（缩进）"。

步骤3：单击"确定"按钮，即可看到列标识显示的分散对齐效果。

技巧点拨：在"设置单元格格式"对话框的"对齐"选项卡中，还可以在"方向"栏中选择竖排文字，或通过设置倾斜角度让文本倾斜显示。

五、设置表格的边框与底纹

在表格中完成了字体和对齐方式设置后，接下来就可以对表格边框和底纹进行颜色填充和边框样式设置。

（一）设置表格边框效果

Excel 2016默认下显示的网格线只用于辅助单元格编辑，如果想为单元格添加边框效果，就需要另外设置。具体操作如下。

步骤1：在工作表中，选中要设置表格边框的单元格区域，在"开始"主菜单的"数字"选项组中单击"设置单元格格式"按钮。

步骤2：打开"设置单元格格式"对话框，选择"边框"选项卡，在"样式"中，先选择外边框的样式，接着在"颜色"中选择外边框样式的颜色，在"预置"中单击"外边框"按钮，即可将设置的样式和颜色应用到表格外边框中，并且可以在下面的"预览"窗口中看到应用后的效果，设置完成后，单击"确定"按钮。此时，选中的单元格区域即可应用设置的边框效果。

技巧点拨：除了进入"设置单元格格式→边框"选项卡中对表格边框进行设置外，还可以直接在"字体"选项组中，单击"边框"设置按钮，在展开的下拉菜单中选中要设置的边框样式。

（二）设置表格底纹效果

前面介绍了对表格边框进行效果设置，这里接着介绍为表格进行底纹效果设置的方法，具体实现操作如下。

1.通过"字体"选项组中的"填充颜色"按钮快速设置

在工作表中，选中要设置表格底纹的单元格区域，在"开始"主菜单的"字体"选项组中，单击"填充颜色"按钮，展开颜色选取下拉菜单，在"主题颜色""标准色"中，鼠标指向颜色时，表格中的选中区域即可进行预览，点击即可应用填充颜色。

2. 打开"设置单元格格式"对话框，在"填充"选项卡下设置

步骤1：在工作表中，选中要设置表格底纹的单元格区域，如此处选中表格列标识区域。在"开始"主菜单的"数字"选项组中，单击"设置单元格格式"按钮。

步骤2：打开"设置单元格格式"对话框，选择"填充"选项卡，在"背景色"栏中，可以选择采用单色来填充选中的单元格区域。单击"图案颜色"右侧的下拉按钮，选择图案颜色；单击"图案样式"右侧的下拉按钮，选择图案样式。设置完成后，单击"确定"按钮，选中的单元格区域即可应用设置的边底纹效果。

六、对表格中的数据进行筛选

在一张大型复杂的 Excel 表格中，可以通过强大的筛选功能迅速找出符合条件的数据，而其他不满足条件的数据，Excel 工作表会自动将其隐藏。

(一) 添加自动筛选

添加自动筛选功能后，可以筛选出符合条件的数据，用户只需单击"筛选"按钮，从中勾选需要筛选的项目即可。具体操作如下。

步骤1：选中表格编辑区域任意单元格，在"数据"菜单"排序和筛选"选项组中单击"筛选"按钮，此时可以在表格所有列标识上添加筛选下拉按钮。

步骤2：单击要进行筛选的字段右侧按钮，比如此处单击"出生日期"标识筛选下拉按钮，可以看到下拉菜单中显示表格包含了多个年份，取消"全选"复选框，选中要查看的年份，此处选中"1989"，单击"确定"按钮，即可筛选出所有满足条件的记录。

(二) 筛选出大于、小于、介于指定值的记录

1. 筛选出大于指定数值的记录

利用数值筛选功能可以筛选出等于、大于、小于指定数值的记录。例如要筛选出分数大于 580 的记录，具体实现操作如下。

步骤1：添加自动筛选后，单击"分数"标识右侧下拉按钮，在打开的菜单中鼠标单击"数字筛选—大于"。

步骤2：打开"自定义自动筛选方式"对话框，设置大于数值为"580"，单击"确定"按钮，即可筛选出分数大于 580 的记录。

2. 筛选出大于平均值的记录

在进行数值筛选时，Excel 程序还可以进行简易的数据分析，并筛选出分析

结果，例如筛选出高于或低于平均值的记录。例如，要筛选出分数高于平均值的记录。

具体步骤为：添加自动筛选后，单击"分数"标识右侧下拉按钮，在打开的菜单中鼠标单击"数字筛选—高于平均值"，即可筛选出分数大于平均分数的记录。

(三)"或"条件和"与"条件筛选

如果想筛选出同时满足两个或多个条件的记录，需要进行"与"条件的设置。如果想筛选出的结果满足两个或多个条件其中的一个，需要进行"或"条件筛选。

1. 自动筛选中的"或"条件的使用

例如，要同时筛选出分数大于 600 或小于 550 的记录，具体实现操作如下。

步骤 1：添加自动筛选后，单击"分数"标识右侧下拉按钮，在打开的菜单中鼠标单击"数字筛选—大于"。

步骤 2：打开"自定义自动筛选方式"对话框，设置大于数值为"600"，选中"或"单选框，设置第二个筛选方式为"小于→550"，单击"确定"按钮，即可同时筛选出分数大于 600 或小于 550 的记录。

2. 筛选出同时满足两个或多个条件的记录

筛选出同时满足两个或多个条件的记录，可以首先按某一个关键字进行筛选，在筛选出的结果中再按另一关键字进行筛选。如上例中要筛选出"1989 年""分数"大于 580 的记录，其具体操作如下。

步骤 1：单击"出生日期"标识筛选下拉按钮，取消"全选"复选框，选中"1989"，单击"确定"按钮即可显示出所有"出生日期"为"1989"的记录。

步骤 2：单击"分数"列右侧下拉按钮，在打开的菜单中鼠标单击"数字筛选—大于"，打开"自定义自动筛选方式"对话框，设置大于数值为"580"，单击"确定"按钮，即可筛选出"1989 年""分数"大于 580 的记录。

(四) 高级筛选的运用

采用高级筛选方式可以将筛选到的结果存放于其他位置上，以便于得到单一的分析结果，方便使用。在高级筛选方式下可以实现只满足一个条件的筛选 (即"或"条件筛选)，也可以实现同时满中两个条件的筛选 (即"与"条件筛选)。

1. 利用高级筛选功能实现"或"条件筛选

比如，要利用高级筛选功能筛选出"分数"大于"600"或者小于"550"的记录。具体操作如下。

步骤 1：设置筛选条件，如在某一空白单元格区域中设置筛选条件，在"数据"

菜单的"排序和筛选"选项组中单击"高级"按钮。

步骤2：打开"高级筛选"对话框，设置"列表区域"为参与筛选的单元格区域，设置"条件区域"为之前建立的区域，设置"复制到"位置为想显示筛选结果的起始单元格，设置完成后，单击"确定"按钮。

步骤3：根据设置的条件筛选出满足条件的记录（"1989年""分数"大于580的记录）。

2.利用高级筛选功能实现"与"条件筛选

比如，要利用高级筛选功能筛选出"1989年""分数"大于580的记录。具体操作如下。

步骤1：设置筛选条件，如在其中一单元格区域中设置筛选条件，在"数据"菜单的"排序和筛选"选项组中单击"高级"按钮。

步骤2：打开"高级筛选"对话框，设置"列表区域"为参与筛选的单元格区域，设置"条件区域"为之前建立的区域，设置"复制到"位置为想显示筛选结果的起始单元格，设置完成后，单击"确定"按钮。

步骤3：根据设置的条件筛选出满足条件的记录（"分数"大于"600"或者小于"550"的记录）。

(五) 取消设置的筛选条件

在设置了数据筛选后，如果想还原到原始数据表中，需要取消设置的筛选条件，按如下方法可快速取消所设置的筛选条件。

步骤1：单击设置了筛选的列标识右侧下拉按钮，在打开下拉菜单中单击"从"**"中删除筛选"选项即可。

步骤2：如果数据表中多处使用了筛选，想要一次完全清除，可单击"数据"菜单下"排序和筛选"工具栏中的"清除"按钮即可。

七、公式与函数的运用

Excel中有大量的公式函数可以供用户选择，使用Excel可以实现执行计算、分析信息、管理电子表格或网页中的数据信息列表和制作数据资料图表等功能，带给用户方便。

(一) 使用公式进行数据计算

在Excel中建立财务报表后，通常都需要进行相关的数据计算，这也是使用Excel程序的目的。在进行数据计算时，需要建立公式来实现，而在使用公式时，需要引用单元格的值进行运算，还需要使用相关的函数来完成特定的计算。在公式中使用特定的函数可以简化公式的输入，同时完成一些特定的计算需求。

公式可以说成在 Excel 中由用户自行设计，对工作表进行计算和处理的计算式。如"= SUM（A2：A10）*B1+100"。

这种形式的表达式就称为公式。它要以等号"="开始（不以"="开头不能称为公式），等号后面可以包括函数、引用、运算符和常量。上式中的"SUM（A2：A10）"是函数，"B1"是对单元格 B1 值的引用（计算时使用 B1 单元格中显示的数据），"100"是常量，"+"则是算术运算符。

1. 公式的运算符

运算符是公式的基本元素，也是必不可少的元素，每一个运算符代表一种运算。在 Excel 中有四类运算符类型，每类运算符和作用如表 3-2 所示。

表 3-2　运算符种类和作用

运算符种类	运算符	作用	示例
算术运算符	+	加法运算	10+5 或 A1+B1
	—	减号运算	10—5 或 A1—B1 或—A1
	*	乘法运算	10*5 或 A1*B1
	/	除法运算	10/5 或 A1/B1
	%	百分比运算	85.5%
	^	乘幂运算	2^3
比较运算符	=	等于运算	A1=B1
	>	大于运算	A1 > B1
	<	小于运算	A1 < B1
	>=	大于或等于运算	A1 >= B1
	<=	小于或等于运算	A1 <= B1
	<>	不等于运算	A1 <> B1
文本连接运算符	&	用于连接多个单元格中的文本字符串，产生一个文本字符串	A1&B1
引用运算符	:（冒号）	特定区域引用运算	A1：D8
	,（逗号）	联合多个特定区域引用运算	SUM（A1：C2，C2：D10）
	（空格）	交叉运算，即对两个共引用区域中共有的单元格进行运算	A1：B8 B1：D8

2. 运算符的优先级

当运算公式中使用了多个运算符时，Excel 在计算时可能不再按照从左向右的顺序进行运算，而是根据各运算符的优先级进行运算。对于同一级别的运算符，再按照从左至右的顺序计算，可见公式中运算符优先级的重要性，只有熟知各运算符的优先级别，才有可能避免公式编辑和运算中出现错误，各运算符优先顺序如表 3-3 所示。

表 3-3   运算符的优先级

优先级别	符号	说明
1	:，(空格)	引用运算符
2	—	算术运算符：负号
3	%	算术运算符：百分比
4	^	算术运算符：乘幂
5	* 和 /	算术运算符：乘和除
6	+ 和 —	算术运算符：加和减
7	&	文本运算符：连接文本
8	=、>、<、>=、<=、<>	比较运算符：等于、大于、小于、大于等于、小于等于、不等于

此外，括号的优先级高于上表中所有的运算符，故可以利用括号来调整运算符号的优先级别。若公式中使用了括号，那么就应由最内层的括号逐级向外进行运算。

3. 输入公式

在工作表的空白单元格中输入等号，Excel 就默认该单元格将输入公式。公式既可以直接手动输入，也可以通过单击或拖动鼠标来引用单元格或单元格区域输入。具体操作如下。

步骤 1：打开 Excel 表格，选中存放运算结果的单元格，并在其中输入相应运算公式，输入完成后，按回车键。

步骤 2：查看公式计算出的结果。

技巧点拨：用户不仅可直接在单元格中输入公式，还可在编辑栏中输入，输入完成后，单击编辑栏左侧的"输入"按钮，或者按回车键得出计算结果。

4. 复制公式

为了提高工作效率，当需要完成相同计算时，在单元格中输入公式后，可使用拖动法或填充的方式将公式复制到其他单元格中。具体操作如下。

步骤1：打开 Excel 表格，选中 F5 单元格，在"开始"选项卡的"编辑"组中单击"填充"按钮，在展开的下拉列表中选择"向下"选项。

步骤2：F5 单元格中显示了结果，并且在编辑栏中显示了复制的公式。选中 F5 单元格，并将指针移至其右下角，点击左键不放并向下拖动。

步骤3：拖动鼠标时经过的单元格就显示了计算结果，选中任意复制了公式的单元格，在编辑栏中显示了应用的公式。

技巧点拨：复制公式还可以利用复制和粘贴的功能，选中并右击保护公式的单元格，在弹出的快捷菜单中单击"复制"命令，然后选中需要粘贴公式的单元格并右击，在弹出的快捷菜单中单击"粘贴选中"组中的"公式"按钮即可。此外还可利用拖动鼠标法，将光标指向需要复制公式的单元格右下角，拖动填充柄，释放鼠标后就可完成公式的复制。

(二) 使用引用功能快速完成数据的计算

在使用公式进行计算时，常常需要使用单元格或单元格区域来引用工作表中的一个或多个单元格，或者引用其他工作表中的单元格，以达到快速计算的目的。根据引用方式的不同，可分为相对引用、绝对引用和混合引用三种。

1. 相对引用

在利用相对引用来复制公式时，公式所在的单元格和当前单元格的位置是相对的，所以当公式所在的单元格位置发生改变时，引用的单元格也会随之改变。在默认情况下，公式中对单元格的引用都是相对引用。具体操作如下。

步骤1：打开 Excel 表格，比如在 D3 单元格中输入公式"=C3/B3"，该公式对单元格采用了相对应用，按回车键得出计算结果。

步骤2：继续填充公式，此时公式中引用的单元格地址就会发生相应的变化，如选中 D6 单元格，其公式为"=C6/B6"，对原公式进行了相对引用。

2. 绝对引用

当单元格列和行标签前同时添加 $ 符号时，就表明该单元格使用了绝对引用。在输入公式时，若不需要公式自动调整单元格的引用位置，则需使用绝对引用。具体操作如下。

步骤1：打开 Excel 表格，在 E4 单元格中输入公式"=D4*B2"，其中 B2 单元格应用了绝对引用。

步骤2：按回车键在 E4 单元格中显示了计算结果，向下复制公式，其中 D 列引用的单元格会随着 E 列单元格的变换而变换，但应用了绝对引用的 B2 单元格不变。

3. 混合引用

混合引用是指在利用公式引用单元格时，包含一个绝对引用坐标和一个相对引用坐标的单元格引用。既可以绝对引用行相对引用列，也可以相对引用列绝对引用行。具体操作如下。

步骤 1：打开 Excel 表格，选中 C6 单元格，并输入公式 "=$B6*B$3"，公式中使用了混合引用。

步骤 2：向下和向右复制公式后，得到不同数值。

(三) 认识和使用函数

Excel 中的函数是一些预定义的公式，它可运用一些参数并按照特定的顺序和结构对数据进行复杂的计算。使用函数进行计算可以简化公式的输入过程，并且只需设置函数的必要参数就可以进行正确的计算，所以与使用公式进行计算比较，使用函数占用的空间更小，速度更快。

1. 函数的构成

函数的类型虽然多样，但其结构却大同小异，输入函数时以等号开头，然后是函数名、括号、参数、参数分隔符，组成一个完成的函数结构。下面以函数 "=SUM（A1，B2，C3）" 为例，具体介绍函数的结构。

等于—— = COUNTBLANK （A1：C18） ——用括号括起来的参数

2. 函数的参数及其说明

函数分为有参数函数和无参数函数。当函数有参数时，其参数就是指函数名称后圆括号内的常量值、变量、表达式或函数，多个参数间使用逗号分隔。无参数的函数只有函数名称与 "（ ）" 组成，如 NA "（ ）"。在 Excel 中绝大多数函数都是有参数的。

在使用函数时，如果想了解某个函数包含哪些参数，可以按如下方法查看。

步骤 1：选中单元格，在公式编辑栏中输入 "= 函数名 ("，此时可以看到显示出函数参数名称。

步骤 2：如果想更加清楚地了解每个参数该如何设置，可以单击公式编辑栏前的 "f_x" 按钮，打开 "函数参数" 对话框，将光标定位到不同参数编辑框中，则可以看到该参数设置的提示文字。

函数参数类型举例如下。

（1）公式 "=SUM（B2：B10）" 中，括号中的 "B2：B10" 就是函数的参数，且是一个变量值。

（2）公式 "=IF（D3=0，0，C3/D3）" 中，括号中 "D3=0" "0" "C3/D3" 分别为 IF 函数的三个参数，且参数为常量和表达式两种类型。

（3）公式 "=VLOOKUP（A9，A2：D6，COLUMN（B1））" 中，除了使用了变量值作为参数，还使用了函数表达式 "COLUMN（B1）" 作为参数（以该表达式返回的值作为 VLOOKUP 函数的三个参数），这个公式是函数嵌套使用的例子。

函数可以嵌套使用，嵌套使用时将某个函数的返回结果作为另一个函数的参数来使用。有时为了达到某一计算要求，需要在设置公式时嵌套多个函数，需要用户对各个函数的功能及其参数有详细的了解。

3. 函数的种类

不同的函数可以达到不同的计算目的，在 Excel 提供了 300 多个内置函数，为满足不同的计算需求，划分了多个函数类别。

（1）了解函数的类别及其包含的函数。

步骤 1：单击 "公式" 菜单，在 "函数库" 选项组中显示了多个不同的函数类别，单击函数类别可以查看该类别下所有的函数（按字母顺序排列）。

步骤 2：单击 "其他函数" 按钮，可以看到还有其他几种类别的函数。

步骤 3：单击 "插入函数" 按钮打开 "插入函数" 对话框，在 "或选择类别" 框下拉菜单中显示了各个函数类别，选择类别后，在下面的列表中将显示出该类别下的所有函数。

（2）"自动求和" 的使用。在输入函数时，Excel 系统还提供了 "自动求和" 功能，可以快速插入求和、平均值、计数、最大值、最小值等函数，方便用户快速输入使用频率较高的函数。具体操作如下。

步骤 1：打开 Excel 表格，选中要显示自动求和的单元格，切换至 "公式" 选项卡，单击 "函数库" 组中的 "自动求和" 右侧的 "下拉按钮"，在展开的下拉列表中单击 "求和" 选项。

步骤 2：自动在所选单元格中输入求和公式 "=SUM（ ）"，输入需要引用的单元格，按键即可快速计算出结果。

（3）通过 "有关函数的帮助" 学习函数。如果想了解某个函数的详细用法，可以通过 Excel 帮助实现查看。具体操作如下。

步骤 1：单击 "公式" 菜单，然后单击 "插入函数" 按钮，打开 "插入函数" 对话框，在 "选择函数" 列表中选中需要了解的函数（如 EFFECT），单击对话框左下角的 "有关该函数的帮助" 链接。

步骤 2：进入 "Microsoft Excel 帮助" 窗口中，显示该函数的作用、语法及使用示例（向下滑动窗口可以看到）。

第三节　PowerPoint 应用操作

PowerPoint 是微软公司的演示文稿软件，简称为 PPT。用户可以在投影仪或者计算机上进行演示，也可以将演示文稿打印出来，制作成胶片，以便应用到更广泛的领域中。利用 PowerPoint 不仅可以创建演示文稿，还可以在互联网上召开面对面会议、远程会议，或在网上给观众展示演示文稿。演示文稿中的每一页称作幻灯片，每张幻灯片都是演示文稿中既相互独立又相互联系的内容。

一套完整的 PPT 文件一般包含片头动画、PPT 封面、前言、目录、过渡页、图表页、图片页、文字页、封底、片尾动画等；所采用的素材有文字、图片、图表、动画、声音、影片等。PPT 正成为人们工作生活的重要组成部分，在工作汇报、企业宣传、产品推介、婚礼庆典、项目竞标、管理咨询等领域都有应用。

一、幻灯片的基本操作

演示文稿由多张幻灯片组成，所以在制作演示文稿的时候，掌握幻灯片的基本操作是相当重要的。

(一) 新建幻灯片

默认的演示文稿中只包含了一张幻灯片，那么新建幻灯片就是一项必不可少的操作，系统为用户提供了多种版式的幻灯片，用户可以任意选择。

具体操作为：打开演示文稿，选中第一张幻灯片，在"开始"选项卡下，单击"幻灯片"组中的"新建幻灯片"下拉按钮，在展开的下拉列表中单击"两栏内容"选项。此时，可以看到在第一张幻灯片下方，新建了一个版式为"两栏内容"的幻灯片。

(二) 复制幻灯片

复制幻灯片除了可以将已有的幻灯片进行移动，还生成了和已有幻灯片一模一样的幻灯片，此功能主要利用已有幻灯片的版式和布局快速编辑生成一张新的幻灯片。

具体操作如下：打开演示文稿，选中幻灯片浏览窗格中的某一张幻灯片，右击鼠标，在弹出的快捷菜单中单击"复制幻灯片"选项，此时，可以复制一个和该幻灯片一模一样的幻灯片，用户可以根据需求，套用此幻灯片中的样式，将幻灯片中的内容稍做修改，完成新幻灯片的制作。

（三）移动幻灯片

移动幻灯片主要用于调整幻灯片的播放顺序，这项操作在幻灯片浏览窗格中可以实现，操作步骤为：打开演示文稿，在浏览窗格中选中一张幻灯片，拖动鼠标至要移动的目标位置，释放鼠标后，幻灯片发生了移动，并且相应的幻灯片的序号自动重新排列。

二、在幻灯片中输入与编辑文本

文本内容是幻灯片的基础，一段简洁且富有感染力的文本是制作一张有效幻灯片的前提，因而掌握输入文本、设置文本格式及设置文本框样式都必不可少。

（一）输入文本

在 PowerPoint 演示文稿中输入文本常见的有三种方法，使用占位符、使用大纲视图和使用文本框。下面分别介绍这三种输入文本的方法。

1. 使用占位符

占位符是一种含有虚线边缘的框，绝大部分的幻灯片版式中都有这种框，在这边框中可以放置标题及正文，或者是图表、表格和图片等对象。在创建幻灯片时，用户选择的幻灯片版式其实就是占位符的位置。在这些幻灯片中，预置了占位符的位置，用户可以直接通过选择、移动与调整占位，修改占位符的版式。具体操作如下。

步骤 1：启动 PowerPoint 2016，默认的空白演示文稿是一个带有两个占位符的演示文稿。

步骤 2：在幻灯片中的占位符虚线框内单击，虚线框中出现插入点光标，然后输入所需的文字即可。

技巧点拨：在占位符中输入的文字字体和大小与占位符默认设置的格式相同。输入文本时，如果占位符无法容纳所有文本，用户可以通过调整字体大小增加输入文本的量。在占位符中输入文本时，文字会根据占位符的大小自动换行，也可以使用回车键实现文本的手动换行。

2. 使用大纲视图

一些演示文稿中展示的文字具有不同的层次结构，有时还需要带有项目符号，使用 PowerPoint 2016 的大纲视图，能够在幻灯片中很方便地创建这种文字结构的幻灯片。下面介绍在大纲视图中输入文字的方法。

步骤 1：在"开始"选项卡下单击"新建幻灯片"下拉按钮，在弹出的菜单中单击"空白"选项，新建一张空白幻灯片。

步骤2：切换至"视图"选项卡，单击"大纲视图"，在"大纲"窗格中选择这张空白幻灯片，然后在幻灯片图标后面直接输入幻灯片标题，按回车键再插入一张新幻灯片，同样在此幻灯片中输入标题。

步骤3：在"大纲"窗格中选择需要创建子标题的幻灯片，将光标移到主标题的末尾，按回车键创建一张新幻灯片，然后按 Tab 键将其转换为下级标题，同时输入文字。完成一行输入后，按回车键继续输入同级文字。

步骤4：按回车键创建一个标题，再按 Tab 键将其变为下级层次标题。

步骤5：在大纲视图中添加到幻灯片中的文字格式是可以进行修改的。在"大纲"窗格中选择某个标题文字，然后在"开始"选项卡的"字体"组中可以对文字的字体、大小和颜色等进行设置，这更改文字的字体和字号。

技巧点拨：在大纲视图中输入文字后，按 Ctrl+Enter 快捷键可以插入一张新幻灯片，按 Shift+Enter 快捷键能够实现换行输入。

3. 使用文本框

幻灯片中的占位符是一个特殊的文本框，其出现在幻灯片中固定的位置，包含预设的文本格式。实际上，用户可以根据自己的需要，在幻灯片的任意位置绘制文本框，并能设置文本框的文本格式，从而灵活地创建各种形式的文字。下面介绍在幻灯片中创建文本框的方法。

步骤1：在演示文稿中选择需要插入文本框的幻灯片，然后在功能区中打开"插入"选项卡，在"文本"组中单击"文本框"按钮，可在幻灯片中单击插入一个文本框，或者单击"文本框"下的下拉按钮，选择下拉列表中的"横排文本框"或者"竖排文本框"。

步骤2：拖动鼠标在幻灯片中绘制文本框，然后在文本框中输入文字。

(二) 设置文本格式

完成文本框的输入后，往往需要对文本框中文字的格式进行设置，包括设置文本的字体、字号和颜色等。同时，对于文本框中的文字段落，还需要设置段落间距、段落缩进、行间距等。这些设置与 Word 中文本及段落的设置方法相同，下面介绍文本框中文字格式的设置方法。

步骤1：选择需要设置格式的文本框，在"开始"选项卡下的"字体"组中设置文本框中文字的样式，如字体、字号和文字颜色等。

步骤2：在文字前单击，放置插入点光标，在"段落"组中单击"编号"按钮右侧的"下拉按钮"，然后在下拉列表中选择需要使用的项目编号样式，此时编号即会出现在点光标处。

步骤 3：在"段落"组中单击"提高列表级别"按钮，提高文字的级别。按 End 键将插入点光标移至本行的末尾，按 Delete 键后再按回车键重新换行，此时下一行文字自动添加项目编号。

步骤 4：选择整个文本框，单击"行距"按钮，在下拉列表中单击"行距选项"选项。

步骤 5：打开"段落"对话框，将"行距"设置为"固定值"，在其后的"设置值"增量框中输入行距值，单击"确定"按钮。此时，段落的行距发生改变。

（三）设置文本框样式

在添加完文本框后，文本框无填充颜色，颜色看起来比较单一，用户可以设置文本框的属性，添加文本框的形状样式。下面介绍对文本框样式进行设置的方法。

步骤 1：在幻灯片中选择文本框，在功能区"格式"选项卡的"形状样式"组中单击"其他"按钮，然后在下拉列表中选择样式，将其应用到文本框。

步骤 2：在"格式"选项卡的"插入形状"组中单击"编辑形状"按钮，然后在下拉列表中单击"更改形状"选项，在下级列表中选择，更改文本框的形状。

步骤 3：在"艺术字样式"组中单击"快速样式"按钮，然后在下拉列表中选择一款艺术字样式，将其应用到文本框中的文字。

三、在幻灯片中插入与编辑图片

在幻灯片中插入图片能够丰富幻灯片的内容，增强幻灯片的演示效果。PowerPoint 允许用户在幻灯片中插入各种常见格式的图形文件，并对图片的大小、亮度和色彩等进行调整。

（一）插入图片

幻灯片中图片的添加分为多种情况，一般情况下用户可以添加文件中的图片，如果文件中不包含需要的图片，也可以添加联机图片、屏幕截图或从相册中添加。

1. 插入文件中的图片

要插入文件中的图片，用户应该提早准备好幻灯片需要用到的图片，放置在文件中，然后利用插入图片的功能将图片添加到幻灯片中。具体操作如下。

步骤 1：打开演示文稿，选中一张幻灯片，切换到"插入"选项卡，单击"图像"组中的"图片"按钮。

步骤 2：弹出"插入图片"对话框，选择图片保存的路径后，选中要插入的图片，单击"插入"按钮。此时可以看到在幻灯片中插入了一张图片，图片的大小覆盖了整个幻灯片。

2.插入联机图片

如果要插入的图片没有提前下载，可以插入网络中的图片，即联机图片。下面介绍插入联机图片的步骤。

步骤1：打开演示文稿，选中一张幻灯片，切换到"插入"选项卡，单击"图像"组中的"联机图片"按钮。

步骤2：打开"必应图像搜索"界面，在搜索框中输入要搜索的图片内容，单击"搜索"按钮，搜索出相关图片后，选择合适的图片，单击"插入"按钮。此时，可以看到在幻灯片中插入了一张图片，图片的大小覆盖了整个幻灯片。

3.插入屏幕截图

在幻灯片中插入有操作过程的文章时，可以使用 PowerPoint "插入"功能区中的"屏幕截图"功能，该功能可以快速截取屏幕图像，并直接插入文档中，方便快捷。下面介绍插入屏幕截图的步骤。

步骤1：打开演示文稿，选中一张幻灯片，切换到"插入"选项卡，单击"图像"组中的"屏幕截图"按钮。

步骤2：当前显示在桌面上的窗口呈现剪辑状态，光标呈现十字形，在窗口中拖动鼠标截取需要的部分，释放鼠标后，返回幻灯片中，可看到在幻灯片中插入了屏幕截图。

(二) 图片样式和色彩的简单调整

插入幻灯片中的图片，可以对其样式和色彩进行简单调整，从而使幻灯片更加美观，包括对图片的亮度、对比度、饱和度、锐度进行调整，以及应用图片艺术效果、应用图片样式等。下面介绍调整图片的步骤。

步骤1：打开幻灯片，选中要进行处理的图片，切换到"图片工具—格式"选项卡，单击"调整"组中的"更正"按钮，在展开的"亮度/对比度"列表中选择合适的亮度和对比度调整图片，使图片中的颜色更亮丽，颜色的对比更明显。

步骤2：在"锐化/柔化"列表中选择对图片进行锐化或柔化，提高图片的锐度，使图片更加清晰。

步骤3：单击"调整"组中的"颜色"按钮，在"颜色饱和度"列表中选择合适的饱和度，在"色调"列表中选择合适的色调，也可以在"重新着色"列表中对图片重新着色。

步骤4：单击"调整"组中的"艺术效果"按钮，在展开的下拉列表中选择一种艺术效果。

步骤 5：单击"图片样式"组中的其他按钮，在展开的图片样式中选择"棱台左透视—白色"样式，改变图片的样式后，图片加上了一个白色的相框且旋转到一定的角度。

（三）编辑图片内容及外观

在幻灯片中，可以根据具体的布局情况对图片进行编辑，包括删除图片背景、裁剪图片外观等。下面介绍这几种编辑方式。

1. 删除图片背景

具体操作如下。

步骤 1：打开演示文稿，选中一张图片，切换到"图片工具—格式"选项卡，单击"调整"组中的"删除背景"按钮。

步骤 2：系统自动切换到"背景消除"选项卡，图片中有颜色的部分表示要删除的背景，单击"优化"组中的"标记要保留的区域"按钮，此时光标呈现铅笔形，利用绘图方式标记出需要保留的背景区域。

步骤 3：绘制完毕后，单击"关闭"组中的"保留更改"按钮。

步骤 4：标记区域中的背景保留了下来，图片的其他背景被删除了。

2. 裁剪图片外观

具体操作如下。

步骤 1：打开演示文稿，选中一张图片，切换到"图片工具—格式"选项卡，单击"大小"组中的"剪裁"按钮，在展开的下拉列表中单击"裁剪"选项。

步骤 2：将光标指向图片的边缘，拖动鼠标，对图片进行裁剪，剪去图片中不需要的部分，此时黑色代表了被剪切的部分。

步骤 3：再次单击"裁剪"按钮，即可完成图片的剪裁。

步骤 4：重新选择一张图片，单击"剪裁"按钮，在展开的下拉列表中单击"裁剪为形状"选项，在展开的下级列表中，选择"基本形状"组中的相应形状图标，即可看到图片被剪裁为相应形状。

（四）通过相册创建图片演示文稿

使用相册创建图片演示文稿时，在"编辑相册"对话框能够对图片的亮度和对比度做简单的处理，从而使图片更加美观。下面介绍通过相册插入图片的步骤。

步骤 1：打开演示文稿，选中一张幻灯片，切换到"插入"选项卡，单击"图像"组中的"相册"按钮，在展开的下拉列表中单击"新建相册"选项。

步骤 2：弹出"相册"对话框，单击"文件／磁盘"按钮。

步骤 3：打开"插入新图片"对话框，在对话框中选择需要插入相册中的图片，按 Ctrl 键可同时选择多张图片，选择图片后单击"插入"按钮。

步骤 4：返回"相册"对话框，在"相册中的图片"列表中可以查看已插入的图片，点击即可预览。选中一张图片，单击列表下方的上下移动按钮，可调整图片在列表中的排列顺序，这个顺序将决定图片在相册中的放置顺序。

步骤 5：在"图片版式"下拉列表中可选择图片在相册中的版式。

步骤 6：在"相框形状"下拉列表中选择图片相框的形状。

步骤 7：单击"主题"文本框右侧的"浏览"按钮打开"选择主题"对话框，使用该对话框选择相册主题，然后单击"选择"按钮将该主题应用到相册。

步骤 8：在"相册中的图片"列表中选中一张图片，单击"新建文本框"按钮，可为该图片添加一个文本框，为相册中的所有图片添加文本框后单击"创建"按钮。

步骤 9：PowerPoint 2016 按照设置创建相册，在相册的文本框中添加需要的文字。最后保存文档，即可完成相册的制作。

四、在幻灯片中插入与编辑视频文件

在 PowerPoint 2016 中，用户可以添加与编辑视频文件，让整个演示文稿更加生动。

(一) 为幻灯片插入视频文件

用户可以在 PowerPoint 2016 中插入计算机中的视频文件，PowerPoint 为用户提供了多种兼容的格式，如 .flv、.avi、.wmv、.mp4 等。具体操作如下。

步骤 1：打开要插入视频的幻灯片，切换至"插入"选项卡。单击"视频"按钮，打开下拉菜单，选择"PC 上的视频"选项。

步骤 2：打开"插入视频文件"对话框，选择需要插入的视频文件后中出"插入"按钮。

步骤 3：选择的视频被插入幻灯片中，单击浮动控制栏上的"播放"按钮即可播放。

步骤 4：拖动影片即可改变其在幻灯片中的位置，同时拖动影片边框上的控制柄可以改变视频放映时的大小。

(二) 设置视频的外观样式

幻灯片中插入的视频，可以通过"格式"选项卡中的命令视频播放窗口的外观样式、视频播放的颜色、亮度和标牌样式等进行设置。下面介绍设置方法。

步骤1：选中幻灯片中的视频，在"格式"选项卡的"视频样式"组的样式库中选择一个样式将其应用到视频上。

步骤2：单击"裁剪"按钮，拖动裁剪框上的控制柄，可以对视频播放窗口进行裁剪。

技巧点拨：在"视频选项"组中，勾选"全屏播放"复选框，视频将会全屏播放；勾选"未播放时隐藏"复选框，幻灯片放映时将自动隐藏视频播放窗口；勾选"循环播放，直到停止"复选框，视频将不断重复播放，直到按下暂停键；勾选"播放完返回开头"复选框，在视频播放完后画面会停留在影片的第一帧，否则停留在最后一帧。

步骤3：在"格式"选项卡单击"视频形状"按钮，在下拉列表中选择形状选项，视频即可在指定的形状中进行播放。

步骤4：在"格式"选项卡单击"颜色"按钮，在下拉列表中单击相应的选项，可将预设的颜色效果应用到视频。

步骤5：在"格式"选项卡单击"更正"按钮，在"亮度和对比度"栏中单击相应的选项，可以将视频的亮度和对比度更改为此预设值。这里选择"视频更正"选项。

步骤6：打开"设置视频格式"窗口，对视频的亮度和对比度进行调整。

（三）添加标牌框架

在开始播放前，幻灯片中插入的视频一般显示视频的第一帧。实际上，用户可以为幻灯片中的视频添加预览图片，使幻灯片中的视频在播放前显示该图片。下面介绍具体的操作方法。

步骤1：单击"播放"按钮播放视频，在播放到需要的画面时单击"标牌框架"按钮，在下拉列表中选择"当前框架"选项。

步骤2：当幻灯片中的视频未处于选择状态时，视频将显示刚才指定的标牌框架图片。

步骤3：单击"格式"选项卡的"标牌框架"按钮，在下拉列表中选择"文件中的图像"命令。

步骤4：打开"插入图片"对话框，在对话框中选择图片文件后单击"插入"按钮。此时，视频中将显示指定的图像。

技巧点拨：如果对视频的设置不满意，可以在"格式"选项卡中单击"重置设计"按钮，则对视频颜色、亮度的调整以及样式的设置等都将被取消，视频恢复到初始状态。

五、在幻灯片中插入与编辑音频文件

幻灯片中不仅能添加图片、视频文件，还可以添加音频文件。

(一)插入 PC 上的音频

在 PowerPoint 2016 中，用户可以插入"PC 上的音频""录制音频"。下面，以插入"PC 上的音频"为例进行介绍。

步骤 1：打开要插入音频的幻灯片，切换至"插入"选项卡，单击"音频"的"下拉按钮"，在展开的下拉列表中单击"PC 上的音频"选项。

步骤 2：打开"插入音频"对话框，选择要插入的音频文件，单击"插入"按钮，即可在当前幻灯片中插入音频。

技巧点拨：如果用户切换至"插入"选项卡，在"媒体"组中单击"音频"按钮，即可弹出"插入音频"对话框，选择音频文件所在路径并将其选中，再单击"插入"按钮即可插入计算机中的音频文件

(二)更改音频文件的图标样式

默认插入的音频文件是个灰色小喇叭，用户可以对其进行样式设置，让音频图标更加生动可爱，具体操作步骤如下。

步骤 1：打开插入音频的幻灯片，选中插入的"音频"图标，切换至"音频工具—格式"选项卡，在"图片样式"框中选择需要的样式。

步骤 2：经过操作后，所选的视频图标应用了选择的样式。

(三)设置音频选项

与视频文件相同，用户可以调整音频文件的音量、开始播放的方式及循环播放等选项，具体的操作步骤为：打开插入音频的幻灯片，选中插入的音频文件，切换至"音频工具""播放"选项卡，在"音频选项"组中设置"开始"为"跨幻灯片播放"选项，勾选"放映时隐藏"复选框。当播放演示文件时，幻灯片中将隐藏音频文件的图标。

六、使用切换效果添加转场动画

所谓切换效果，就是指从一张幻灯片切换到另一张幻灯片这个过程中的动态效果。用户为幻灯片添加了切换效果后，可以对切换效果的方向、切换时的声音、速

度等做出适当的设置。

(一) 添加切换效果

在 PowerPoint 2016 中，系统为用户提供了许多种不同的切换效果，总共包括了细微型、华丽型、动态内容这三大类型。下面介绍为幻灯片添加切换效果的方法。

步骤 1：打开幻灯片，切换到"切换"选项卡，单击"切换到此幻灯片"组中的"其他"按钮，在展开的库中选择"悬挂"效果。

步骤 2：选择了要使用的切换效果后，幻灯片就会自动播放一次应用后的效果，如果需要再次预览效果，可以在"预览"组中单击"预览"按钮。

步骤 3：进入预览状态后，可以看见设置了幻灯片切换效果的动态效果。

(二) 更改切换效果选项

更改切换效果选项主要就是更改切换效果的方向或方式，一般来说，不同的切换效果所包含的选项内容也不相同，用户只能根据实际的情况酌情更改。具体操作如下。

步骤 1：打开幻灯片，切换到"切换"选项卡，单击"切换到此幻灯片"组中的"效果选项"按钮，在展开的下拉列表中单击"向右"选项。

步骤 2：预览幻灯片的切换效果，可以看见此时幻灯片过渡的显示效果。

(三) 设置切换的声音和速度

在切换幻灯片的时候，用户可以选择不同的声音添加到切换效果中，而改变切换的持续时间就可以调整切换幻灯片的速度。具体操作如下。

步骤 1：打开幻灯片，切换到"切换"选项卡，在"计时"组中单击"声音"右侧的"下拉按钮"，在展开的下拉列表中选择并单击相应选项。

步骤 2：设置好幻灯片切换的声音后，单击"持续时间"右侧的微调按钮，设置切换持续的时间，即更改幻灯片切换的速度，单击"全部应用"按钮。

步骤 3：此时为演示文稿中的所有幻灯片应用了和第一张幻灯片中同样的切换效果，在幻灯片浏览窗格中可以看见在每张幻灯片左侧出现了播放动画的图标。

步骤 4：切换至相应的幻灯片，进行预览幻灯片之前的切换效果。

技巧点拨：在"计时"组中，还可以设置幻灯片换片的方式，包括单击时换片和设置自动换片时间这两种方式。

七、为对象添加动画效果

动画效果，一般都是添加在幻灯片的某个对象中，而不能为某张幻灯片添加动画。用户不仅可以为对象添加现有的动画效果，也可以自定义动画运动的轨迹或使用动画刷复制动画。

（一）设置对象进入、退出和强调动画

动画效果分为三大类，一是对象出现时的进入动画，二是对象在展示过程中的强调动画，三是对象退出幻灯片时的退出动画。下面介绍设置动画效果的方法。

步骤1：打开幻灯片，选中一张幻灯片中的图片，切换到"动画"选项卡，单击"动画"组中的"动画样式"按钮，在展开的动画效果库中选择进入动画效果。

步骤2：为图片对象添加了动画效果后，如果需要预览效果，可以在"预览"组中单击"预览"按钮，此时可以看到，图片在进入幻灯片中时以选定的效果显示。

步骤3：重新选择一张图片，在动画效果库中选择退出效果。此时预览添加的退出动画效果，可以看见图片退出幻灯片时的显示效果。

（二）自定义对象动画运行的轨迹

PowerPoint 2016 提供了预设路径的路径动画，用户可以直接选择使用，同时用户也可以创建自定义路径的路径动画。同时，对于预设路径动画，用户还可以根据需要对动画路径进行编辑。下面介绍具体的操作方法。

1. 使用路径动画

具体操作如下。

步骤1：在幻灯片中添加需要制作路径动画的对象，在"动画"选项卡中单击"添加动画"按钮，在下拉列表的"动作路径"栏中单击需要使用的动画选项可为对象添加该路径动画。

步骤2：如果"动作路径"栏中的预设路径动画不能满足需要，可以选择"其他动作路径"选项。

步骤3：打开"添加动作路径"对话框，在对话框中选择需要的路径动画。

步骤4：在"效果选项"下拉列表中选择"编辑顶点"选项，动画路径将显示顶点，同时路径处于可编辑状态。在路径上的某个顶点右击鼠标，选择快捷菜单中的选项能够实现对顶点的删除、添加或改变属性操作。

步骤5：拖动顶点上的控制柄能够修改路径的形状，完成路径修改后，在路径外单击，即可退出路径编辑状态。

2. 创建自定义路径动画

具体操作如下。

步骤 1：在幻灯片中选择对象，在"动画"选项卡中单击"添加动画"按钮，然后在下拉列表中选择"自定义路径"选项。

步骤 2：鼠标指针变为十字形，在幻灯片中单击创建路径起点，移动鼠标，在适当位置单击来创建拐点。绘制到路径终点后，双击鼠标结束路径的绘制，此时动画会预览一次，幻灯片中显示绘制的曲线路径。

步骤 3：在路径上右击鼠标，选择快捷菜单中的"编辑顶点"选项，拖动顶点上的控制柄可以对路径形状进行修改。

步骤 4：顶点上右击鼠标，在快捷菜单中选择"平滑顶点"选项，顶点之间的连线会变得更加平滑。

技巧点拨：拖动路径起点和终点处的绿色和红色箭头，可以对路径的起点和终点位置进行修改，直接拖动曲线同样可以改变曲线的形状。另外，取消顶点的编辑状态后，可以直接拖动路径改变路径在幻灯片中的位置。

（三）设置动画的效果选项

设置动画的效果选项可以是更改动画的动态形状，也可以是更改动画的运动方法，总之，不同的动画包含的效果选项会根据动画本身的呈现效果不同而有一定差异。具体操作如下。

步骤 1：在幻灯片中选择要添加动画效果的对象，单击"效果选项"按钮，在下拉列表中单击相应的选项，可以对动画的运行效果进行修改。

步骤 2：对象被加入选择的路径动画，幻灯片中将显示动画运行的路径。单击"效果选项"按钮，在下拉列表中选择"反转路径方向"选项，动画将会以与初始状态相反的方向运动，可以看到路径起点箭头和终点箭头发生调换。

（四）使用动画刷快速复制动画效果

当用户为一个对象设置好满意的动画效果后，如果要在其他对象上也设置同样的动画效果，使用动画刷将相当省事。下面介绍具体的操作方法。

步骤 1：在幻灯片中选择添加了动画效果的对象，在"高级动画"组中单击"动画刷"按钮选择动画刷。使用"动画刷"单击幻灯片中的对象，动画效果将复制给该对象。

步骤 2：双击"动画刷"按钮，在向第一个对象复制动画效果后，可以继续向其他对象复制动画。完成所有对象的动画复制后，再次单击"动画刷"按钮将取消复制操作。

步骤3：当向对象添加动画效果后，对象上将出现带有编号的动画图标，编号表示动画播放的先后顺序。选择添加了动画效果的对象，在"对动画重新排序"选项卡中单击"向前移动"或"向后移动"按钮，可以对动画的播放顺序进行调整。

（五）利用动画窗格控制动画

使用动画窗格方便了用户一边观察多个动画的运动状态一边控制动画的播放，在动画窗格中可以调整动画的播放顺序、控制动画的播放方式、播放时间等。具体操作如下。

步骤1：在"动画"选项卡中单击"动画窗格"按钮打开"动画窗格"，窗格中按照动画的播放顺序列出了当前幻灯片中的所有动画效果，单击窗格中的"播放自"按钮将播放幻灯片中的动画。

步骤2：在"动画窗格"中拖动动画选项改变其在列表中的位置，将能够改变动画播放的顺序。

步骤3：使用鼠标拖动时间条左右两侧的边框可以改变时间条的长度，长度的改变意味着动画播放时长的改变。

步骤4：将鼠标放置到时间条上，会得到动画开始和结束的时间，拖动时间条改变其位置将能够改变动画开始的延迟时间。

技巧点拨：如果希望动画窗格中不显示时间条，可以在窗格中选择一个动画选项，单击其右侧出现的"下拉按钮"，在下拉列表中选择"隐藏高级日程表"选项。反之，当高级日程表被隐藏时，选择"显示高级日程表"选项可以使其重新显示。

步骤5：在"动画窗格"的动画列表中单击某个动画选项右侧的"下拉按钮"，在下拉列表中选择"效果选项"选项。

步骤6：打开该动画的设置对话框的"效果"选项卡，在该选项卡中可以对动画的效果进行设置。

步骤7：在"动画窗格"的动画列表中单击某个动画选项右侧的"下拉按钮"，在下拉列表中选择"计时"选项。

步骤8：打开该动画设置对话框的"计时"选项卡，在该选项卡中对动画的计时选项进行设置。

八、幻灯片放映控制

演讲者在放映幻灯片的过程中，通常都会一边放映一边讲解内容，所以在放映过程中控制幻灯片的放映是相当重要的，它能使幻灯片的放映紧跟演讲者演讲的节奏。控制幻灯片放映时以切换幻灯片、快速定位幻灯片和使用笔勾画幻灯片中的重点内容等。

（一）开始放映幻灯片

放映幻灯片分为从头开始放映和从当前幻灯片开始放映两种，顾名思义，从头开始放映是从第一张幻灯片开始放映，从当前幻灯片开始放映则是从用户选定的一张幻灯片开始放映。具体操作如下。

步骤1：打开演示文稿，切换到"幻灯片放映"选项卡，单击"开始放映幻灯片"组中的"从头开始"按钮，即可从第一张幻灯片开始放映。

步骤2：选中某张幻灯片，切换到"幻灯片放映"选项组中"开始放映幻灯片"组中的"从当前幻灯片开始"按钮，即可从选定幻灯片开始放映。

（二）控制幻灯片的切换

在放映幻灯片时，可以通过单击、按空格键和按回车键等方法控制幻灯片的切换。实际上，在放映时还可以使用一些针对所有演示文稿都可以实现的放映控制方法，下面对这些方法进行介绍。

步骤1：打开演示文稿，在"幻灯片放映"选项卡的"开始放映幻灯片"组中单击"从头开始"按钮，开始放映幻灯片。

步骤2：放映演示文稿时，按"F1"键将打开"幻灯片放映帮助"对话框，对话框中列出了幻灯片放映操作的详细说明。

技巧点拨：按"F5"键也能实现从头开始放映幻灯片，如果单击"从当前幻灯片开始"按钮或按"Shift+F5"快捷键将能够实现从选择的幻灯片开始播放演示文稿。

步骤3：将鼠标放置到屏幕的左下角会出现一排透明的播放控制按钮，单击相应的按钮能够实现对幻灯片的切换控制。

步骤4：在当前放映的幻灯片上右击鼠标，单击快捷菜单中的"查看所有幻灯片"选项。

步骤5：此时所有幻灯片将以缩略图的形式出现，单击要切换的幻灯片即可。

（三）在幻灯片上勾画重点

在进行讲解时，若遇到重点问题或需要突出观众特别关注的问题，往往需要勾画重点。PowerPoint 2016提供了画笔功能来帮助用户在放映的幻灯片上进行这样的勾画，这种画笔能够根据需要设置笔尖的大小、形状和颜色，同时勾画的内容还可以被擦除和保存。下面介绍具体的操作方法。

步骤1：打开演示文稿后开始放映演示文稿，在幻灯片中点击左键，在快捷菜单中单击"指针选项"按钮，再在级联菜单中选择笔尖类型。

步骤2：在幻灯片中右击鼠标，在快捷菜单中选择"指针选项"选项，再在下级列表中选择"墨迹颜色"选项设置墨迹颜色。

步骤3：完成设置后，在幻灯片中点击左键移动鼠标，即可绘制出线条对幻灯片中的重点内容进行勾画。

步骤4：在幻灯片中右击鼠标，选择快捷菜单中的"指针选项"选项，在级联菜单中选择"橡皮擦"选项。在创建的墨迹上单击可将绘制的墨迹擦除。

步骤5：按"Esc"键退出幻灯片放映状态时，PowerPoint 2016将提示"是否保存墨迹注释"。如果不需要保存，单击"放弃"按钮即可。

第四节　Access 应用操作

Access 是 Microsoft 公司推出的 Office 办公软件组件，也是当今较受欢迎的桌面数据库管理软件。Microsoft Access 是一款关系数据库软件。它功能强大，操作简便，界面友好，扩展性强，用户可以方便地实现信息的保存、维护、查询、统计、打印和发布，而且能够方便地与 Office 2016 的其他办公组件实现数据共享和协同工作，是当前最流行的数据库软件之一。

一、了解数据库

Microsoft Office Access 是微软把数据库引擎的图形用户界面和软件开发工具结合在一起的一个数据库管理系统，是 Microsoft Office 的系统程序之一。

（一）数据库定义

数据库（Database，DB）是按照某种数据模型将一些相关信息存放到统一的存储介质内的数据集合。通俗地讲，数据库就是数据或信息的集合，相当于一个数据的仓库。

数据库不仅包括描述事物的数据本身，还包括了数据之间的关系。数据库集成各种应用的数据，再进行统一的构造和存储，可被各个应用程序所共享。

（二）数据库的用途

Access 在很多地方得到了广泛使用，例如小型企业、大公司的部门。具体来说，Access 的用途主要体现在以下两个方面。

1.用来进行数据分析

Access 有强大的数据处理、统计分析能力。利用 Access 的查询功能，可以方便地进行各类汇总、平均等统计，并可灵活设置统计的条件。

2.用来开发软件

Access 用来开发软件，比如生产管理、销售管理、库存管理等各类企业管理软件，其最大的优点是易学。非计算机专业的人员也能学会，低成本满足了那些从事企业管理工作人员的管理需要，他们通过软件来规范同事、下属的行为，推行其管理思想。

（三）数据库管理系统

数据库管理系统（Database Management System，DBMS）是一种系统软件，主要用来创建、使用和维护数据库，对数据库进行统一的管理和控制。数据库管理系统是数据库系统的核心，操作人员访问和维护数据都是通过数据库管理系统来进行的。Access 就是一种数据库管理系统。

二、创建数据库并在数据库中创建表

利用 Access 2016 创建的数据库属于关系型数据库，是相关对象的集合，包括表、查询、窗体、报表、宏、模块和 Web 页。每个对象都是数据库中的一个组成部分。其中，表是数据库的集成，记录了数据库中全部的数据内容；其他对象则是 Access 提供的工具，用于对数据库进行维护和管理。

Access 提供了两种建立 Access 数据库的方法：使用数据库向导建立所选择的数据库类型中所需的表、窗体和报表；先建立一个空数据库，然后再自行新建表、窗体、报表等数据库对象。

（一）利用数据库向导创建数据库

Access 提供了多种数据库模板，可以利用模板来快速创建数据库，如果向导所创建的数据库内容无法满足要求，还可以随时进入数据库对象的设计视图来进一步修改设定，有很大的灵活性。具体操作如下。

步骤1：启动 Access 2016，单击"文件"按钮。

步骤2：在列表中选择"新建"选项，选择其中一个模板。例如选择"项目"模板。

步骤3：打开"项目"对话框，输入文件名并设置存储位置后，单击"创建"按钮。

步骤4：Access 2016根据选择的模板成功创建数据库，在数据库中输入数据就可以了。

(二) 创建空白数据库

在 Access 2016 中，所谓的空白数据库，指的是一个没有表、查询、窗体和报表等内容的数据库。下面介绍使用 Access 2016 创建空白数据库的方法。

步骤1：启动 Access 2016，单击"文件"按钮。

步骤2：选择"新建"选项，在"可用模板"栏中选择"空白桌面数据库"选项。

步骤3：弹出"空白桌面数据库"对话框，设置数据库保存位置并输入数据库名，单击"创建"按钮。

步骤4：成功创建空白数据库，在数据库中输入数据就可以了。

(三) 使用表设计器创建表

成功创建数据库后，还需要向数据库中添加对象，数据库中有七个支持的对象：表、查询、窗体、报表、宏、模块和 Web 页。其中表是数据库中最重要的一个对象，是整个数据库的基础，是继续创建其他对象的出发点。Access 2016 可以通过表设计器创建表，下面介绍具体操作方法。

步骤1：打开 Access 窗口，在数据库窗口的功能区中打开"创建"选项卡，在"表格"组中单击"表设计"按钮。

步骤2：打开表设计视图，在"字段名称"列的第一行输入第一个字段名称"学号"，按回车键确认输入，此时 Access 2016 自动激活数据类型列，单击右侧下拉列表框上的"下拉按钮"，在下拉列表中选择数据类型。

技巧点拨：在 Access 中可以定义多种数据类型，"文本"类型主要用于存放文本和字符等内容，"备注"类字段主要用于在数据库中存放说明性文字，"数字"类型的字段主要用于存放数值，"货币"类型的字段主要用来存放和货币有关的数据，"日期/时间"类字段主要用于存放有关日期和时间的数据，"是/否"类字段主要用于存放逻辑值，"OLE 对象"类字段主要用于存放 Word 或 Excel 文档、图片、声音或其他程序创建的二进制数据等。如果在数据表中设置了自动编号的字段，则添加一个记录后，将为其自动添加编号。

步骤3：在"字段属性"栏的"常规"选项卡中对字段大小、格式和有效性规则等进行设置。

步骤4：选择"字段名称"列的下一行，输入下一个字段名称，这里使用相同的方法为表添加姓名、身份证号等字段，并设置它们的数据类型完成字段设置后，单击"快速访问工具栏"中的"保存"按钮，打开"另存为"对话框，在对话框的"表名称"文本框中输入表的名称，然后单击"确定"按钮。

步骤 5：打开提示对话框，提示没有定义主键，单击"是"按钮关闭对话框。

步骤 6：为表定义主键，例如定义"学号"为主键，在学号文本框右击，弹出快捷菜单后单击"主键"选项，此时在学号文本框前可以看到金钥匙图标，表示主键设置成功。

技巧点拨：键也称为主关键字，它的作用是保证表中的每条记录都有唯一性。设置主键能够方便用户对数据进行查询。

(四) 通过输入数据创建表

除了通过表设计器，还可以通过输入数据创建表。Access 会根据第一个记录中输入的数据推测字段中将要保存的数据类型。在数据的输入过程中，还可以为每一个字段命名。利用这种方法，能够快捷方便地创建工作表。下面介绍具体的操作方法。

步骤 1：在功能区的"创建"选项卡中，单击"表格"组中的"表"按钮，创建一个新表。

步骤 2：在这个新表中，第一列是 ID 编号，其默认为主键。在第二列"单击以添加"上右击鼠标，选择快捷菜单中的选项指定字段类型。

步骤 3：此时 Access 将在该字段后添加一个新列，同时当前列的字段名处于可编辑状态，输入名称。

步骤 4：按回车键，Access 将自动选择右侧的新字段，并打开快捷菜单，与上一步一样指定字段类型。

步骤 5：输入字段名称，完成该字段的创建后，按回车键进入下一字段的创建，按相同的步骤操作，直到完成表中所有字段的创建。

步骤 6：在表的"学号"列中单击，放置插入点光标，开始输入数据完成当前行的输入后，按回车键，Access 2016 会自动在下面添加一个新行。

技巧点拨：按回车键、"Tab"键或"→"键，均可向右移动光标。按"Shift+Tab"快捷键和"←"键可以向左移动光标。在通过输入数据创建表时，Access 会自动对输入数据的字段类型进行判断，如输入纯数字，数据类型会判断为"数字"；如果用户修改了数据类型，则 Access 可能会将原来输入的数据认定为非法数据而自动删除。完成一个记录的输入后，Access 会自动保存该记录。

步骤 7：完成输入后，单击快速访问工具栏中的"保存"按钮。

步骤 8：打开"另存为"对话框，在"表名称"文本框中输入表的名称后单击

"确定"按钮。保存表后，表的创建操作完成。

（五）导入外部数据

通过导入外部数据可以快速创建新表，Access 2016 提供了对 Excel 工作表、SharePoint 列表、XML 文件、Outlook 文件夹、其他 Access 2016 数据库及其他多种类型数据源的支持，可以直接将这些数据导入当前的数据库中。下面介绍在 Access 2016 数据库中导入外部数据的方法。

步骤 1：启动 Access 2016，创建一个空白数据库。在"外部数据"选项卡中单击 Excel 按钮。

步骤 2：打开"获取外部数据源—Excel 电子表格"对话框，在对话框中单击"浏览"按钮。

步骤 3：打开"打开"对话框，选择需要导入的 Excel 数据源文件，然后单击"打开"按钮开始导入数据库的操作。

步骤 4：返回"获取外部数据源—Excel 电子表格"对话框，单击选中"将源数据导入当前数据库的新表中"单选按钮，然后单击"确定"按钮。

技巧点拨：如果单击选中"通过创建链接表来链接到数据源"单选按钮，将在 Access 数据库中创建一个链接表，代表指向其他位置所存储的信息的活动链接。当使用其他程序对数据源的数据进行修改时，Access 2016 链接表中的数据也会被修改。

步骤 5：打开"导入数据表向导"对话框，在对话框中选择数据源所在的工作表，然后单击"下一步"按钮。

步骤 6：如果需要使用数据表中的列标题作为 Access 表的字段名，这里可以勾选"第一行包含列标题"复选框，然后单击"下一步"按钮。

步骤 7：可以在"导入数据表向导"对话框指定有关正字导入的每个字段的信息，如字段名称、数据类型等。

步骤 8：根据"导入数据表向导"对话框的提示继续进行设置，如设置添加 Access 数据表的主键等。

步骤 9：输入导入表的名称，单击"完成"按钮。

步骤 10：返回"获取外部数据—Excel 工作表"对话框，提示是否保存设置步骤，用户可以根据需要进行选择，这里勾选"保存导入步骤"复选框，单击"保存导入"按钮即可保存当前设置的步骤。

技巧点拨：如果在"导入数据表向导"对话框中直接单击"完成"按钮，Access 2016 将跳过设置步骤，直接按照默认的设置来导入外部数据。

步骤 11：上述设置后，选择的 Excel 数据被导入数据库的表中，在左侧的"所有表"窗格中双击"期末考试成绩表"选项即可打开该表。

三、修改数据表的结构和外观

数据表创建完成后,不一定一次就可以满足要求,这时就需要对数据表的结构进行修改,包括删除字段、添加字段、改变字段数据类型、改变字段的查阅方式和字段的规则等,也可以调整表的外观使表看上去更清楚、美观。下面将介绍修改数据表结构和外观的方法。

(一) 设置文本格式

为了使数据显示更加清晰美观,可以改变数据表中数据的字体、字形和字号。

打开表,在"开始"选项卡的"文本格式"组中,可对字体格式、大小、颜色以及对齐方式等进行设置。

(二) 修改字段

创建的数据表中,有时需要对字段进行修改,如删除字段、添加字段、改变字段的类型及设置字段的输入规则等。下面介绍具体的操作方法。

步骤1:启动 Access 2016,打开数据库文件,打开需要进行修改的数据表,然后在工作表标签上右击鼠标,选择快捷菜单中的"设计视图"命令。

步骤2:在设计视图模式下,鼠标右击某个字段名,在快捷菜单中选择"插入行"命令,将在表中添加一个字段。

步骤3:在选择字段上方成功插入一行,输入字段名,然后修改插入字段的数据类型。

步骤4:删除字段。选择字段所在的整个行,右击鼠标,选择快捷菜单中的"剪切"命令,字段将会直接被删除。

步骤5:在需要粘贴行的位置插入一行后右击鼠标,选择快捷菜单中的"粘贴"命令。此时,剪切的行即可被移动到当前的位置。

步骤6:完成对字段的修改后,在快速访问工具栏中单击"保存"按钮,保存所有的修改。在"设计"选项卡中单击"视图"组中"视图"按钮上的"下拉按钮",在下拉列表中选择"数据表视图"选项,退出当前的设计视图状态,此时可以看到表的结构发生了改变。

技巧点拨:对字段的修改可能会造成数据的丢失,因此在建立表之前应该根据任务的需要考虑建立什么样的表,以避免在创建表后再进行修改而造成不必要的麻烦。

(三) 隐藏和显示字段

1. 隐藏字段

在"数据表"视图中，为了便于查看表中主要数据，可以将某些字段列暂时隐藏起来，需要时再将其显示。

以"学生成绩信息"表为例，将表中的"性别"字段列隐藏起来，具体操作步骤如下。

步骤1：用"数据表"视图打开"学生成绩信息"表。单击"性别所在字段"字段选定器，如果要一次隐藏多列，单击要隐藏的第一列字段选定器，然后点击左键不放，拖动鼠标到最后一个需要选择的列。右击选定的列，在弹出的快捷菜单汇总选择"隐藏字段"选项，此时 Access 已将选定的列隐藏起来。

2. 显示字段

如果希望将隐藏的列重新显示出来，操作步骤如下。

步骤1：用"数据表"视图打开"学生成绩信息"表。右击任一字段，在弹出的快捷菜单中选择"取消隐藏字段"选项。

步骤2：打开"取消隐藏列"对话框，勾选所隐藏的列前的复选框，单击"关闭"按钮，隐藏的字段便重新显示出来。

(四) 改变字段的查询方式

在表中查询字段时有多种方式，不同的方式便于用户根据不同的需要实现对数据的快捷查阅和输入。下面介绍改变字段查询方式实现数据快速输入的方法。

步骤1：打开表，在"开始"选项卡中的"视图"组中单击"视图"按钮上的"下拉按钮"，然后在下拉列表中选择"设计视图"选项。

步骤2：在表的设计视图模式下，单击"姓名"字段，在"字段属性"窗格中单击"查阅"标签。此时可以看到，"查询"选项卡中该字段"显示控件"下拉列表框中的默认值为"文本框"，将其更改为"列表框"。

步骤3："查询"选项卡中将显示列表框的设置项，单击"行来源"文本框右侧的按钮。

步骤4：打开"显示表"对话框，在对话框中选择作为查询数据来源的表后，单击"添加"按钮，将表添加到查询中，然后单击"关闭"按钮。

步骤5：打开"Sheet 1：查询生成器"选项卡，在"基本信息表"对话框中双击选中"姓名"字段。

步骤6：单击右上角的"关闭"按钮，打开提示框，提示是否更改查询语言，这里单击"是"按钮确认修改。

步骤7：保存对表的修改，返回数据表视图模式。此时，在"姓名"字段上会出现一个"下拉按钮"，在输入姓名时，可以直接单击该"下拉按钮"，在下拉列表中查询到需要输入的姓名后单击，即可将其直接输入表中。

四、表的操作

在数据表视图模式下，用户可以对表进行浏览、为表添加和删除记录，以及对记录进行修改等操作。下面介绍 Access 2016 中表操作的常见方法。

(一) 复制表

与表中的数据一样，有时也需要对表进行复制。一般通过导航窗格实现表的复制，下面介绍复制表的操作方法。

步骤1：在导航窗格中选择需要复制的表并右击鼠标，在弹出的快捷菜单中选择"复制"选项。

步骤2：在导航窗格中的任意位置右击鼠标，在弹出的快捷菜单中选择"粘贴"选项。

步骤3：打开"粘贴表方式"对话框，输入表名称，并设置粘贴选项，设置完成后单击"确定"按钮。

步骤4：在导航窗格中源表所在的组中将得到一个复制表，这个复制表将只具有源表的结构而没有数据。

(二) 设置表的常规属性

数据库中的表也具有属性，包括表的创建时间、修改时间及是否隐藏等。在 Access 2016 的导航窗格中列出了数据库中所有的表，用户能够方便地选择表，并对这些表的属性进行设置。下面介绍设置表的常规属性的方法。

步骤1：打开数据库，在"导航窗格"中右击需要修改属性的表，在弹出的快捷菜单中选择"表属性"选项。

步骤2：打开"属性"对话框，在"说明"文本框中输入对表的说明文字，如果需要隐藏表，可以勾选"隐藏"复选框。完成设置后，单击"确定"按钮，此时相应的表被隐藏。

这里注意，处于打开状态的表是无法隐藏的。

步骤3：如果要显示隐藏的表，在导航窗格中右击，在弹出的快捷菜单中选择"导航选项"选项。

步骤5：打开"导航选项"对话框，在"显示选项"栏中勾选"显示隐藏对象"复选框，单击"确定"按钮，则隐藏的表格此时显示为灰色。

（三）查找和替换数据

当用户需要查找和有选择地替换少量数据，并且不便于使用查询来查找或替换数据时，可以使用"查找和替换"对话框。下面介绍查找和替换数据的方法。

步骤1：选择表，在功能区的"开始"选项卡中单击"查找"组中的"查找"按钮。

步骤2：打开"查找和替换"对话框，在"查找"选项卡中对"查找内容""查找范围""匹配"和"搜索"进行设置，设置完成后单击"查找下一个"按钮进行查找。

步骤3：查看结果，再次单击"查找下一个"按钮，Access 2016将继续向下进行查找，直到表尾为止。

五、数据查询

数据是按照一定的条件或要求对数据库中特定数据信息的查找。查询可以对数据库中的一个或多个表中存储的数据信息进行查找、统计、计算、排序等操作。而查询的结果可以作为窗体、报表、数据访问页或另一个查询的数据源。

（一）创建查询表

在Access中，可以通过在设计视图中使用查询表实现数据查询功能，下面介绍建立查询表的操作方法。

步骤1：启动Access 2016，打开数据库，在"创建"选项卡的"查询"组中单击"查询设计"按钮。

步骤2：打开"显示表"对话框，在"表"选项卡中选择需要建立查询的表，然后单击"添加"按钮。完成添加操作后，单击"关闭"按钮。

步骤3：依次双击工作表字段列表中的字段选项，将这些字段添加到查询设计界面的表中。

步骤4：在添加字段的"总分"列的"条件"行中输入查询条件，然后在快速访问工具栏中单击"保存"按钮。

步骤5：打开"另存为"对话框，在"查询名称"文本框中输入查询表名称后单击"确定"按钮。

步骤6：回到数据表视图状态，可以看到创建的查询表，该表将包含所有查询到的结果数据。

技巧点拨：Access 2016为了方便创建查询提供了查询向导，查询向导可以帮助读者快速创建一个查询。在"创建"选项卡的"其他"组中单击"查询向导"按钮，可打开"新建向导"对话框，按照对话框的提示能够方便地创建各种类型的查询表。

(二) 汇总查询

汇总查询就是在查询过程中直接将数据记录进行统计查询表中显示出来。下面以在学生成绩信息表中创建平均分查询表为例，介绍进行汇总查询的方法。

步骤 1：打开数据库，在功能区的"创建"选项卡中单击"查询设计"按钮，启动查询设计器。

步骤 2：按照创建查询表的步骤，创建查询表并添加字段。

步骤 3：打开"设计"选项卡，在"显示 / 隐藏"组中单击"汇总"按钮，表中将显示"总计"行。

步骤 4：在表格中选择"总分"列内容为 Group By 的单元格，单击右侧的"下拉按钮"，在下拉列表中选择汇总函数，这里选择"平均值"选项。

技巧点拨：Group By 定义要指向计算的组，例如，若按照班级进行统计，则"班级"字段应该设置为 Group By。

步骤 5：在"设计"选项卡的"结果"组中单击"运行"按钮，此时将能够查看到经过汇总后的查询结果；在快速访问工具栏中单击"保存"按钮保存查询表。至此，一个查询汇总表制作完成。

技巧点拨："合计"选项用于计算组中字段所有值的和，"最大值"和"最小值"选项用于计算组中所有值中的最大值和最小值。"计数"选项用于计算组中非空值的行数，StDev 选项用于计算组中该字段所有值的统计标准方差。First 和 Last 选项用于返回字段中的头一个值和末一个值。Expression 选项用于创建表达式中包含合计函数的计算字段。Where 选项用来指定不用于分组的字段准则，选择该项时 Access 将取消勾选"显示"复选框，而隐藏查询结果中的字段。

(三) Access 的联接查询

在查询中可以添加多个表或查询，同时在一个查询中也可以联接多个表和查询，这样可以实现对多个表中的数据或相关数据进行查询。下面介绍在查询中创建联接的方法。

步骤 1：打开需要使用的查询，在表标签上右击鼠标，选择快捷菜单中的"设计视图"命令。

步骤 2：在设计视图模式下，打开功能区的"设计"选项卡，单击"查询设置"组中的"显示表"按钮。

步骤 3：打开"显示表"对话框，在"表"选项卡的列表中选择需要添加的表，然后单击"添加"按钮将选择的表添加到当前的查询中，然后单击"关闭"按钮。

步骤 4：在添加的新表列表框中双击字段名向查询添加字段。

步骤 5：将后一个表中的"姓名"字段拖放到"基本情况表"字段列表的"姓名"字段选项上创建查询联接。

步骤 6：双击查询字段列表之间的联接线，打开"联接属性"对话框，对联接属性进行设置，完成设置后单击"确定"按钮。

技巧点拨：如果要删除创建的查询联接，选择联接线后，按 Delete 键即可。

步骤 7：在"设计"选项卡的"结果"组中单击"运行"按钮，显示查询结果。

六、创建窗体

窗体是一个数据库对象，可用于输入、编辑或者显示表或查询中的数据。可以使用窗体来控制对数据的访问，如显示哪些字段或数据行。例如，某些用户可能只需要查看包含许多字段的表中的几个字段。为这些用户提供仅包含那些字段的窗体，更便于他们使用数据库。

(一) 使用向导创建窗体

可以将窗体视作窗口，用户通过它查看和访问数据库。有效的窗体更便于用户使用数据库，因为省略了搜索所需内容的步骤。Access 2016 提供了一种功能强大的创建窗体的窗体向导，根据用户的选择，窗体向导将能够逐步引导用户创建需要的窗体。下面介绍使用 Access 2016 窗体向导创建一个新窗体的过程。

步骤 1：启动 Access 2016，打开数据库。在"创建"选项卡的"窗体"组中单击"窗体向导"按钮。

步骤 2：打开"窗体向导"对话框，在"表 / 查询"下拉列表框中选择要创建窗体的表。在"可用字段"列表中依次选择除 ID 外的字段选项，将选择的字段选项添加到"可用字段"列表中。完成字段选择后单击"下一步"按钮。

步骤 3：设置窗体的布局，可以使用默认的"纵栏表"布局，然后单击"下一步"按钮。

步骤 4：设置窗体的标题，完成设置后单击"完成"按钮创建窗体，此时便完成了窗体的创建。

(二) 创建包含数据表的窗休

在 Access 2016 窗体中可以包含数据表，下面介绍快速创建包含数据表的窗体的操作方法。

步骤 1：启动 Access 2016 数据库，打开表。在"表"选项卡中单击"关系"组中的"关系"按钮。

步骤 2：切换到关系视图模式，在"设计"选项卡单击"显示表"按钮。

步骤 3：打开"显示表"对话框，在"两者都有"选项卡中选择需要添加的表，然后单击"添加"按钮，添加完成后单击"关闭"按钮。

步骤 4：在"关系"选项卡中从一个表的字段列表中拖动一个字段到另一个字段列表中。打开"编辑关系"对话框，单击对话框中的"创建"按钮，此时将创建一对多的关系。

步骤 5：单击"期末考试成绩表"标签选择该表，打开"创建"选项卡，在"窗体"组中单击"窗体"按钮，此时将创建一个包含数据表的窗体。

（三）在设计视图中快速创建窗体

在 Access 设计视图中，主要对以向导创建的窗体进行修改和修饰，但也可以在设计视图中直接创建窗体。无论是否使用 Access 窗体向导建立新窗体，任何细节的修改与显示的控制，都必须在"窗体设计"窗口中进行，就如更正查询设置在"查询设计"窗口中进行一样。下面介绍在设计视图中快速创建窗体的方法。

步骤 1：打开数据库，在"创建"选项卡中单击"窗体设计"按钮。

步骤 2：在"设计"选项卡中单击"标题"按钮，在窗体中插入标题并输入标题内容。

步骤 3：打开"主题"选项卡，单击"主题"按钮，在下拉列表中选择一款预设主题应用到窗体中。

步骤 4：打开"设计"选项卡，在"工具"组中单击"添加现有字段"按钮。

步骤 5：打开"字段列表"窗口，在"可用于此视图的字段"列表中双击表中的字段将其添加到窗体中。

步骤 6：完成字段的添加后单击"字段列表"对话框右上角的"关闭"按钮，保存设计完成的窗体，返回窗体视图模式，即可使用窗体来查询表中的数据。

七、使用报表

报表是以打印格式显示数据的一种有效方式，一般都绑定到数据库的一个或多个表和查询中。报表不仅提供和窗体类似的查阅、新建、编辑和删除数据的方法，而且还提供打印功能，并可以对大量原始数据进行比较、汇总和小计，可以生成清单、订单及其他所需的输出内容，可以方便地处理商务信息。

(一) 使用报表向导创建报表

创建报表与创建窗体的操作有很多类似的地方，用户可以采取多种方法创建报表，报表向导提供了一种灵活创建报表的方式。使用报表向导，用户可以指定报表中显示的字段，同时可以根据需要设置报表的布局和格式以美化报表。下面介绍使用报表向导创建报表的具体操作方法。

步骤 1：启动 Access 2016，打开数据库文件在功能区的"报表"选项卡中单击"报表向导"按钮。

步骤 2：打开"报表向导"对话框，在"表/查询"下拉列表中，选择为报表提供数据的数据源，在"可用字段"列表中选择表中的字段，双击字段或单击" >>"按钮将其添加到右侧的"选定字段"列表中，完成字段添加后单击"下一步"按钮。

技巧点拨：直接单击" >>"按钮可将"可用字段"列表中所有的字段都添加到"选定字段"列表中。

步骤 3：使用向导添加分组级别。在左侧的列表框中选择"职位"选项后单击">>"按钮，设置报表以"职位"字段来分组，完成设置后单击"下一步"按钮。

步骤 4：此时，使用向导可以确定排序顺序和汇总信息，这里设置按照"数学"字段值升序排列，完成设置后单击"下一步"按钮。

步骤 5：使用向导可以设置报表的布局方式，可以使用默认设置，单击"下一步"按钮进入下一步设置。

步骤 6：使用向导能设置报表的标题，这个标题将在打印预览时显示在标题栏上，同时也将作为报表的文件名在"请为报表指定标题"文本框中。输入报表标题后，单击"完成"按钮创建报表。

步骤 7：Access 2016 将自动打开报表。

步骤 8：关闭报表预览后，Access 2016 将显示报表设计界面。

(二) 报表的计数功能

报表的计数功能在对报表中包含的记录进行计数时非常有用。在分组或摘要报表中，可以显示每个组中的记录计数；或者可以为每个记录添加一个行号，以便于记录间的相互引用。下面介绍对报表中的记录进行计数并添加行号的操作方法。

步骤 1：打开报表，在"开始"选项卡中单击"视图"组中"视图"按钮，在下拉列表中选择"布局视阁"选项。

步骤 2：在报表中单击需要计数的字段，在"设计"选项卡的"分组和汇总"组中单击"合计"按钮，在下拉列表中选择"记录计数"选项。

步骤3：此时在报表中将显示分组计数值和字段所有数据的计数值。

步骤4：在"设计"选项卡的"视图"组中单击"视图"按钮，在下拉列表中选择"设计视图"选项。

步骤5：在"设计"选项卡的"控件"组中选择"文本框"控件。

步骤6：拖动鼠标，在报表上"数学"字段左侧绘制文本框。

步骤7：在"设计"组中单击"属性表"按钮。

步骤8：打开"属性表"窗格，设置控件的名称和数字格式，同时在"控件来源"文本框中输入"=1"。

步骤9：在"运行总和"下拉列表中选择"工作组之上"选项。

步骤10：完成控件设置后，关闭"属性表"对话框，切换到报表视图，报表按分组添加了行号。

(三) 打印报表

在 Access 中使用"报表"来打印格式数据是一种非常有效的方法。因为"报表"为查看和打印概括性的信息提供了最灵活的方法。下面介绍报表的打印预览和打印设置的方法。

步骤1：打开数据库，在左侧的"所有表"窗格中双击创建的报表，在报表名称标签上右击鼠标，在快捷菜单中选择"打印预览"选项。

步骤2：进入打印预览视图模式。在"打印预览"选项卡的"显示比例"组中单击"显示比例"按钮上的"下拉按钮"，在下拉列表相应的选项设置打印预览的显示比例。

步骤3：在"页面大小"组中单击"页边距"按钮，在下拉列表中选择相应的选项设置页边距。

步骤4：在"页面布局"组中单击"页面设置"按钮。

步骤5：打开"页面设置"对话框，使用该对话框对要打印的页面进行设置。

步骤6：完成打印设置后，单击"打印"组中的"打印"按钮。

步骤7：打开"打印"对话框，使用该对话框对使用的打印机、报表打印范围和打印份数等进行设置。完成设置后单击"确定"按钮即可实现报表的打印。

技巧点拨：在"页面设置"对话框中，"打印选项"选项卡用于设置上、下、左、右四个方向的页边距，如果勾选"只打印数据"复选框，将只打印报表中的数据。"页"选项卡用于设置页面的打印方向、纸张的大小，以及指定打印机等。"列"选项卡用于对网格进行设置，同时还可以设置列的大小和布局方式。

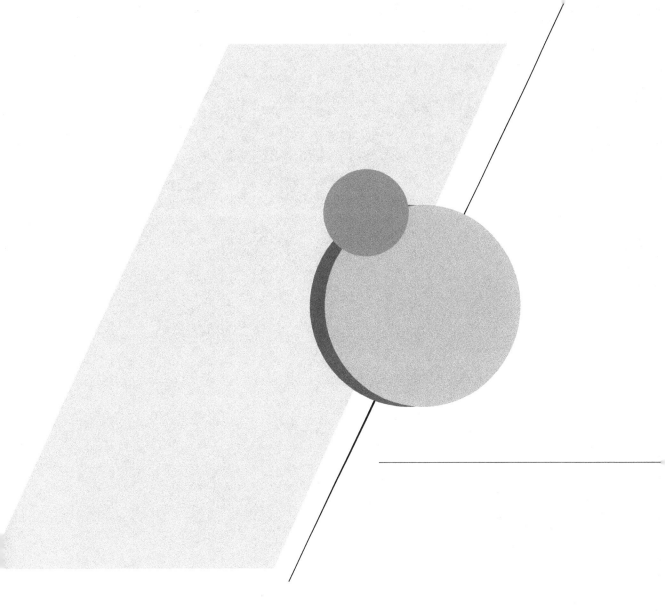

第四章　计算机与信息技术的医学应用

计算机和信息技术在医学领域的应用，经历了多年的研究和发展，已成为现代医学中的一个新的边缘学科。计算机技术已经渗透到医学及其管理的各个领域，可以利用计算机获取、存储、传输、处理和利用医学及医学管理的各种信息。

第一节 计算机在医学中的应用

计算机的应用很广泛，其在医学中的应用有如下几种。

一、计算机辅助诊断系统

计算机辅助诊断（CAD）是指通过影像学、医学图像处理技术及其他可能的生理、生化手段，结合计算机的分析计算，辅助医生发现病灶，提高诊断的准确率。现在常说的 CAD 技术主要是指基于医学影像学的计算机辅助技术。有人称 CAD 技术为医生的"第三只眼"，采用 CAD 系统有助于提高医生诊断的敏感性和特异性。

由于病人的个体差异及医生对影像信息观察掌握的局限性，有时不免会产生判断的失误或错误。根据现代影像提供的信息，按照不同疾病的临床影像特征，利用计算机对病变的特征进行量化分析处理并做出判断，从而避免因"人"对事物判断的局限性带来的失误，这就产生了医学 CAD 概念。

二、医疗专家系统

医疗诊断系统是专家系统的一个重要应用领域。世界上比较著名的医疗诊断系统包括青光眼医疗诊断系统、内科病医疗诊断系统、处理精神病的系统、肾病医疗诊断系统等。我国在中医专家系统方面做了大量研究，中医专家系统是把医疗专家系统知识应用于中医技术的一项计算机技术。

三、医院信息系统

医院信息系统（Hospital Information System，HIS），亦称医院管理信息系统，是医学信息学的重要研究对象和内容。信息科学在医学领域的应用称为医学信息学。信息科学是以信息为研究对象，以计算机、网络、通信等技术为研究工具，以扩展人类的信息功能为主要目标的一门新的综合性学科。

四、 医学图像处理与图像识别

随着医学成像技术的发展与进步，图像处理与图像识别在医学研究与临床医学中的应用越来越广泛。在医学领域中有大量的图像需要处理和识别，以往都是采用人工方法，其优点是可以由有经验的医生对临床医学图像进行综合分析，但分析速度慢，正确率因医生而异。计算机高速度、高精度、大容量的特点，可弥补上述不足。特别是有一些医学图像，如脑电图的分析，仅靠人工观察，只能提取少量信息，大量有用信息白白浪费；而利用计算机可做复杂的计算，能提取其中许多有价值的信息。在某些情况下，利用计算机处理、识别医学图像，可以做人工做不到的工作。

五、 医疗设备智能化

医疗设备智能化是现代医疗仪器与计算机技术及其各种软件结合的应用。医疗设备智能化是医疗仪器发展的一个方向，它与传统医疗设备比较，具备测量精准、设计人性化、操作简单等优势。

六、 虚拟现实技术在医学中的应用

虚拟现实是近年来发展起来的一项新的技术，它已经被广泛地应用于许多领域，特别是在医学领域。虚拟现实技术在疾病的诊断、康复，以及医学教育与培训等方面都发挥重要作用。

医院急救室好比一个战场，要有效地完成急救室的急救工作，需要医护人员有充分的"排练"准备。现在这种训练工作可以在一个虚拟环境中完成。在这种训练系统中，要构造一个虚拟的急救室，包括病床、桌子、抽屉（抽屉里还可以装有绷带、剪刀、镊子和注射器等）、手术器械及急救室的其他必需器械。理论上讲，可以让一个虚拟病人受到任何部位及任何程度的伤害。在一个交互式的虚拟训练环境中，可预先设计一个病人受伤害的过程，让接受训练的医护人员可能治愈这个"病人"，也可能造成更大的伤害以致发生医疗事故。这样一来，就基本有了急救室的那种氛围，可以进行急救训练。

当前，器官移植手术正广泛使用，但它有一个急需解决的问题就是排异性，也就是接受器官的病人的身体本身可能"不愿意接受"外来器官，而不管病人的思想上愿不愿意接受，这种情况只有在手术进行后才能知道，而这时再采取补救措施已经来不及了。虚拟现实技术在这方面能发挥很大作用。利用它可以在手术前根据接受器官病人和被移植器官的生理特性及生化特性，在虚拟环境中模拟移植后的情况，观察移植后的效果，为移植手术的实际实施提供指导。

在远程医疗中采用虚拟现实技术，外地病人的各种生理参数都能反映在医疗专家面前的虚拟病人身上，专家们便能及时得出结论，并给出相应的治疗措施。这样，利用远程医疗技术，即使偏远地区的病人也可以得到经验丰富的医生的诊治，特别是那些患有当地医生无法解决的疑难杂症的病人。

第二节　医院信息管理系统

一、概念及作用

(一) 基本概念

随着信息化技术的发展，医院信息管理系统已经成为现代化医院运营的必要技术支撑和基础设施，实现医院信息管理系统的目的就是以更现代化、科学化、规范化的手段来加强医院的管理，提高医院的工作效率，改进医疗质量，从而树立现代医院的新形象，这也是医院现代化管理发展的必然方向。

医院信息管理系统 (Hospital Management Information System, HMIS)，亦称医院信息系统，是指利用计算机软硬件技术、网络通信技术等现代化手段，对医院及其所属各部门的人流、物流、资金流进行综合管理，对在医疗活动各阶段产生的数据进行采集、储存、处理、提取、传输、汇总、加工生成各种信息，从而为医院的整体运行提供全面的、自动化的管理及各种服务的信息系统。HIS 是覆盖医院所有业务及其全过程的信息管理系统。

(二) 作用

医院信息管理系统的作用主要体现在经济管理功能、药品管理功能、临床诊疗功能、综合管理与统计分析功能、外部接口功能等方面。

1. 经济管理功能

经济管理功能属于医院信息系统中最基本的部分，主要包括门诊、急诊挂号，门诊、急诊划价收费，出入院管理，住院收费等。

2. 药品管理功能

药品管理功能协助整个医院完成对药品的管理，主要包括对药库、门诊药房、住院药房、药品价格等信息的管理，集中加强了基本药物的管理。

3. 临床诊疗功能

临床诊疗功能主要是将病人整个诊疗过程作为主线，处理与病人诊疗有关的各种诊疗数据与信息，主要包括各种与诊疗有关的工作站，如门诊医生工作站和护士工作站等。

4.综合管理与统计分析功能

综合管理与统计分析功能是指对医院各类相关数据的统计分析和管理，并将所有数据进行汇总、分析、综合处理，供领导决策和卫生部门查询使用，主要包括医疗统计、院长综合查询与分析、卫生局综合查询与分析等。

5.外部接口功能

外部接口功能提供了医院信息系统与新农合系统的接口，并将逐步实现与医疗保险系统、双向诊疗系统、远程医疗咨询系统、妇幼保健系统等的接口，解决医院与社会上相关系统的互联问题。

二、系统的构成

医院信息管理系统是指与医疗活动直接有关的信息系统，包括医疗专家系统、辅助诊断系统、辅助教学系统、危重病人监护系统、药物咨询监测系统，以及一些特殊诊疗系统（如 CT、B 超、心电图自动分析、血细胞及生化自动分析等）。这些系统相对独立，形成专用系统或由专用电子计算机控制，主要完成数据采集和初步分析工作，其结果可通过联机网络汇集成诊疗文件和医疗数据库，供医生查询和调用。

医院信息管理系统主要包括以下四类。

（1）行政管理系统：包括人事管理系统，财务管理系统，后勤管理系统，药库管理系统，医疗设备管理系统，门诊、手术及住院预约系统，病人住院管理系统等。

（2）医疗管理系统：包括门诊、急诊管理系统，病案管理系统，医疗统计系统，血库管理系统等。

（3）决策支持系统：包括医疗质量评价系统、医疗质量控制系统等。

（4）各种辅助系统：包括医疗情报检索系统、医疗数据库系统等。

第三节　中医专家系统

一、基本概念

中医专家系统是把专家系统知识应用于中医领域的一项计算机技术。

中医专家系统是人工智能的一个分支，主要目的是使计算机在各个领域中起到人类专家的作用。它是一种智能程序子系统，内部具有大量中医专家水平的知识领域和经验，能利用仅有人类专家可用的知识和解决问题的方法来解决该领域的问题。它是一种计算机程序，可以用专家的水平（有时超过专家）完成一般的、模仿人类的解题策略，并与这个问题所特有的大量实际知识和经验知识结合起来。

二、特点及作用

一般来说，中医专家系统有三个特点：①启发性，能运用专家的知识和经验进行推理和判断；②透明性，能解决本身的推理过程，能回答用户提出的问题；③灵活性，能不断地增长知识，修改原有的知识。

中医专家系统的代表有"慈方数字名医服务系统"和"中医全科专家系统"。前者是在 PC 上运行的系统；后者是在智能手机和平板电脑上使用的 App，它们均能起到以下作用。

（1）"复活"古代名医，造福现代病人。

（2）将医生从繁重治疗中解放出来，把精力用于中医的发展。

（3）弥补过细分科导致的医生知识缺陷，减少误诊和漏诊。

（4）让医生能够在短时间内驾驭浩如烟海的医学经验，在一个高起点的平台上快速进步，成长为名医。

第四节　远程医疗会诊系统

一、定义

所谓远程医疗，就是借助信息及电信技术来交换相隔两地的病人的医疗临床资料及专家的意见。远程医疗包括远程医疗会诊、远程医学教育、建立多媒体医疗保健咨询系统等。远程医疗会诊在医学专家和病人之间建立起全新的联系，使病人在原地、原医院即可接受异地专家的会诊并在其指导下进行治疗和护理，可以节约医生和病人大量时间和金钱。

二、发展史

20 世纪 50 年代末期，已有很多人对利用电信信道联系身处异地的医护人员这一措施的可行性进行了调查研究。电信信道还包括信息处理技术，其中可能是比较基础的，如电话、传真机，也可能是很尖端的，如专用医疗仪器的双向交互式声像交换。1994 年 9 月，美国 SynOptics 公司和 NIT 在国会山庄向国会和克林顿总统成功地演示了全国保健试验示范系统。系统模拟一个在南加州发生车祸的病人，送入洛杉矶的医院，医院调用病人在东海岸巴尔的摩市的病历档案，并与东海岸的病人的保健医生和在另一个地点的第三方专家进行会诊和咨询。1995年1月美国俄克拉荷马州的远程医疗网络投入运营，这是当时世界上最大的远程医疗专用网络。它通过一个专门的 T1 网络，把俄克拉荷马州 140 家医院中的 54 家联结起来。

我国是一个幅员广阔的国家，医疗水平有明显的区域性差别，特别是广大农村和边远地区，因此远程医疗在我国更有发展的必要。我国从上世纪 80 年代才开始远程医疗的探索。1988 年，解放军总医院通过卫星与德国一家医院进行了神经外科远程病例讨论。1995 年上海教育科研网、上海医大远程会诊项目启动，并成立了远程医疗会诊研究室。目前经过验收合格并正式投入运营的包括中国医学科学院北京协和医院、中国医学科学院阜外心血管病医院等全国二十多个省市的数十家医院网站，已经为数百例各地疑难急重症患者进行了远程、异地、实时、动态电视直播会诊，成功地进行了大型国际会议全程转播，并组织国内外专题讲座、学术交流和手术观摩数十次，极大地促进了我国远程医疗事业的发展。根据国家卫生信息化的总体规划，原解放军总后勤部卫生部提出了军队卫生系统信息化建设 " 三大工程 "，并分别被列为国家 " 金卫工程 " 军字 1、2、3 号工程，其中军字 2 号工程即为建设全军医药卫生信息网络和远程医疗会诊系统。

尽管我国的远程医疗已取得了初步的成果，但是距发达国家水平还有很大差距，在技术、政策、法规、实际应用方面还需不断完善；同时，广大人民群众对远程医疗的认识还有待进一步提高。远程医疗技术的发展与通信、信息技术的进步密不可分。我国幅员广阔，特别是广大农村和边远地区医疗水平较低，远程医疗更有发展的必要，但目前仍然受到技术、法律和认识的制约。为了实现对重症病人的监护，早期大多数医院采取了电视监控的手段，这就是远程医疗的雏形。计算机技术和通信技术的发展，特别是互联网络的发展，为远程诊断、远程治疗和远程手术提供了技术平台。于是，现代意义上的远程医疗作为一项新的应用技术提了出来，并很快得到了广泛的关注。

三、构建远程医疗会诊系统的主要技术

(一) 诊疗和临床检测工程技术

诊疗和临床检测工程技术包括心电图、血压、血氧等生理和电生理参数的检测技术，B 超、CT 等医学成像技术，血、尿、体液的各种生化含量指标的检测技术等。由于远程医疗的特点是病人在异地，有些面对面就诊时可以获取的信息可能无法获

取或无法直接获取（如触摸等）。

目前面临的问题就是怎样将这些信息进行数字化，并联网进行传输，这就对传统的医疗设备提出新的要求。

（二）信息学技术

信息学技术包括各种医疗信息的存储、显示、处理、查询、管理，以及各种数据库技术等。在远程医疗活动中，采集后的医疗信息进行存储也是一个难题，不仅存储量大，而且时间长，有的病人资料要保存几十年以备查询，因此熟练和合理地运用数据库乃至数据仓库至关重要。

信息显示技术关系到诊断的准确性，所以要尽量选择较好的显示器。医疗信息的处理也发挥着重要作用，要让信息更易读、更准确，对于海量的医学信息，科学管理有利于信息的分析和利用，大量的临床信息的纵横分析将揭示新的医疗现象和规律，这也有利于医学学科的发展。

（三）远程通信技术

远程医疗中传送的医学信息主要有数据、文字、视频、音频和图像等形式。其中数据和文字信息的数据量小，对通信要求不高。视频和音频信号数据量较大，在远程实时会诊中通常需要同时传送视频和音频信号。一些医学影像信息也经常需要用到，如 X 光片、CT 图像等静止图像和运动图像，这些都需要传输速度较快、较稳定的通信网络。

第五节 虚拟现实技术在医学中的应用

一、概述

虚拟现实作为一门真正具有多媒体交互共享模式的新兴技术，以其独特的优势，在各个领域的应用越来越广泛。特别是 LED 和 CRT 显示器技术、高速图形技术、多媒体技术及示踪技术的发展，使虚拟现实技术在医学领域的应用不断扩大，对传统的医学诊断、治疗和医学科研、教育产生了深远的影响。

虚拟现实系统是利用计算机及专用硬件和软件仿真各种现实环境，通过计算机和信息技术构造虚拟自然环境，将用户和计算机结合成一个整体。用户置身于模仿真实世界而创建的三维电子环境中，通过各种技术模拟直接进入虚拟环境去接受和影响环境中各种感觉刺激，与虚拟环境的人及事物进行行为和思想的交流。用户可以利用人类本能的方式与计算机进行信息交流，人的语言、眼神、手势都可以为计算机所识别，而人则可以用听觉、视觉、触觉来感受计算机信息，就如同人们在现实环境中对话、相互交流一样的感受，达到人与计算机进行直观、自然的交互。

二、应用

(一) 虚拟手术

现代科学技术的发展越来越能体现多门学科的交叉和渗透。虚拟手术 (Virtual Surgery, VS) 是集医学、生物力学、机械学、材料学、计算机图形学、计算机视觉、数学分析、机械力学等诸多学科为一体的新型交叉研究领域。其目的是使用计算机技术 (主要是计算机图形学与虚拟现实) 来模拟、指导医学手术所涉及的各种过程，在时间段上包括了术前、术中、术后，在实现的目的上有手术计划制订、手术排练演习、手术教学、手术技能训练、术中引导手术、术后康复等。

虚拟手术的研究目前正在逐步形成之中，与之相关的一些研究方向主要有医学可视化、医用机器人、手术模拟、图像引导手术、计算机辅助手术等。我们认为使用虚拟手术这个名词能够更充分地体现虚拟现实作为计算机图形学在医学治疗过程中的作用，充分体现人机交互和真实感。国外也称此方向为虚拟手术室或医学虚拟现实。

虚拟手术是利用各种医学影像数据和虚拟现实技术在计算机中建立一个模拟环境，医生借助虚拟环境中的信息进行手术计划和训练，以及研究实际手术过程中引导手术的新兴学科。

(二) 机器人辅助手术系统

机器人辅助手术系统通常被用于微创手术精确定位，同时也应用于外科手术，规划模拟、教学训练、遥控操作、辅助导航等方面。与传统操作相比，机器人有提高手术质量和安全的特点，如可以精确完成 6 自由度的三维空间定位，具有极高的重复操作精度，不会抖动，不会疲劳，不怕辐射，能融合多种传感器信息等。现在已经被广泛应用于神经外科、骨科、整形外科、心脏外科、牙科等科室。机器人辅助手术系统的工作流程如下。

(1) 采集某区域的影像信息。为了定位，首先将病人某部位固定，在其体表粘贴四个固定体外标记点，然后采集该部位相应 CT、MRI 及 PET 的连续断层或薄层二维影像信息送交服务器存储。

(2) 虚拟建模。首先，利用三维建模软件对虚拟环境及在其中执行操作的机器人进行建模。其次，对病人该区域进行建模，将获得的 CT、MRI 及 PET 的连续断层二维影像数据先进行滤波、图像增强等预处理后，对图像进行分割与配准，重建立体图像，获得该组图像序列的立体数据空间，简称为图像空间，它是医生的手术路径规划空间。

（3）空间注册。在该区域体表周围粘贴的四个体外标记点可以在扫描数据中识别出来，在其图像空间的坐标位置也可以获得进而可以得到图像空间与病人间的映射关系。对病人感兴趣部位固定后，操纵机器人依次在病人该部位接触四个标记点，可以得到这四个标记点在机器人空间的位置坐标，进而得到病人空间与机器人空间的映射关系。将两个映射关系进行合并、求解，便可以得到机器人空间与图像空间的映射关系。这样可以将图像空间中规划的手术路径转化到机器人坐标系中来。

（4）制订手术方案。根据各种辅助诊断及医生确诊结果，在图像空间确定病灶位置、大小、体积及毗邻关系，设定最佳手术路径并将其转换为机器人可以执行的运动姿势，手术路径的选择应符合最小损伤原则。

（5）手术操作。操控机器人的机器臂，使其准确无误地完成手术规划姿态。按照空间定位映射关系，将机器人运行至实际手术操作位置，再由医生操控手术操作。

（三）微创外科手术技术

微创外科手术技术，是手术医生在腔外操纵插入腔内的手术器械，直视监视屏幕进行手术操作。由于 MIS 技术性很高，过去只有经验丰富的高资历医生才能进行操作，一般医生不易掌握，限制了这项技术的广泛应用。有时医生一天可能做好几例手术，这时疲劳和人手操作不稳定等因素都会影响手术质量。

机器人辅助 MIS 技术在一定程度上解决了上述问题。机器人操纵手术器械的优点有：①可以依据医学图像通过空间注册在计算机上对机器人机械臂进行精确定位；②可以没有颤动地执行持续动作；③可以快速、准确地通过复杂的轨迹重新定位或者到达多个目标等。

开展机器人辅助 MIS 技术的研究，不仅在手术精确定位、手术最小创伤、手术最优质量等方面将带来一系列技术革命，而且将改变常规外科手术的许多观念，会对新一代手术设备的开发与研制、新世纪临床医师的技能要求与培训、人工假体的设计、临床或家庭的护理及康复训练等方面的发展产生巨大的影响。

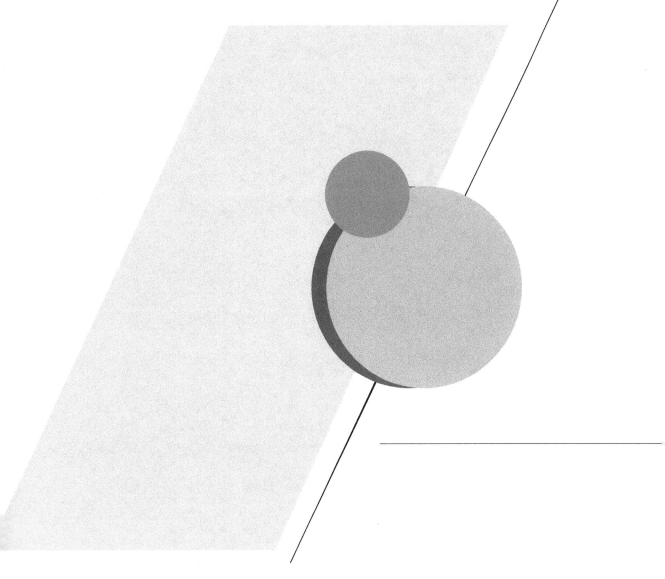

第五章　医院信息系统

医院信息系统（Hospital Information System, HIS）是覆盖医院所有业务的信息管理系统，是现代化医院运营的必要技术平台和基础设施。建设医院信息系统的目的是以数字化、科学化、规范化的手段来进行医院管理，提高医院管理的工作效率，改进医疗质量和服务水平，树立现代化医院的新形象，是未来医院发展的必然方向。

第一节　医院信息系统的概述

医院信息系统是国际公认的新兴医学信息学的一大重要分支，是医学信息学研究中应用最早、发展最快、普及程度最广的一个领域。目前，我国城市的大中型医院大多数都具有了规模不一、程度不同的医院信息系统。

一、医院信息系统的概念

医院信息系统是为了医院的经济效益和社会效益而建立的信息管理系统。1988 年，美国著名医学信息教授 Morris Collen 对 HIS 下了如下定义：HIS 的目标是用计算机和通信设备采集、存储、处理、访问和传输所有和医院相关的病人医疗信息和管理信息，满足所有授权用户功能上的要求。

原卫生部 2002 年的定义是：医院信息系统是指利用计算机软硬件技术、网络通信技术等现代化手段，对医院及其所属各部门的人流、物流、财流进行综合管理，对在医疗活动各阶段中产生的数据进行采集、存储、处理、提取、传输、汇总、加工生成各种信息，从而为医院的整体运行提供全面的、自动化的管理及各种服务的信息系统。

由此可见，HIS 是依赖于计算机科学、通信科学、电子工程、管理科学、医院管理学等多个学科，但又相对独立的一门新兴的交叉学科。该学科专门研究医学信息的特点及计算机处理和管理医学信息的技术，是医学信息学的一个重要分支。同时，HIS 又是一门实践性很强的学科，其研究的对象是信息技术及信息技术与管理业务的结合，其应用对象主要是医院及医院内从事管理、医疗、医技、护理、科研、教学等方方面面的人员。因此，HIS 是现代医院信息化管理不可缺少的基础设施和支撑环境。

医院是一个复杂的机构，它既要为患者提供医疗、护理服务，同时又要维持其自身内部错综复杂的管理，所以医院的数据量极大。医院的信息不仅包括病人信息，还包括支持病人医疗活动的门诊、病房、药房、医技、设备等的管理信息。早期的医院信息系统，偏重于医院的人流、物流、财流的管理，近年来随着对病人信息的重视，实验数据的计算机化、医学图像数据的数字化，以及电子病历和护理医嘱等渐渐地完善，信息处理也渐渐地转向以病人信息为主。

从数据的特点来看，医院信息大体上可以分为两大类，一类是关于医院管理方面的，另一类是关于病人临床医疗护理方面的。随着对管理对象要求的提高，按照管理数据的差异，人们将处理医院管理信息方面的系统称为狭义的医院信息系统，即医院管理信息系统（Hospital Management Information System，HMIS），将处理病人信息方面的系统称为临床信息系统（Clinical Information System，CIS）。事实上，HMIS 与 CIS 是相互关联的。例如医生工作站上面的信息既是 HMIS 的计价收费依据，又是 CIS 中的临床诊断治疗内容。

随着对医院数据管理的深入，按照临床数据的特点，在整个医院管理信息系统中，除了上面提到的狭义的 HMIS 和 CIS 外，还有为临床护理开发的护理信息系统（Nursing Information System，NIS），为管理病历开发的电子病历——EPR（Electronic Patient Record）或 CPR（Computer Patient Record）、为医学影像专科开发的医学图像存档及传输系统——PACS（Picture Archiving and Communication System）、为临床实验检查科室开发的"实验室信息系统"——LIS（Laboratory Information System）等。这些信息系统数据相互共享，互相协作，共同完成整个医院的信息处理工作。

根据目前我国 HIS 的应用情况及未来的发展趋势，我国正在逐步实现医院信息管理系统一体化，即集 CIS、NIS、LIS、ERP、PACS 及狭义的 HIS 等多种信息系统于一体，构建一个包罗万象的广义的 HIS。

二、医院信息系统的发展

医院信息系统起源于美国，最初是将计算机应用于医院财务管理方面，后来才应用到处理病人信息、医疗信息、医技信息、医学图像信息。国内从 1976 年开始应用计算机处理医院信息，上海肿瘤医院、原南京军区总医院、北京积水潭医院等是国内最早应用计算机处理医院信息的单位。

(一) 国外研究状况

20 世纪 50 年代中期，美国首先将计算机应用于医院财务管理方面。从那时起，计算机在医院得到广泛的应用，逐步形成医院信息系统。1965 年美国通过医疗保险方案，要求向所有的美国老年人提供住院保险，随着医疗费用的上升，一个病人接受服务越多或住院的时间越长，消耗的费用就越多，医疗保险已成为热点问题。在医疗保险制度的促进下，为了规范医院临床服务与操作，医院信息系统得到了很大的发展。20世纪60年代后期，医院信息系统包含了病人诊断和病人其他信息。此后，开发出了一批完整的、一体化的医院信息系统，包括门诊收费系统、住院收费系统、住院病人登记系统等。

日本、欧洲分别在20世纪70年代初也开始迅速发展医院信息系统。1980年在日本东京、1982年在英国伦敦、1983年在荷兰阿姆斯特丹召开的世界医药信息学大会对医院信息系统的发展起了很大的推动作用。这时的医院信息系统不仅涉及门诊信息、住院信息、费用信息的管理，而且还涉及医技信息的管理，例如检查、检验信息的管理。此后，还涉及了医学图像处理及远程医学信息处理。

1975年在日内瓦对《国际化标准疾病和死亡原因编目》进行了第九次修订，即公布了ICD-9。1985年美国放射学会发布了DICOM标准。当时，芬兰赫尔辛基大学医院已经具有医生工作站，在医生工作站上可以随时提取病人的临床检验信息及其他检查信息；同时法国的医生已经开始应用电话线传输X片的图像照片。1987年在美国成立了HL7（Health Level Seven，健康信息交换第七层协议）组织。1989年美国国立图书馆发布了统一的医学语言系统UMLS（The Unified Medical Language System），该系统解决了类似概念的不同表达问题，以及从医学数据源中提取信息的问题。1990年，在世界卫生大会上讨论并通过了国际疾病及健康统计分类的第十次修订本，即ICD-10。1992年，世界卫生组织正式发布ICD-10。

2002年1月，美国医疗信息和管理系统协会（Healthcare Information and Management System Society，HIMSS）对4000多家医疗机构进行调查，发表的第13届调查报告指出：美国当时有28000万人口，4915家医院，65万从业医师，每年医疗费用14000亿美元，年增长速度达13%以上，医疗机构每年用于信息化的费用为总预算的2%以上，约合300亿美元。庞大的资金投入，从一个侧面反映了医院信息化程度，以及医院信息化管理的水准。HIS作为一个成熟的应用软件已被发达国家医院所广泛应用，许多发展中国家，如南非、埃及等也开始推广并应用HIS，为HIS的本土化做出贡献。

2009年，美国国家医疗保险和医疗补助服务中心宣布，于2011年1月3日开设电子健康档案激励项目，要求所有符合资格的专业人士、普通医院和急诊中心必须使用经过认证的电子健康档案系统，政府希望通过激励政策推动电子健康档案的合理化使用。具有资质的专业人士可以在医疗电子健康档案激励项目实施的五年内获得高达44000美元的资助。2015年以后，医疗从业人员和符合条件的医院和急救中心如果落实电子健康档案制度不力，政府将对该医疗机构原有的保险报销比例进行调整。

近年来国外医院信息系统已经将探索的重点转向电子病历中的面向社区及面向偏僻地区的远程医疗、协助管理与诊断的计算机辅助决策支持、用自然语言来处理医生记录临床信息的方式促使数据处理逐渐从规范化回归到拟人化等方面。

(二) 国内研究状况

1976年，上海肿瘤医院利用计算机进行 X 线放射剂量的计算及有关的信息管理，1978年该院与复旦大学合作建立了计算机病史存储、检索和分析系统；同年，原南京军区总医院引进国产 DJS-130 计算机进行医院信息管理研究，例如病房管理、药品库房管理、科研病历管理等。1980年，北京积水潭医院在王安 VS-80 小型机上实现药房账务管理、药品库房管理。此后，解放军总医院在 HP3000/48 型小型机上实现了病人主索引、病案首页、药品、人事及图书采编、检索、借阅等信息管理。

1984年，国家卫生部下达了《计算机在我国医院管理中应用的预测研究》课题，成立了由上海肿瘤医院、原南京军区总医院、北京积水潭医院和黑龙江省医院组成的课题协作组。

1986年，国家卫生部成立计算机应用领导小组，指导和协调全国计算机应用工作，其中，医院信息系统是支持重点。1988年召开首次全国医院管理计算机应用学术会议。同年，国家卫生部医政司主持的医院信息系统开发计划列入"八五"攻关课题。1993年由国家计委牵头，电子工业部协调，正式下达国家重点攻关课题"医院综合信息系统"研究。1995年原卫生部制定《卫生系统计算机应用发展纲要》。1995年北京医科大学附属人民医院进行了大型 HIS 的建设试点工作。1996年，国家卫生部正式启动"金卫工程"，其中医院信息系统是主要内容之一。1996年推出的"中国医院信息系统"成为当时中国 HIS 的典型代表。1997年原卫生部颁发了 HIS 功能规范实施标准，并开展对 HIS 进行评审。

自1981年以来，中国医药信息学会（China Medical Informatics Association, CMIA）中国计算机用户协会医疗卫生分会、中国医院管理学会等学术性团体相继成立，这些学术组织在我国的 HIS 发展方面起了极大推动作用，一批有志于中国医院信息化建设的专家，通过各种学术会议发表了大量关于 HIS 的论文，并在这一领域进行了广泛交流与探索。

20世纪90年代以来，我国 HIS 进入快速发展期，许多城市的大中型医院或是自行开发设计，或是购买引进 HIS。各地的 HIS 软件开发公司纷纷成立，积极参与研发、推广。

经过20世纪90年代的高速发展，根据原卫生部2001年对我国6921家医院的抽样调查，有2179家医院使用信息管理系统，即已建设HIS的医院占31%。在这中间，若以医院规模统计，省级以上医院建设HIS达84%，地市级达37%，县级医院为34%。国内一些大型医院HIS的技术水平和应用程度已接近和达到了发达国家的平均水平。

美国医疗信息和管理系统协会调查显示，美国医院HIS首要考虑的是医疗保险的管理实施问题，毕竟医疗保险是医院的重要经济收入。21世纪前后，我国"城镇职工基本医疗保险制度"的推行对HIS的普及起了巨大的推动作用。原来对HIS持观望和犹豫的医院被迫仓促上马，原来自行开发的低水平HIS被迫升级换代，从而迎来了中国HIS又一个高速发展的时期。

原卫生部在2002年召开的全国卫生信息化工作会议上，重新修订颁布了《医院信息系统基本功能规范》，它将对我国HIS的建设产生深层次影响。卫生信息化建设"十五"规划的制定，加强了医院信息全面建设，并突出以病人为中心的临床信息系统。中华医学会第十一次全国医学信息学术的召开，以及中医药事业发展"十一五"规划的制定，将推动我国HIS去攀登一个新的高峰。

医院的信息化建设经过10年的建设，日趋成熟，HIS系统开始在中小型医院展开。前瞻产业研究院发布的《2016～2021年中国医疗信息化行业市场前瞻与投资战略规划分析报告》指出，2008～2015年我国医院信息系统规模呈逐年增长趋势，但增速有所降低，2014年的规模为20.02亿元，同比增长14.73%；2015年市场规模为22亿元左右，同比增长9.89%。

总体来看，国内医院信息系统市场竞争主要以国内企业之间的竞争为主。从现有已投入使用的HIS情况来看，全院数字化解决方案企业相对领先企业主要有东软集团、卫宁软件、东华软件等上市企业以及北京天健、杭州创业、智业软件、重庆中联等非上市企业；成本核算系统生产企业主要有东软集团和用友软件两家上市企业以及金算盘；目前国内预约挂号系统中和仁科技具有较强的竞争力；红帆是目前国内医院OA的主要系统解决方案供应商。

从医疗信息化整体来看，我国医院信息系统市场发展最为成熟，目前进入稳定发展时期。厂商的产品化程度提高，实施周期大大缩短。经过多年的建设，二、三级医院基本普及了医院信息管理系统，而基层医院的信息化刚刚进入到普及阶段，HIS系统的建设是当前主题。前瞻产业研究院认为，未来医院信息系统需求增长主要的推动因素来自于小型医院和基层医疗机构。

（三）云计算、大数据与医院信息系统

近年来，随着大数据、云计算、数据挖掘等新兴技术的广泛应用，这些新思想、新概念赋予医院信息系统新的内涵，也为建设医院信息系统提供了新的思路和方向。

与其他数据相比，医疗数据具有自身的特殊性。

（1）数据的多态性，如文字、图像、信号、语音、视频。

（2）数据的模糊性，如病例信息的客观不完整及描述疾病的主观不确切。

（3）数据的时序性，如病人的就诊过程或疾病的发病过程都在时间上有一个进度。

（4）数据的冗余性，如医学数据库中存在着大量相同的信息，造成空间浪费。

对于这些复杂的海量非结构化数据的处理，采用大数据、云计算、数据挖掘等技术能够做到节约资源、方便管理、提高效率。

三、实施医院信息系统的意义

面对日益激烈的医疗竞争市场，医院如何适应医疗卫生体制的变革、医疗保险制度的改革、医院补偿机制的改革及现代医学模式的深化？实现医院的现代化、科学化、系统化的管理是必须的。而 HIS 的应用是医院深化改革、强化管理和内涵建设的重要保障，对提高医疗服务质量、加强医院管理等方面都具有十分重要的作用。

（一）提高了工作质量和工作效率

HIS 改变了手工工作方式。例如，由计算机处理药物、检查、治疗等费用，可以节省划价人员人力成本，并可以大大提高收费处的工作效率，还可以节省护士转抄和处理医嘱的时间等。对原有的管理模式和工作流程按照原卫生部对《医院信息系统基本功能规范》的要求进行了改革与重组，这样既加快了医院内部的信息流动，提高了信息资源的利用率，又减轻了工作人员的劳动强度，大大提高了医院的整体效率和工作质量。

（二）提高了医院经济效益

HIS 的应用提高了信息资源的利用率，加快了病床周转。通过计算机自动计费，基本上堵住了漏费及人情费。对药品及物资进行即时的统一管理，可以使当前的价格与头脑中的滞后价格进行对比，减少了医院隐含的经济损失。通过管理软件对医疗物资实行严格的进销存管理，可以减少药品、物资的积压和浪费，减少库存及流动资金的占用，通过合理配置和使用医院的资源，极大地提高了医院的经济效益。

（三）强化了医院的科学管理

目前的 HIS 系统是按照国家卫生部《医院信息系统软件功能规范》和现行的医院管理制度的要求进行设计制作的，因此具有规范性、统一性和科学性等的特点，在此基础上对医院进行全面、准确、快捷的管理，从根本上改变了传统的静态、呆板、缓慢的管理方式，大大提高了整体管理水平。对于管理者来说，HIS 的自动化管理将帮助他们快速、准确地掌握医院情况，从而消除管理漏洞，做出正确决策和合理规划，从而强化了医院的科学管理。

（四）提高医院信誉度，增强市场竞争力

医院管理的科学化、收费的透明化，提高了病人及保险公司对医院的信任度，加强了医院在社会中的地位，增强了市场竞争能力。

（五）可以达到资源共享，提高医院信息的利用率

HIS 不仅加快了医院内部的信息资源的共享、信息的流动，同时也加快了医院与医院、医院与卫生防疫部门、医院与医疗保险部门、医院与其他上级卫生部门及单位之间的信息流动，提高了整体信息网络的效能，提高了综合分析能力和服务水平，对整个卫生事业的和谐快速发展起了促进作用。

（六）提高了医院的医疗治疗

HIS 能够保证医护人员随时随地掌握病人现在及以往的情况，及时地获得病人的检查、检验信息；通过远程会诊、远程医疗及远程教学，使一些地区医院、边远医院自身医诊力量不足的状况得到了有效的改善；疑难杂症病人无须转院，也为病人节省了大量就诊费用；通过远程医疗设置家庭病床，方便了病人，减轻了病区压力；远程教学为院方医疗人员整体水平的提高给予了帮助，提高了医院的医疗护理质量。

（七）促进了医学教学、科研及临床事业的发展

在 HIS 的管理下，医院数据以电子文档形式保留，这样为临床循证管理决策提供了科学数据，同时促进了医院的教学和科研。

HIS 将医院的管理思想、医院各部门的业务经验，以及当今最新计算机技术完美地结合起来，迅速改变了医院管理的面貌，有力促进了医院的快速、和谐、高效发展。因此，医院信息系统的实施对医院的信息管理、医院的可持续发展具有非常

重要的意义。

第二节　医院信息系统体系结构及核心业务流程

医院信息系统的体系结构涵盖了医院所有的事务，业务流程的核心是门诊和住院两个业务流程。

一、体系结构

根据原卫生部医院管理研究所制订的医院信息系统软件基本功能规范，可将整个医院信息系统划分为五个部分：临床诊疗部分、药品管理部分、经济管理部分、综合管理与统计分析部分、外部接口部分。

（一）临床诊疗部分

临床诊疗部分主要以病人信息为核心，将整个病人诊疗过程作为主线，医院中所有科室将沿此主线展开工作。随着病人在医院中每一步诊疗活动的进行产生并处理与病人诊疗有关的各种诊疗数据与信息。整个诊疗活动主要由各种与诊疗有关的工作站来完成，并将这部分临床信息进行整理、处理、汇总、统计、分析等。此部分包括：门诊医生工作站、住院医生工作站、护士工作站、临床检验系统、输血管理系统、医学影像系统、手术室麻醉系统等。

（二）药品管理部分

药品管理部分主要包括药品的管理与临床使用。在医院中药品从入库到出库直到病人的使用，是一个比较复杂的流程，它贯穿于病人的整个诊疗活动中。这部分主要处理的是与药品有关的所有数据与信息。它共分为两部分，一部分是基本部分，包括药库、药房及发药管理，另一部分是临床部分，包括合理用药的各种审核及用药咨询与服务。

（三）经济管理部分

经济管理部分属于医院信息系统中的最基本部分，它与医院中所有发生费用的部门有关，处理的是整个医院中各有关部门产生的费用数据，并将这些数据整理、汇总、传输到各自的相关部门，供各级部门分析、使用并为医院的财务与经济收支情况服务。此部分包括：门急诊挂号，门急诊划价收费，住院病人入、出、转、住院收费、物资、设备，财务与经济核算等。

(四) 综合管理与统计分析部分

综合管理与统计分析部分主要包括病案的统计分析、管理，并将医院中的所有数据汇总、分析、综合处理供领导决策使用。此部门包括：病案管理、医疗统计、院长综合查询与分析、病人咨询服务。

(五) 外部接口部分

随着社会的发展及各项改革的进行，医院信息系统已不是一个独立存在的系统，它必须考虑与社会上相关系统的互连问题。因此，这部分提供了医院信息系统与医疗保险系统、社区医疗系统、远程医疗咨询系统等接口。

二、核心业务流程

(一) 医院的组织机构情况

一所医院的主要构成分为两个部分，一是门诊部门，二是住院部门，医院的所有日常工作都是围绕着这两大部门进行的。

门诊部门和住院部门各下设若干科室，如门诊部门下设口腔科、内科、外科、皮肤科等，住院部门下设内科、外科、骨科等，二者下设的部分科室是交叉的，各科室都有相应的医生、护士，完成所承担的医疗工作，医生又有主治医师、副主任医师、普通医师或教授、副教授、其他之分。

为了支持这两大部门的工作，医院还设置了药库、中心药房、门诊药房、制剂室、设备科、财务科、后勤仓库、门诊收费处、门诊挂号处、问讯处、住院处、检验科室、检查科室、血库、病案室、手术室，以及为医院的日常管理而设置的行政部门等。

(二) 各部门的业务活动情况

1.门诊部门

首先，门诊病人需要到门诊挂号处挂号，如果是初诊病人要在门诊挂号处登记其基本信息，如姓名、年龄、住址、联系方式等，由挂号处根据病人所提供的信息制成 IC 卡发放给病人；然后，初诊病人可与复诊病人一样进行挂号和就诊排号，由挂号处处理病人的病历管理。

其次，病人需到门诊收费处缴纳挂号费，并持挂号和收费证明到相应医科就医，经医生诊疗后，由医生开出诊断结果或者处方，检查或检验申请单，如为处方，则病人需持处方单到门诊收费处划价交费，然后持收费证明到门诊药房取药；如为检查或检验申请单，则病人需持申请单到门诊收费处划价交费，然后持收费证明到检查科室或检验科室进行检查或检验。

当门诊药房接到取药处方后，要进行配药和发药，当药房库存的药品减少到一定量的时候，药房人员应到药库办理药品申领，领取所需的药品，而药房需对药品的出库、入库和库存进行管理。

当检查科室或检验科室接到病人的申请后，对病人进行检查或检验，并将检查或检验结果填入结果报告单，交给病人，各科室所做的检查或检验需记录在案。

2. 住院部门

当病人接到医生的建议，需住院治疗或接到医院的入院通知单后，应到住院处办理入院手续，需要登记基本信息，并交纳一定数额的预交款或住院押金。住院手续办理妥当之后，由病区科室根据病人所就诊的医科给病人安排床位，将病人的预交款信息录入并进行相应的维护和管理，病区科室还应按照医生开出的医嘱执行，医嘱的主要内容包括病人的用药，检查申请或检验申请。

病区科室应将医嘱中病人用药的部分分类综合统计，形成药品申领单，统一向药库领药，然后将药品按时按量发给住院病人，需对发药情况进行记录，并对所领取的药品进行统一的管理。

病区科室应将医嘱中的检查或检验申请单发给检查科室或检验科室，当相应的科室将申请进行处理并将检查通知发给病区科室后，由病区科室通知病人进行相应的检查或检验。

药库对药品申领单的处理和对药品的管理，检查科室和检验科室对申请、检查，以及相应的管理工作与门诊中的部分相同。

当病人需要手术时，首先由病区科室将手术申请提交给手术室，由手术室安排手术日程，进行材料、器械的准备。当准备妥当后，手术室将手术通知发给病区科室，由病区科室通知并安排病人进入手术室。手术室需将手术中的麻醉记录，术中医嘱，材料、器械的使用记录在案。

当病人可以出院时，应先在病区科室进行出院登记，办理出科，然后在住院处办理出院手续，即可出院。

当病人需要转科时，需在病区科室办理转科手续，转入另一病区，由另一病区的病区科室安排病人的床位，并对病人转入的相应资料进行管理。

第三节　医院信息系统的核心子系统

医院信息系统的核心子系统包括医学影像存储与传输系统、放射科信息系统、实验室信息系统、PIVAS 配液中心系统和电子病历系统等。

一、医学影像存储与传输系统

医学影像存储与传输系统（Picture Archiving and Communication System，PACS）是一个涉及放射医学、影像医学、数字图像技术（采集和处理）、计算机与通信、B/S 体系结构的多媒体 DBMS，涉及软件工程、图形图像的综合及后处理等多种技术，是一个技术含量高、实践性强的高技术复杂系统，也是 HIS 的重要组成部分。

（一）PACS 概述

PACS 主要解决医学影像的采集和数字化、图像的存储和管理、图像高速传输、图像的数字化处理和重现、图像信息与其他信息集成这五个方面的问题。

1. PACS 分类

实际应用中，根据 PACS 覆盖范围可将其分为小、中、大三种类型。

（1）小型：在医院某个部门内（如放射科内）实施的 PACS，目标是提高部门内医疗设备的使用效率。更大一点儿的，也可为医院内部的图像分发系统，目标是帮助医院的其他部门，特别是急诊室（ER）和监护病房（ICU）获得放射医疗部门生成的图像。

（2）中型。在整个医院内实施的完整 PACS，目标是支持在医院内部所有关于图像的活动，集成了医疗设备、图像存储和分发、数字图像在重要诊断和会诊时的显示、图像归档以及外部信息系统。

（3）大型。远程放射医疗，目标是支持远程图像传输和显示，实现院际间、城市内、城市间、国际间的远程放射医疗。

2. PACS 构成

PACS 的主要功能包括图像采集、传输存储、处理、显示以及打印等。硬件一般包括接口设备、存储设备、主机、网络设备和显示系统等。软件一般包括通信、数据库管理、存储管理、任务调度、错误处理和网络监控等。

PACS 主要由下面五个模块构成。

（1）医学图像采集模块。对于新的数字化成像设备，如 CT、MRI、DR、ECT 等，多有符合 DICOM3.0 的标准接口，可以直接从数字接口采集图像数据，PACS 的连接较为容易。对较早使用的数字化设备，由于无标准的 DICOM 接口，各个生产厂家的数字格式和压缩方式不同，需要解决接口问题才能进行连接。对于模拟图像的采集，DICOM 标准也有相应的规定。

（2）大容量数据存储模块。图像的存储需要解决在线浏览 30 天左右的所有住院病人图像，一般以大容量的阵列硬盘作为存储介质；对半年至一年的图像资料采用磁光盘存储；超过一年的图像资料一般用 DVD 或 CD-R 等介质存储，需手工检索。

（3）图像显示和处理模块。需要相应的专业图像处理软件，具有对医学图像进行各种后处理和统计分析的各种功能，如图像回放、三维重建、多切面重建等。图像显示根据原始图像的不同需要不同分辨率的显示器，如 DR 需要 2.5K 以上的分辨率，对 CT 和 MRI 的要求相对较低。

（4）数据库管理模块。图像数据库管理对 PACS 非常重要，需要具有安全、可靠、稳定和兼容性好的大型的数据库系统，如 Oracle、SQL Server 等。对医学图像数据库应用管理程序的设计应根据工作流程、数据类型、分类、病人资料等需求做到高效、安全、稳定、易于使用。同时和 HIS、RIS 进行良好的整合，实现真正的资源共享。

（5）影像传输的局域或广域网络模块。要求标准化、结构开放、扩展性好、可连接性好、稳定性好。需要 100M 高速以太网以上的连接带宽，使 DICOM 图像传输速度符合临床应用的要求。同时根据需要配置 Web 服务器与 Internet 连接，作为远程会诊的窗口。

3. PACS 的作用

总的来说，PACS 具有以下主要作用。

（1）解决医学影像的采集和数字化。PACS 系统是利用计算机信息技术，可以将不同型号、不同类别、不同地点的设备产生的图像，在统一的数字图像格式标准下进行存储。数字化影像设备的出现，使得医学影像能够直接从检查设备中获取，并进行图像的存储和管理。

（2）图像的存储和管理。医学图像保存的传统方式是使用胶片、照片或纸张等，其缺点是成本高，效率低；保存场地需不断增加，保管不易；需防蛀、防霉变、丢失；图像复制、传递不便，历史图像检索困难。PACS 彻底改变了传统的图像保存和传递方式，数字图像可以保存在磁盘、磁带、光盘上，占地小，成本低，保存时间长。

（3）数字化图像的高速传输。计算机技术和网络技术的发展，使得大容量的数字信息的存储、传送和显示能够实现。通过 PACS 的高速网络，医学数字图像能够互相传输和调用，方便了医学图像资源的跨地域共享，提高了图像的使用效率。

（4）图像数字化的处理和重现。PACS 系统按用户需求检索、调阅，用户可以在自己的终端上根据图像做出诊断，也可以对图像做各种处理，从而大大提高了医学影像资源的利用价值和利用率。

（5）图像信息与其他信息的集成。PACS 系统所提供的图像处理方面的相关工具，为医务工作者提供了便捷的图像信息加工工具和检索、处理工具。

4. PACS 的优势与特点

（1）减少物料成本。引入 PACS 后，图像均采用数字化存储，节省了大量的介质（纸张、胶片等）。

（2）减少管理成本。数字化存储带来的另外一个好处就是不失真，同时占地小，节省了大量的介质管理费用。

（3）提高工作效率。数字化使得在任何有网络的地方调阅影像成为可能，比如借片和调阅病人以往病历等。原来需要很长周期和大量人力参与的事情现在只需轻松点击即可实现，大大提高了医生的工作效率。医生工作效率的提高就意味着每天能接待的病人数增加，给医院带来效益。

（4）提高医院的医疗水平。通过数字化，可以大大简化医生的工作流程，把更多的时间和精力放在诊断上，有助于提高医院的诊断水平。同时各种图像处理技术的引进使得以往难以察觉的病变变得清晰可见。方便以往病历的调阅还使得医生能够参考借鉴以前的经验做出更准确的诊断。数字化存储还使得远程医疗成为可能。

（5）为医院提供资源积累。对于一个医院而言，典型的病历图像和报告是非常宝贵的资源，而无失真的数字化存储和在专家系统下做出的规范的报告是医院宝贵的技术积累。

（二）PACS 设计原则

1. 标准化原则

PACS 解决方案应遵从 DICOM3.0 国际标准，并按照 IHE 标准进行流程功能设计，并提供 HIL7 标准接口，按照《医院信息系统基本功能规范》进行建设实施。

2. 先进性原则

PACS 解决方案应采用国际上先进且成熟的计算机技术、网络技术、存储技术，并与先进的医学影像存档与通信系统软件共同构成一个有机的整体。此系统具有先进灵活的体系结构，系统的设计具有超前性，技术起点高，生命周期长。

3. 实用性原则

PACS 解决方案需充分结合用户的实际需求，利用医院现有基础设施、设备和信息技术资源，保护医院原有投资，进行科学规划和高效实施，为用户提供性价比最优的系统。

4. 扩展性原则

PACS 解决方案充分考虑到医院使用的实际情况，能够使用成熟软件模块及二次定制为医院提供符合实际使用需求的软件功能。在不改变总体设计结构的前提下，可使医院新的需求顺畅实现。

（三）PACS 与 HIS/R1S（放射科信息系统）的融合

医院影像设备所产生的影像及相关信息，在 PACS 中均以 DICOM3.0 文档表达。通过采用标准 HL7 接口或中间件技术，可完成 PACS 与 HIS 的数据融合，实现医学影像及其他信息在全院信息网络中的共享，融合目标如下。

（1）PACS/RIS 可获取 HIS 中的病人相关信息，包括检查信息、病历、医嘱等。

（2）PACS/RIS 中的影像及诊断等信息在 HIS 医生工作站中能够调阅。

（3）优化影像科室、检验科室与医院其他相关科室的工作流程。

（4）HIS 与 PACS/RIS 的信息共同组成电子病历。

PACS 与 HIS 的融合可通过以下三种方式实现。

（1）PACS/RIS 与 HIS 直接进行数据库读取。

（2）PACS/RIS 与 IIIS 通过第三方数据库（中间件技术）进行数据交换。

（3）PACS/RIS 与 HIS 系统以 HL7 标准方式进行通信。

二、放射科信息系统

放射科信息系统（Radiology Information System，RIS）是医院重要的医学影像学信息系统之一，它与 PASC 系统共同构成医学影像学的信息化环境。放射科信息系统是基于医院影像科室工作流程的任务执行过程管理的计算机信息系统，主要实现医学影像学检验工作流程的计算机网络化控制、管理和医学图文信息的共享，并在此基础上实现远程医疗。

（一）RIS 的功能

放射科信息系统主要由预约、检查、报告、查询、统计、管理等模块组成，其各部分主要功能如下。

1. 预约模块

（1）登记。患者信息可直接录入，通过姓名等从 RIS 数据库中调用，或从 HIS 数据库中调用；检查信息可直接录入或从 HIS 数据库中调用，也可考虑应用模板；临床信息可直接录入或从 HIS 数据库中调用。急诊患者的个人信息可以暂缓录入。

（2）复诊检索。对于复诊患者，按影像设备、检查项目、检查医师、患者来源进行检索。

2. 检查模块

（1）检查任务生成。在 Worklist 任务列表中预分配检查任务，标记为预约任务。并按照影像设备、检查项目、检查医师、患者来源、预约时段单位等表项对检查任务进行设置。

（2）检查任务传递。通过 MWL 服务，将设备申请的检查任务传递给设备。

（3）检查状态监控。直观显示候诊状态，跟踪检查情况。

（4）检查状态变化。按照检查状态改变患者相应的属性。

（5）异常处理。可适当调整、追加、修正、取消检查安排，优先权机制允许特殊患者插入。

3. 报告模块

（1）报告模块。常用医学模板功能，方便撰写报告。

（2）患者文字信息导入。患者信息、检查名称、检查方法、临床信息、印象、影像表现、诊断等信息分类引入或录入患者图像信息，导入报告中的图相框提取图像。

4. 查询模块

（1）分类查询。可按患者姓名、性别、年龄、检查日期、检查设备、检查项目、检查部位、检查医师、临床医师、临床科室、主治医师、诊断名称、代码分类检索或组合查询。

（2）打印功能。可打印检索结果和相关详细信息。

5. 统计模块

（1）分类统计。可以按照不同的统计图表显示设备使用频率、检查内容频率、检查部位频率、医师诊断频率、分组频率、诊断内容数、日均检查次数等。

（2）用户定义统计。医院科室自定义统计方式和内容。

（3）打印功能。可打印结果和相关详细信息。

6. 管理模块

（1）系统管理。主要是系统环境设定、新增设备设定和 RIS、PACS 接口的设定。

（2）用户管理。对用户实行多种权限管理。

（3）数据管理。基本数据维护、检索机制的设定、资料库的备份和复原。

（二）RIS 的工作流程

RIS 的主要功能包括病人、影像设备和工作人员的预约／排班，报告的输入和传输等，其工作流程如下。

（1）患者凭检查申请单交费。

（2）放射科登记 / 预约。

（3）到指定机房接受检查，技师在控制台上刷新 Worklist 可立即获得患者检查信息，单击相应的检查部位后，即可完成检查。

（4）检查完毕后，图像自动上传至 PACS 服务器，并与 RIS 匹配。

（5）报告医生在患者完成检查的同时，开始书写报告。

（6）审核医生发出已书写完成的报告。

（三）RIS 和 HIS、PACS 之间的关系

HIS 和 RIS 保存着病人的人口学信息和临床资料数据，也保存和传递病人的图形及图像资料。PACS 主要保存病人的图像数据，也使用 HIS 和 RIS 中已有的病人信息，从 HIS 和 RIS 中直接获得可避免重复输入，减少错误发生。

在书写诊断报告或复查时，工作站在显示病人图像的同时，还能显示 HIS 和 RIS 中病人的各种临床记录；临床医生也可以在 HIS 中看到病人的检查图像，达到信息共享。做影像检查时，病人资料从 HIS 和 RIS 中传输到 PACS；对于曾有过影像检查的病人，随着病人信息的到来，PACS 能够将长期保存的图像检索调出，传输到书写报告的工作站，便于前后对照。检查完成后，图像和诊断报告随即传回到 HIS 和 RIS，临床医生能立即看到。临床医生的工作站也有图像分析处理功能。

三、医学实验室信息系统

医学实验室信息系统（Laboratory Information System，LIS）是医院信息管理的重要组成部分之一，随着信息技术的迅速发展，LIS 逐步采用了智能辅助功能来处理大信息量的检验工作，即 LIS 不仅是自动接收检验数据、打印检验报告、系统保存检验信息的工具，而且可根据实验室的需要实现智能辅助功能。随着 IT 技术的不断发展，人工智能在 LIS 中的应用也越来越广泛。

（一）LIS 的主要功能

（1）检验工作站。这是 LIS 最大的应用模块，是检验技师的主要工作平台。负责日常数据处理工作，包括标本采集、标本数据接收、数据处理、报告审核、报告发布、报告查询等日常功能。

（2）医生工作站。主要用于病人信息浏览、历史数据比较、历史数据查询等。使医生在检验结果报告出来之后，可第一时间得到患者的病情结果，并可对同一个病人的结果进行比较，显示其变化曲线。

（3）护士工作站。具有标本接收、生成回执、条码打印、标本分发、报告单查

询、打印等功能。

（4）审核工作站。主要的功能是漏费管理的稽查，包括仪器日志查询分析、急诊体检特批等特殊号码的发放及使用情况查询与审核、正常收费信息的管理等功能。该功能可以有效控制人情检查和私自收费现象。

（5）血库管理。具有血液的出入库管理，包括报废、返回血站等的处理。输血管理，包括申请单管理、输血常规管理、配血管理、发血管理等功能。

（6）试剂管理子系统。具有试剂入库、试剂出库、试剂报损、采购订单、库存报警、出入库查询等功能。

（7）主任管理工作站。主要用于员工工作监察、员工档案管理、值班安排、考勤管理、工资管理、工作量统计分析、财务趋势分析等。

（二）LIS 的工作流程

（1）通过门诊医生或住院工作站提出的检验申请，生成相应患者的化验条码标签，在生成化验单的同时将患者的基本信息与检验仪器相对应。

（2）由护士或患者采集样本，并送检验部门。

（3）当检验仪器生成结果后，系统会根据相应的关系，通过数据接口和结果核准将检验数据自动与患者信息相对应。

（三）建立 LIS 的意义

（1）建立 LIS 是检验科由经验管理向科学管理、规范化管理发展，提升管理水平的需要。

（2）建立 LIS 是从烦琐的凌乱的手工报告检验结果走向简便的计算机报告结果，提高工作效率的需要。

（3）建立 LIS 是建立测定过程中质量控制的实时监测、分析、预警系统，提高检验质量的需要。

（4）建立 LIS 是建立规范、统一的报告单，确保不发生分析误差，提高数据可靠性的需要。

（5）建立 LIS 是集中管理检验信息，便于查找问题，分析原因，改进工作，加强全过程质量管理的需要。

（6）建立 LIS 是加快检验结果向临床的反馈速度，提高对危重病人救治水平的需要。

（7）建立 LIS 是建立完整的医院信息系统，实现检验信息全院实时共享的需要。

（8）建立 LIS 是检验学科提高自身素质，尽快适应信息化社会发展，实现检验信息社会化共享的需要。

四、PIVAS 配液中心系统

静脉药物配置中心是一种新的管理模式，它将原来分散在各病区配置的静脉滴注药物转为在药学监护下集中配置、混合、检查、分发，可为临床提供安全、有效的静脉药物治疗服务。

（一）PIVAS 的概念

静脉药物配置中心（Pharmacy Intravenous Admixture Service，PIVAS）是指由医院药剂科提供静脉输注混合药物的配置服务。其定义为：在符合国际标准、依据药物特性设计的操作环境下，由受过培训的药、护技人员严格按照操作程序进行全静脉营养液、细胞毒性药物和抗生素等药物配置。

（二）PIVAS 的作用与意义

（1）保证静脉药物配制的质量。PIVAS 从过去的普通环境移至空气洁净环境进行，可保证静脉输注药物的无菌性，防止微粒污染，最大限度地降低输液反应，确保患者安全用药。

（2）避免药物对环境的污染。由于层流净化装置的防护作用，可大大降低细胞毒性药物对患者和医务人员的职业伤害。

（3）有利于合理用药，降低治疗成本。通过药师的审核，及时发现药物相容性和稳定性问题，防止配伍禁忌等不合理用药现象，将给药错误减至最低。药品集中管理、集中配置，提高工作效率，可防止药物过期失效，还可以药品共享，如胰岛素、小儿用药等，病人直接按实际用药量结算药费，减少浪费，降低用药成本。

（4）体现了药品使用的相关部门整合优势。PIVAS 作为医院药学的组成部分，在静脉药物使用中将医、药、护整合为一体，建立了一个与临床医师探讨合理用药的途径和密切联系的良好机制，挖掘药师的职业潜能，显示了药学专业人员的技术地位与价值。另外，与传统的做法相比，无菌调剂的新概念调剂与制剂相结合的新实践，拓展了药学工作的范围与效应空间，为患者提供更加优质的服务走出了有意义的一步。

五、电子病历系统

病历在病人诊断治疗过程中起着信息传输媒介的作用。在医生和医生之间、医生和护士之间、临床科室和医技科室之间、临床科室和药品器材供应部门之间传递的内容都构成病历内容。从信息传递的意义上讲，电子病历代替纸张病历实现了病历信息的电子采集和电子交换。相关内容在后文有专门章节进行诠释，这里不作赘述。

第四节 DICOM 和 HL7 标准

近年来，随着医疗信息数据交换标准 DICOM 和 HL7 的制定和推广，大大地促进了医疗信息系统间的集成。基于 DICOM 或 HL7 标准开发的医疗信息系统具有良好的开放性和兼容性，系统不需要知道其他异构系统的技术细节，就能通过标准接口与其他系统进行数据交换。

一、DICOM 标准

（一）DICOM 标准简介

DICOM（Digital Imaging and Communications in Medicine，医学数字图像通信）是医学图像和相关信息的国际标准。

DICOM 标准中涵盖了医学数字图像的采集、归档、通信、显示及查询等几乎所有信息交换的协议；以开放互连的架构和面向对象的方法定义了一套包含各种类型的医学诊断图像及其相关的分析、报告等信息的对象集；定义了用于信息传递、交换的服务类与命令集，以及消息的标准响应；详述了唯一标识各类信息对象的技术；提供了应用于网络环境（OSI 或 TCP / IP）的服务支持；结构化地定义了制造厂商的兼容性声明。

DICOM 标准的推出与实现，大大简化了医学影像信息交换的实现，推动了远程放射学系统、图像管理与通信系统（PACS）的研究与发展，并且由于 DICOM 的开放性与互连性，使得与其他医学应用系统（HIS、RIS 等）的集成成为可能。

DICOM 被广泛应用于放射医疗、心血管成像，以及放射诊疗诊断设备（X 射线、CT、核磁共振、超声等)，并且在眼科和牙科等其他医学领域得到越来越深入广泛的应用。在数以万计的在用医学成像设备中，DICOM 是部署最为广泛的医疗信息标准之一。当前大约有百亿级符合 DICOM 标准的医学图像用于临床使用。

ACR-NEMA 联合委员会于 1985 年发布了最初的 DICOM1.0 版本。1988 年，该委员会推出 2.0 版本，到 1993 年发布了 DICOM3.0 标准。

（二）DICOM3.0 标准文件内容概要

第一部分：引言与概述，简要介绍了 DICOM 的概念及其组成。

第二部分：DICOM 制造商精确地描述其产品的 DICOM 兼容性，即构造一个该产品的 DICOM 兼容性声明，它包括选择什么样的信息对象、服务类、数据编码方法等，每一个用户都可以从制造商处得到这样一份声明。

第三部分：利用面向对象的方法，定义了两类信息对象类——普通型、复合型。

第四部分：服务类，服务类详细论述了作用于信息对象上的命令及其产生的结果。

第五部分：数据结构及语意，描述了怎样对信息对象类和服务类进行构造和编码。

第六部分：数据字典，描述了所有信息对象是由数据元素组成的，数据元素是对属性值的编码。

第七部分：消息交换，定义了进行消息交换通信的医学图像应用实体所用到的服务和协议。

第八部分：消息交换的网络通信支持，说明了在网络环境下的通信服务和支持 DICOM 应用进行消息交换的必要的上层协议。

第九部分：消息交换的点对点通信支持，说明了与 ACR-NEMA2.0 兼容的点对点通信的服务和协议。

第十部分：用于介质交换的介质存储和文件格式。这一部分说明了一个在可移动存储介质上医学图像信息存储的通用模型，提供了在各种物理存储介质上不同类型的医学图像和相关信息进行交换的框架，以及支持封装任何信息对象定义的文件格式。

第十一部分：介质存储应用卷宗，用于医学图像及相关设备信息交换的兼容性声明。给出了心血管造影、超声、CT、核磁共振等图像的应用说明和 CD-R 格式文件交换的说明。

第十二部分：用于介质交换的物理介质和介质格式。它提供了在医学环境中数字图像计算机系统之间信息交换的功能。这种交换功能将增强诊断图像和其他潜在的临床应用。这部分说明了在描述介质存储模型之间关系的结构以及特定的物理介质特性及其相应的介质格式，具体说明了各种规格的磁光盘，PC 上使用的文件系统，以及 CD-R 可刻写光盘。

第十三部分：点对点通信支持的打印管理。定义了在打印用户和打印提供方之间点对点连接时，支持 DICOM 打印管理应用实体通信的必要的服务和协议。点对点通信卷宗提供了与第八部分相同的上层服务，因此打印管理应用实体能够应用在点对点连接和网络连接。点对点打印管理通信也使用了低层的协议，与已有的并行图像通道和串行控制通道硬件硬拷贝通信相兼容。

第十四部分：说明了灰度图像的标准显示功能。这部分仅提供了用于测量特定显示系统显示特性的方法，这些方法可用于改变显示系统以与标准的灰度显示功能相匹配或用于测量显示系统与标准灰度显示功能的兼容程度。

二、HL7 标准

（一）HL7 标准简介

HL7（Health Level Seven）是标准化的卫生信息传输协议，是医疗领域不同应用之间电子传输的协议。HL7 汇集了不同厂商用来设计应用软件之间接口的标准格式，它将允许各个医疗机构在异构系统之间进行数据交互。

HL7 的主要应用领域是 HIS/RIS，主要是规范 HIS/RIS 系统及其设备之间的通信，它涉及病房和病人信息管理、化验系统、药房系统、放射系统、收费系统等各个方面。HL7 的宗旨是开发和研制医院数据信息传输协议和标准，规范临床医学和管理信息格式，降低医院信息系统互连的成本，提高医院信息系统之间数据信息共享的程度。

（二）HL7 的特点

HL7 中的"Level7"是指 OSI 的 7 层模型中的最高一层第 7 层。但这并不是说它遵循 OSI 第 7 层的定义数据元素，它只是用来构成它自己的抽象数据类型和编码规则。它也没有规定规范说明如何支持 OSI 第 1 ~ 6 层的数据。

HL7 并没有提供一个完全的"即插即用"解决方案，因为在医疗机构的传输环境中有如下两个重要的影响因素。

（1）医疗机构的传输环境中缺乏处理的一致性。

（2）产生的结果需要在用户和厂商间进行协商。

因此，它提供的是一个可在较大范围内选择数据和处理流程的灵活系统，并尽可能地包括所有已知的程序（触发器 Trigger）和数据（段 Segment 和域 Field）要求。

在 HL7 通信协议中，消息（Message）是数据交换的基本单位。HL7 的消息是自动生成的，它将 HL7 标准文档自动转化为一个 HL7 规则数据库和部分程序数据结构代码。实现一个通信标准的具体工作是生成数据结构，以及实现一个构造器

（Builder）和一个解析器（Parser），数据结构表现了标准中各个数据对象的相互关系。构造器将数据结构中的数据转化成能在电子数据交换媒介中传输的数据串。而解析器能够将数据串解析回原来的数据结构。HL7 标准是一个文本结构的文档。首先，利用一些文字处理工具将文档中的各个数据定义抽取成数据结构，再将结构的形式存入预先定义的 HL7 规则数据库。然后，开发一种代码生成器，它根据规则数据库的内容，自动生成某一种计算机语言代码。最后，可将这些代码加入实际应用的程序框架。

（三）HL7 目标

（1）HL7 标准应该支持各种技术环境下的数据交换，同时也应支持各种编程语言和操作系统，以及支持各种通信环境。

（2）同时支持单数据流和多数据流两种通信方式。

（3）最大限度的兼容性，预留了供不同使用者使用的特殊的表、编码定义和消息段。

（4）标准必须具有可扩展性，以支持新的要求，这包括协议本身的扩展及与现有系统和新系统的兼容。

（5）标准应该是在充分参考现有的产品通信协议基础上，被广泛接受的行业标准。

（6）HL7 的长期目标就是制订一种用于医疗机构电子数据交换的标准或协议。

第五节　云计算等新兴技术在 HIS 中的应用

云计算、大数据是近年来新兴热门的技术和理念，二者互为依托、相辅相成。云计算强调的是计算能力，大数据是计算的对象。如果把数据比喻成财富，那么大数据就是财富的宝藏，而云计算就是挖掘和利用宝藏的利器。云计算和大数据在HIS 中的作用越来越受到人们的重视，其应用前景被业内专家和学者们看好。

一、移动云——急救医疗

移动云——急救医疗系统，可有效解决急救时信息传递不灵、急救效率低等弊端。其工作机制和流程如下。

（1）通过该系统，患者从向 120 报警开始就将享受到高效、准确、及时的服务。

（2）接收到急救报警信息后，移动网络会自动对患者所在地点进行准确定位。定位信息在数秒内将传至 120 急救中心。

（3）120急救指挥中心将会根据患者的实际情况，派遣合适的救护车辆通过最合理的路径抢救患者，在抢救和转运途中选择综合条件最优的医院，同时急救医护人员也能获得专家的远程医疗指导。

（4）详尽的医疗信息还将同时传输给接诊医院，医院会在患者到达前完成血库、手术台等相应的抢救准备工作，为生命赢取每一秒。

二、移动医疗健康服务系统

移动医疗健康服务系统是面向个人的健康信息管理与健康促进服务平台，主要功能如下。

（1）实现生命体征临床实时采集，自动生成体征单。

（2）实现病区常用护理文书的电子化，提供报表打印。

（3）实现药物医嘱移动核查执行，包括输液、注射及口服药物的移动执行，并提供医嘱标签打印。

（4）提供护理工作量统计功能。

（5）提供移动查房应用，可随时查看患者病程记录及治疗情况。

（6）实现ICU/CUU的实时监控、移动护理及文书书写。

三、个人健康管理服务平台

个人健康管理服务平台的主要功能如下。

（1）提供个人健康信息采集、存储、管理、查询、使用等功能。

（2）支持与其他医疗机构的跨平台异构医疗信息数据的共享。

（3）研究和开发能够管理和支持海量健康数据的个人健康促进服务平台。

（4）为用户提供个人健康状态评估、个性化健康促进方案、疾病风险评估和预警分析测算等保健服务。

（5）实现个人健康状态持续性追踪功能，真正实现个人健康评估与健康指导。

四、区域卫生医疗服务系统

区域卫生医疗服务系统通过整合区域内的医疗卫生信息系统，采集各医疗卫生业务部门的业务数据，建立卫生行业战略数据仓库，为宏观管理和决策支持提供数据资源，实现区域医疗卫生业务的协同整合，实现网上诊疗查询、挂号、投诉、绩效考核等健康服务。主要功能如下。

（1）电子健康档案EPR全面共享，解决"看病难，看病贵"的问题，集成地区医疗资源，树立品牌、消除地区差异，平衡医疗资源，人人享有基本医疗卫生服务，发展医疗健康产业。

（2）实现各医疗卫生机构资源共享，提高医疗质量和医疗效率，加强宏观调控，优化资源配置，提高应急指挥和决策支持能力，实现区域卫生业务的协同作业。

（3）建设与其他信息共享平台的互联互通，为与省市级平台对接提供基础，为居民提供一站式的医疗卫生信息服务。

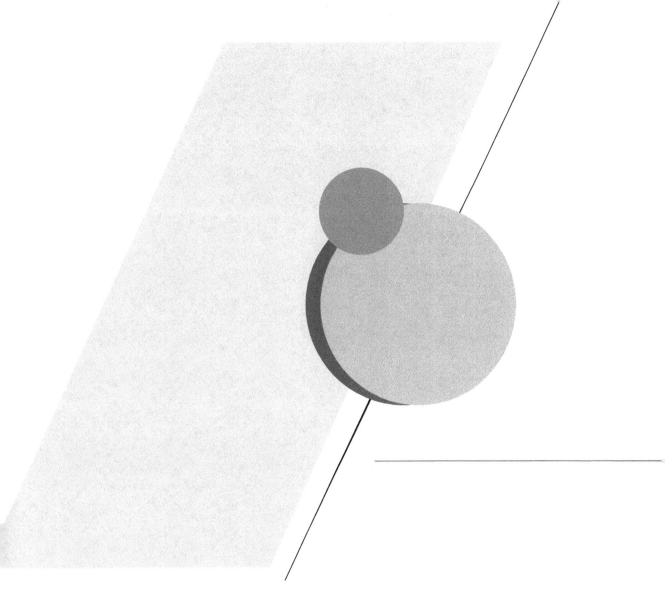

第六章　计算机医学影像

伴随着医学、医学影像、生物、物理、电子工程、计算机和网络通信技术的飞速发展，尤其是数字医学影像新技术、新设备的不断推出，医学影像诊断和数字影像治疗已经发生了根本性的变化。医院里具有的医学影像设备和数字影像介入治疗开展情况，成为代表了医院的现代化检查手段与诊治水平的重要标志。

第一节 医学影像的产生与发展

从 1895 年德国物理学家伦琴发现 X 光并由此拍出世界上第一张伦琴夫人手部的 X 线透视照片以来，医学影像技术从无到有、从不完善到功能齐全、分类精细，经历了一百多年的发展过程。

一、X 射线的发现

1895 年 11 月 8 日，德国物理学家伦琴（Withelm Conrad Roentgen，1845—1923）在做真空管、高压、放电实验时，发现了一种肉眼看不见，但具有很强的贯穿本领，能使某些物质发出荧光或使胶片感光的新型射线，即 X 射线或称 X 线，早期用于临床的骨折和体内异物的诊断。到 20 世纪 60 年代中、末期，已形成了较完整的学科体系，称为放射诊断或放射学（Radiology）。当时由于常规的 X 线技术是将人体三维立体结构显示在二维平面感光屏或胶片上，形成的影像是叠加的二维平面图像（简称平片），因此对人体软组织的分辨率能力较差，这在一定程度上影响了诊断的准确性。

二、超声技术的出现

20 世纪 50～60 年代超声和放射性核素也相继出现。1942 年，奥地利科学家达西科（Dussik）首先将超声技术应用于临床诊断，应用超声如同 X 射线一样能穿透颅骨把颅内的病变显示出来，后来改进并采用了脉冲反射式 A 型超声诊断，从此开始了医学超声影像设备的发展。1954 年，瑞典人应用 M 型超声显示运动的心脏状态和心功能，称为超声心动图。人类从 20 世纪 50 年代开始研究二维 B 型超声，至 20 世纪 70 年代中期，实时二维超声开始应用，在体外检查可实时显示体内相关部位结构的切面图，使超声诊断有了突破性的进展，从而扩大了应用范围，可以诊断大部分结构异常疾病。随着设备的更新与影像分辨率的提高，至今二维超声仍是超声诊断中最基本的技术。

20 世纪 70 年代初期，脉冲多普勒超声问世并且在二维图像上可以选择部位测定血流频谱，对于心脏及血管疾病的诊断很有帮助。20世纪80年代初期彩色多普勒血流成像的应用，在显示脏器结构切面图的同时，显示血管内血流的剖面图，并以伪彩色表示血流方向、速度及血流性质，拓展了彩色超声诊断的领域。进入20世纪90年代以后，超声技术进展极快，采用了诸如高频率、高分辨声匹配探头、各类腔内探头等技术，发展了介入治疗的新方法。由于超声诊断设备不像CT设备或者MRI设备那样昂贵，还可获得器官的任意断面影像，同时可以观察运动器官的活动情况，成像快，诊断及时，无痛苦与危险，因此，在临床上的应用广泛，是医学影像设备中的重要组成部分。

超声技术因为声波的无损伤性好、对软组织的分辨率较高，用于医学诊断使患者在接受检查时，可以不受到X线的照射损伤，很快被广泛地应用到人体的各大组织器官的检查中。尤其是腹部超声检查更是多见。现在彩色超声和多普勒超声大大拓宽了超声诊断检查领域，使得医学影像诊断水平上了一个新台阶。

三、CT机的诞生

1971年，世界上第一台CT机由柯马克（A.M.Cormack）和英国EMI公司的豪恩斯费尔德（G.N.Hounsfield）研制成功并发明出计算机人体断层摄影术，用于颅脑的CT扫描并在伦敦一家医院正式安装使用。1979年因此项发明，柯马克、豪恩斯费尔德获得了生理与医学诺贝尔奖。随着CT在临床上的广泛应用，其功能日趋完善，而且种类越来越多。它们结构不同，特点各异，在临床应用中互相补充。到今天为止CT经历了五代发展。

CT机的分代主要以其X线管和探测器的关系、探测器的数目、排列方式以及X线管与探测器的运动方式来划分。第一代CT机只有一个探测器，采集的影像质量差，仅能用于头部扫描，以平移加旋转的扫描运动方式进行，称为平移/旋转型。第二代CT机与第一代CT机相比没有本质的区别。只是CT机探测器的数目增加到5~20个，X线束呈扇形，扫描角度增加为360°，扫描时间仍较长，一般在20秒~1分钟/层。第三代CT机探测器数目一般多超过100个，有的接近1000个，X线扇形束扩大到40°~50°，足以覆盖人体的横径，这样扫描就不需要再平移，而只需要旋转就可以了，故称为旋转/旋转型，扫描时间一般均在几秒钟，最快速度0.5秒，实现了亚秒级扫描，可用于胸、腹部运动器官的扫描。由于探测器数目的增加及性能的改进，影像质量也有了极大的提高，从这方面可以说CT机自第二代发展到第三代是一个极大的飞跃。第一代到第三代CT机的X线管和探测器都是同步旋转的，而第四代CT机与之不同，探测器呈360°环状固定排列在机架内（目前有的机型多达4800个探测器），X线管则围绕人体和机架作做360°旋转，把第四代称

为固定 / 旋转型（螺旋 CT 属此型）。第五代 CT 机与第一到第四代 CT 机不同，在成像过程中 X 线管不需环绕机架做机械运动，它是用电子束方法产生旋转的 X 线源，再穿透人体由探测器接收，影像重建过程则基本和普通 CT 机相同，这种 CT 机称为电子束 CT，也称超高速 CT，特点是扫描速度很快，50～100 毫秒 / 层，其扫描速度是普通 CT 的 40 倍，螺旋 CT 的 20 倍，可用于心脏一类运动器官的扫描。

CT 设备的改进和发展很快，主要目标是在提高扫描速度、检查效率、影像质量和尽量简便操作等方面。各代 CT 成像时间比较如表 6-1 所示。

表6-1 各代 CT 成像时间对比表

CT	第一代	第二代	第三代	第四代	第五代
每方位的人体断面扫描时间 / 秒	1	1	0.5	约 0.25	小于 0.0004
做圆周扫描所需的时间 / 秒	约为 200	约为 18	5	约为 1	0.01

四、磁共振成像技术的出现

20 世纪 70 年代末 80 年代初，超声、放射性核素、MR-CT 和数字影像设备与技术逐步兴起。MRI 是一种非创伤的成像方法，是静磁场中的原子核由射频电磁波激发后发生核磁共振，该共振信号由感应线圈采集，并且利用数学方法重建形成图像。

1945 年，由美国加州斯坦福大学的布洛克（Bloch）和麻省哈佛大学的普塞尔（Purcell）教授同时发现了磁共振的物理现象，即处在某一静磁场中的原子核受到相应频率的电磁波作用时，在它们的核能级之间发生共振跃迁现象。因此两位教授共同获得 1952 年诺贝尔物理学奖。从发现磁共振现象到 MRI 技术成熟这几十年，有关磁共振的研究领域曾在三个领域（物理、化学、生理学或医学）内获得了六次诺贝尔奖，足以说明此领域及其衍生技术的重要性。由于设备和软件的开发，它的发展十分迅速，MRI 的质量分辨率和组织特性的研究不断取得新成果，MRI 的扫描时间已从过去的分级缩短到动画级（100～200 毫秒），达到了 512×512 矩阵及更高的图像质量。它是医院里最新最先进的医学图像诊断设备之一，是集磁体设计、波谱技术、计算机图像处理技术等多学科先进技术为一体的复杂设备。

五、数字 X 线设备的出现

20 世纪 80 年代推出了数字减影血管造影（DSA）和计算机 X 线摄影（CR）成像设备与技术，其后又推出了数字 X 线设备（DR）。

　　数字减影血管造影术是常规造影术与电子计算机处理技术相结合的一种新型成像技术。血管造影检查是对注入血管造影剂前后的图像进行相减，得到无骨骼、内脏、软组织背景的清晰的血管影像，而血管的形态、结构反映了多种疾病的基本信息。

　　计算机 X 线摄影（CR）是将 X 线摄照的影像信息记录在影像板（Image Plate，IP）上，这种可重复使用的影像板，替代了胶片，不需要冲印，因此也称为干板。干板经激光读取装置读取，由计算机精确计算处理后，即可得到高清数字图像，最后经数字／模拟转换器转换，在荧屏上显示出灰阶图像，有利于观察不同的组织结构。使用 CR 避免了胶片影像冲印带来的环境污染，干板的重复使用降低了成本，大大提高了影像清晰度。

　　直接数字化 X 射线摄影系统（Digital Ray，DR）是利用电子技术将 X 线信息的其他载体转变为电子载体，X 线照射人体后不直接作用于胶片，被探测器（Detector）接收件转换为数字化信号，获得 X 线衰减值的数字矩阵，经计算机处理，重建成图像，同时可利用计算机进行进一步处理、显示、传输和存储，分辨率比普通 X 线照片高，诊断信息丰富，并且能够更有效地使用诊断信息，提高信息利用率及 X 线摄影检查的诊断价值。

　　DR 与 CR 的区别是：DR 是一种 X 线直接转换技术，成像环节少；CR 是一种 X 线间接转换技术，成像环节相对于 DR 较多。DR 系统无光学散射而引起的图像模糊，其清晰度主要由像素尺寸大小决定；CR 系统由于自身结构的原因导致时间分辨率较差，不能满足动态器官和结构的显示。

六、核医学影像技术

　　20 世纪 90 年代推出了更新、更强的核医学影像设备 ECT，包括 PET、SPECT 等设备。PET 也称正光电子成像设备，主要的优势是超强的医学影像识别与诊断能力，尤其是利用注入体内的增强显影剂或示踪剂，在体内循环可以动态地、靶向目标清晰地显示被检部位形态和功能的异常情况，甚至可以检查出细胞级别的病变，如癌细胞治疗愈后或癌细胞扩散转移的情况诊断。

七、影像技术新进展

　　21 世纪计算机技术的快速发展，深刻地影响到生命科学和现代医学的变革和进展，而现代医学影像技术日新月异地跟进，很大程度代表和推动了这个进程。现代医学影像技术在现代医学、生命科学的新研究、新发现中将发挥不可替代的作用，许多新的医学影像技术成为疾病诊疗的新方法和新手段。如分子影像学，图像后处理 3D、4D 诊断，虚拟内窥，组织分割，虚拟现实技术与计算机辅助探测技术等，并在可视化应用和智能化应用方向上也不断取得了新的进展。

(一)计算机辅助探测与虚拟现实技术

计算机辅助探测技术首先被国外应用在针对肺癌和乳腺癌的早期探测。其中，智能化乳腺辅助探测技术集中了图像目标识别、特征提取、智能学习和决策。通过一定量的经过临床病理验证的病例去训练智能库，可以让 CAD 系统达到接近专家的诊断水平。

虚拟现实(Virtual Reality, VR)技术又称为立体显示技术，在医学可视化领域的应用给临床带来全新的诊断信息。当前的 3D 技术，都是由平面的 CRT 或 LCD 显示器来显示重建出来的 3D 图像，失去了深度信息，如果采用立体显示技术和立体显示器，医生可以真实地观察到有深度感的人体结构，视觉感觉如同观看立体电影。虚拟现实技术，对于复杂病例的诊断和治疗，起到了其他任何方法都无法替代的作用，也是医生可以无创地最大程度获得病人活体解剖结构的可视化技术。在脑部肿瘤和血管的立体显示中，可以更为清楚地看到肿瘤与血管的空间关系。VR 技术的应用对医生的诊断和手术前的手术计划和术中导航等、在解决截肢者的幻痛烦恼、舒缓烧伤受害者的痛苦、治疗儿童自闭症、为学生提供手术练习的机会等方面都有着非常重要的实用价值。

(二)3D 打印辅助医学影像

随着 3D 打印技术与医学影像建模、仿真技术的不断结合，3D 打印技术在医疗卫生行业展现出广泛的应用前景。通过将 X 线、CT 机及 MRI 获得的 DICOM 数据转换成三维打印机的数据，快速准确制成医疗模型，在进行复杂手术前通过医疗模型模拟手术，使得医生能够充分做好手术前的规划和方案设计，提高手术成功率。重庆大坪医院肺外科开展了世界首例 3D CT 引导电视胸腔镜下肺毛玻璃样变切除术，实际效果表明，将 3D 打印技术应用于手术现场明显提高了手术的准确度。

(三)医学图像多维后处理技术

医学图像 2D 后处理技术中，除具备图像放大、旋转、W/L 调整、图像比较等功能外，还包括基于容积数据的高级功能，如多平面/曲面重建，使医生可以按照任意的平面或曲面，获得感兴趣面的 2D 图像，适应人体结构的复杂性。

在 3D 可视化技术应用中，容积图像处理技术得到了广泛应用。其中，容积图像处理中的双斜位 MPR/三斜位 MPR 功能，用于体位校准和校准后的平面与任意曲面的重建，在厚度任意可调的 MPR 下的 MIP、MIP 等重建方式，使医生能看到任何感兴趣的图像信息，让容积数据处理实现了没有盲点的高级处理，在提高信息挖掘质量的同时，也提高了容积数据处理的效率。医学影像 3D 智能化后处理技术应用中，组织分割技术可针对骨骼、四肢血管、腹部血管和颈部血管做有效的自动与半自动提取，提供的多种手动分割工具，可以为诊断与治疗方案提供三维解剖图像。

随着 4D 彩色超声技术的诞生，在医学影像检查像素、体素的基础上引入四维时间向量的概念，在 3D 超声波图像中加上时间维度参数，可以显示人体内脏器官或胎儿在母体内的即时动态活动图像，成为医学影像技术的一次重大的进步与飞跃。

(四) 分子影像学

分子影像学已经成为当今医学影像技术的前沿科学，是医学影像技术的主要发展研究方向，但以 X 线、CT、MRI、超声成像等为主体显示人体解剖结构和生理功能的经典医学影像学，仍然是医学影像技术的主流技术，有着巨大的发展空间和发展潜力。此外，分子影像学也需要与经典的医学影像技术结合，实现更大的跨越。例如，如果分子影像学能够极为方便地对内源性基因显像，就有可能发现某个基因在何时、何处、何种水平上发生了突变或重组等，明确导致何种解剖结构和生理功能发生改变，从而实现在疾病的早期阶段发现并进行基因治疗而得以根治疾病。

分子影像学成像是通过靶向结合或酶激活的原理，借助分子探针、放大信号后，高分辨的成像系统就可以检测到相应信号改变，从而间接反映分子或基因的信息。选取合适的探针是分子影像学技术重要的步骤，而 MRI、PET、光学成像仪、超声等均不难实现，也会是今后研究基因表达显像的一个重要方向。这就需要分子影像学技术在不同影像设备的图像融合应用方面进行改进，如 PET 和 MRI 的融合图像已有报道，但其成本费用极高。因此，寻求低成本的图像融合技术将是医学影像技术的一个发展热点。有学者认为，PET 和 CT 图像融合可能会是以后研究的重点，其融合的目的在于：改进图像质量，通过 PET 获得的生物学信息与 CT 获得的解剖信息结合，更好地确定患病组织周围的水肿、坏死及手术结果的评价。

医学影像已经从对机体内部的"透视"深入到细胞分子水平成像，能实时动态地显示器官、组织、细胞的结构和功能。由此产生的一种从平面到立体、从局部到整体、从形态到功能的被称为"分子与功能影像学"的技术，将成为今后医学影像技术发展的主要趋势。

第二节　医学影像设备介绍

医院里常用的各种医学影像设备种类与型号很多，有 X 线影像设备、磁共振影像设备、超声影像设备、核医学影像设备、红外线设备与内窥镜设备。各类影像设备的功能和用于检查的范围是不同的，因此人们正在研究运用医学影像比较学、各类医学影像融合技术来进一步提高诊断和治疗的水平。

一、X 线影像设备

医学 X 线影像设备，泛指所有采用 X 线源获取医学影像的设备，这里包括常规胶片 X 光机、计算机成像 X 线机（CR）、数字 X 线机（DR）、断层扫描 X 线机（CT）和数字减影血管造影（DSA）等设备。

（一）计算机成像 X 线机

CR 设备是利用影像板上的感光物质，经 X 射线曝光也就是第一次激发，记录病人某一部位的影像信号，形成潜影，这个潜影是模拟影像。然后影像板经激光扫描仪扫描，也就是第二次激发来读出影像。至此，已将模拟影像转化成了数字影像。第二次激发过的（IP）用强光照射，使影像板上的潜影消失，这样影像板就可以反复使用，好的影像板可以重复使用万次以上。

CR 设备与传统 X 射线设备相比优势是患者接受的 X 线量减少，可对产生的影像数字化信号进行处理，在一定范围内改变图像的特性。如窗位处理、灰阶处理、多重处理、X 线吸收率减影处理和数字减影血管造影处理等，图像信息还可储存并进行传输。

（二）数字 X 线机

数字 X 射线放射影像（Digital Radiography，DR）是直接将 X 射线光子通过电子暗盒转换为数字化图像，是一种广义上的直接数字化 X 射线影像，可分为非直接数字放射影像（Indirect Digital Radiography，IDR）和直接数字放射影像（Direct Digital Radigraphy，DDR）。而狭义上的直接数字化影像是指直接数字放射影像，采用影像直接转换技术的数字放射影像，是真正意义上的直接数字化 X 射线放射影像。

DR 设备的特点如下。

（1）DR 设备具有较高的空间分辨力和低噪声率。由于直接转换为电信号，可避免其他成像方式如屏胶体系、CR 等 X 射线照射磷物质后散射引起的图像锐利度减低，因此可获得高清晰图像。

（2）DR 设备具有低的辐射剂量和高的密度分辨率。DR 设备可以检查出对比度低于 1% 的病变部位，而在传统技术中做不到。同时，在患者身上测量到的表面剂量只有传统照射的几分之一。提高了 X 射线光子的转换效率，也称为量子检测效率（DQE）。

（3）DR 成像速度快。采集时间在 10 毫秒以下，成像时间仅为几秒，在屏幕上可即刻观察到图像，数秒后传送至后处理工作站，还根据需要即可打印激光胶片。

（4）DR 设备采用直接转换技术得到数字图像，有效地解决了图像的存档、管理与传输，为医学影像实现全数字化和无胶片化奠定了基础。

目前，DR 是数字医学 X 射线影像设备的主流应用方向。今后伴随着电子计算机技术、微电子技术等信息技术飞速发展，DR 设备必将拥有更广阔的发展空间，技术水平不断提高。

（三）断层扫描 X 线机 CT

CT 的中文意思是计算机体层摄影术，英文是 Computed Tomography。X-CT 是利用围绕人体的脏器扫描时得到的大量 X 射线吸收数据来重建人体脏器的断层图像的。当一束细（扇形）X 射线通过人体脏器的一个断层时，沿 X 射线路径的总的衰减系数为体素衰减系数的线积分，它可用一探测器进行测量。探测器将射线强度转换成电信号，这些信号经过数字化后由计算机处理。通过围绕人体的脏器在不同角度上进行多次测量，计算出与人体某一层面上每个体素相关的吸收系数，并将该层面的二维吸收系数矩阵存储到计算机中，用不同灰度在图像显示器上表示矩阵的信息，所显示的图像上每个像素的灰度即为层面上相应体素的吸收系数的量度，从而得到断层面上衰减系数的分布信息，由于 X-CT 技术得到的是人体脏器一个断层面的图像，因此称为断层照相。

（四）数字减影血管造影系统

DSA 是基于顺序图像的数字减影，将未造影的图像和造影的图像分别经影像增强器增强，摄像机扫描矩阵化，经模 / 数转换成数字化，两者相减而获得数字化图像，最后经数 / 模转换成减影图像，其结果消除了整个骨骼和软件组织结构，浓度很低的对比剂所充盈的血管在减影图中显示出来，具有很强的对比度。

目前，应用 DSA 可以开展如心脑血管、神经、呼吸、消化、骨骼、泌尿、妇科等涉及临床各科各系统疾病检查与治疗的高难度技术项目。如肝、肺、头颈部、盆腔等肿瘤介入治疗，心脏大血管介入治疗，如冠状动脉造影术、冠脉内支架直接置入术、冠状动脉内溶检术、埋藏式心脏复率除颤器植入术、全脑治疗造影术、椎体成型术、大介入治疗、食管狭窄扩张、良恶性肿瘤的灌注栓塞治疗、各种血管畸形造影等。

DSA 设备已成为诊断血管疾患的重要手段。它的发展方向主要是解决扩大影像增强器视野与提高空间分辨率的矛盾，减少运动伪影及开发动脉血流测定和定量诊断等几方面。

二、磁共振影像设备

20 世纪 80 年代将核磁共振技术应用于临床医学，由强磁场与人体被成像部位机体组织的原子核相互作用，机体组织的原子核及其所处的生理条件，在磁场作用下产生共振，改变所在位置的磁场强度而生成图像，既降低了 CT 机对人体组织细胞的损害性，又可测出机体病变前的微小生理变化。核磁共振成像（Magnetic Resonance Imaging, MRI）已成为医学影像诊断中的一个新的分支。

MRI 提供的信息量不但大于医学影像学中的其他许多成像术，而且不同于已有的成像术。因此，它对疾病的诊断具有很大的潜在优越性。它可以直接制作出横断面、矢状面、冠状面和各种斜面的体层图像，不会产生 CT 检测中的伪影；不需注射造影剂；无电离辐射，对机体没有不良影响。几乎适用于全身各系统的不同疾病，如肿瘤、炎症、创伤、退行性病变及各种先天性疾病的检查。对颅脑、脊椎和脊髓病的显示优于 CT。它可不用血管造影剂即显示血管的结构，故对血管、肿块、淋巴结和血管结构之间的相互鉴别有其独到之处。它还有高于 CT 数倍的软组织分辨能力，可敏感地检出组织成分中水含量的变化，因而常比 CT 更有效和更早地发现病变。MRI 能清楚、全面地显示心腔、心肌、心包及心内其他细小结构，是诊断各种心脏病及心功能检查的可靠方法。

三、医学超声影像设备

超声波是当今人体病变无创伤、无痛苦的最佳检查手段之一。20 世纪 60 年代将超声波技术应用于临床诊断，研制了 A 型、M 型、B 型和 C 型超声诊断仪，可用于观察人体内部结构和肿瘤、囊肿的诊断以及检查脏器、胎儿等的正常与否，经过长期的实际使用及观察分析，超声成像设备的频率和强度对人体安全基本无害。

超声诊断的工作原理是应用超声波的良好指向性和与光相似的反射、折射、衰减等物理特性，通过超声仪，采用各种扫描方法，将超声波发射到体内，并在组织中传布。当正常的组织与病理组织的声抗有一定差异时，将此回声信号接收处理后，构成一幅二维切面声像图。由于各组织的界面形态、运动状态和对超声吸收程度不同，其回声有一定的共性和特性，结合生理、病理与临床知识和一系列人体切面声像图，可对病变的部位、性质或功能障碍程度做出准确诊断。

彩色多普勒超声显像仪（彩超）是在 B 超的基础上增加了多普勒血液成像技术的影像检查方法，被誉为"无创伤的血管造影"。配有高、中、低三种频率探头。检查时探头通过黏合剂与相应部位皮肤接触，扫描结果在监视器上形成二维切面声像图，并以彩色照片形式把结果保存下来。应用于对心脏、大血管、大脑动脉、肝、脾、肾、子宫、附件、前列腺、睾丸等器官检查，对血流情况、结石、包块大小、质地、边界测值准确。同时还能配合临床开展介入检查和治疗。

如今的四维彩超使用的是当今国际最新的技术设备，无论是图像质量还是成像速度都是最好的。四维彩超与过去二维、三维彩超的不同点主要在于，孕妇在做四维彩超时，家属可以在一旁清楚地看到胎儿在孕妇肚子里的"举手投足"，比二维、三维彩超更动态。这种最新的扫描技术使用极高频率的声波来拍摄子宫内的图像。在使用这种最新扫描技术时，声波能从更多角度发射出来。只要移动探针，就能从几十个不同角度对肚子里的宝宝进行观察，并实时"录制"下宝宝在子宫里的一举一动。由于对胎儿进行的是实时拍摄，科学家把这些珍贵的图像称为"四维"图像。四维彩超技术的原理是超声波，它不像 X 射线，没有任何的累加效应，对人体和腹中的胎儿不会造成伤害。

四、核医学影像设备

核医学成像技术是一种以脏器内、外正常组织与病变组织之间的放射性差别为基础的脏器或病变的显像方法。核医学成像检查是先通过有选择地让人体摄入某种放射性（微量、靶向准确、安全、无害的增强示踪剂）药物，这些药物聚集在人体某个脏器中或参与体内某种代谢过程，体内的放射性核素能够放出 γ 射线，核医学成像仪器可以对脏器组织中的放射性核素的浓度分布和代谢过程进行拍摄成像。核医学成像检查的方法在医学上有广泛的应用，它与 X-CT 的不同之处是，X-CT 的射线源在成像体的外部，而核医学成像的射线源在成像体的内部。

核医学成像技术不仅可得到人体脏器的解剖图像，还可得到生理、生化、病理过程及功能图像。甚至经过数学算法在计算机内可以重建人体内放射元素密度分布的三维"透明人体"图像。核医学影像设备主要有：γ 照相机、发射型计算机断层（ECT）、单光子发射型计算机体层（SPECT）、正电子发射型计算机体层（PET）。

五、红外线影像设备

20 世纪 80 年代以来，内窥镜技术、红外线乳腺造影技术的应用和基因图谱的建立，使临床对人体器脏的检查和手术手段往前跨了一大步，对人体的研究更加透明、更深入，具有实质性。

红外热成像装置是利用红外线探测器检测人体表面辐射的红外线，并将其转变为电信号，由红外线摄像头（IRCCD）获取视频信号，再经过放大、滤波处理，送入计算机进行成像。因此用它可以诊断与温度有关的疾病，特别是对浅表部位的肿瘤的诊断、乳腺癌的早期诊断、末梢血管疾病的诊断、断肢再植成活情况的鉴别及皮肤伤痛的评价等。

六、内窥镜影像设备

医用内窥镜是一种直接插入人体器官内腔进行实时观察内腔表面形态的诊断器械，它所得到的图像是逼真和直观的。内窥镜品种更多，几乎对人体所有腔体均有相应的内窥镜，如食道镜、胃镜、小肠镜、大肠镜、胆道镜、纵隔镜、支气管镜、尿道镜、膀胱镜、肾盂镜、阴道镜、子宫镜、腹腔镜、关节镜等。最近推出的细径内窥镜，其直径仅为 0.07 毫米，一个内窥镜可以做多种用途，甚至能进行冠状动脉的检查。

激光内窥镜和三维内窥镜也在发展之中。激光内窥镜是将诊断和治疗功能结合在一起的新一代内窥镜产品。三维内窥镜可提供立体图像，能使高难度的手术得以顺利施行，且大大提高了手术的安全系数。

第三节 医学影像可视化应用

现代医学影像技术使人们可以越来越清晰地看到人体内组织状态及动态功能图像，为进一步提高"医学图像可视化"水平，发挥医学数字图像"立体、透明、动态、清晰"的技术优势。很多实用的图像设备不断开发出具有三维图像重建的功能，如三维 CT、彩色三维超声、核素成像等，同时为深化研究人体重要信息，世界多个国家在研究"数字虚拟人"。

一、三维医学影像

医学图像的三维可视化是指利用一系列的二维切片图像重建三维图像模型的过程，为医生提供器官和组织的三维结构信息和分析工具，并辅助医生对病变体及其他感兴趣的区域进行定性与准确的定量分析。

（一）三维数字图像重建

三维重建的过程可以概括为四个步骤。

第一个步骤是数据获取，通过医学成像设备（CT、MR1、超声等）对人体进行扫描而得到一组二维断层图像。

第二个步骤为可视化预处理，需要将某些断层图像中的噪声进行滤波以提高信噪比。人们还可以根据需要，对二维体数据中包含的不同对象进行选择，并实施缩放、平移、旋转、删除、改变其物理属性、剖切等操作，目的是使人能够更好地掌握对象的结构，其中对数据正确的分类与分割是对病变体或器官做定性与定量分析的基础，也为后续的可视化做必要的数据整理与准备工作。

第三个步骤为三维建模过程，完成将三维体数据变为几何数据（物体表面的几何描述）的功能，如果对三维体数据直接绘制，则可以省略这一过程。

第四个步骤为绘制过程，一种是面绘制，采用计算机图形显示算法对三维模型重建出的物体表面进行显示；另一种是直接对三维体数据进行显示，称为直接体绘制。

医学图像处理和分析的方法一直在不断发展中，计算机的性能与存储能力的不断提高，使得三维数字图像重建技术不断提高，目前，三维重建技术已经成为制定外科手术计划、治疗处理及放射科以外其他应用的有效方法与手段。

（二）三维立体医学图像的临床应用

随着医学影像技术的不断发展和提高，三维立体医学图像的快速成像技术也日臻完善，因此形成了许多新的医学诊疗的方法和手段，在临床诊治中有越来越广泛的应用。

1. 介入放射学

介入治疗是在借助各种高清晰度的医学影像仪器的实时观察的情况下，安全微创地通过导管深入体内，对病灶直接进行观察或治疗的新方法。如实时、三维立体成像引导下的介入治疗，能够实时、高清晰地向术者提供导管、导向的位置、局部循环结构、栓塞或扩张的效果等介入治疗过程的重要信息。确保了对某些心血管病、脑血管病、肿瘤等重大疾病的介入治疗，为提高介入治疗的准确率和存活率、改善患者愈后的生活质量发挥了重要作用。

2. 立体定向放射治疗

立体定向放射治疗也称为立体定向放射外科学，它是一门新的治疗技术。它是利用 CT、MRI 或 DSA 等设备和技术，加上立体定向头架装置对颅内病变区做高精度的定位，经过专用计划治疗系统，即具有实时三维立体显示和计算机处理功能的手术计划系统，做出最优化的治疗计划，运用精准锐利的小截面光子束（mV级），中心照射方式快速聚焦病变部位，产生瞬间的高能量，杀死肿瘤细胞或截断血管来完成手术。

二、虚拟内窥镜

虚拟内窥镜技术是将视点置于三维数据场内部并采用透视投影方式实现重采样和图像合成的三维可视化模式，内窥镜技术在临床疾病诊断中具有广泛的应用，但在检查过程中必须向病人体内插入内窥探头，这样不仅给病人带来不适，而且医生操作起来也十分不便。对于经验不足的医生来说，很可能无从推断病变部位确切或相对的解剖位置。

人体有很多部位通过真实内窥镜无法到达，如心脏、脊髓、内耳、胆、胰、血管等。虚拟内窥镜采用虚拟现实技术，利用 CT、MR 等设备产生的图像，进行三维重建。与前面提到的三维重建区别在于，虚拟内窥镜视点通常位于器官内进行漫游，投影方式采用透视投影而非平行投影，以实现对真实内窥镜效果的仿真。

与真实内窥镜相比较，虚拟内窥镜的优点是：可以进行任意多次虚拟内窥镜操作；是非侵入式，病人痛苦降至最低；可确定漫游位置，在人体内不会"迷路"；可到达真实内窥镜无法到达的地方。

三、数字虚拟人

数字虚拟人简称"数字人"或"虚拟人"，是为更加准确地描述和研究人体自身形态结构和生理、生化功能指标而采用高科技手段和计算机图像处理技术。通过对"标准人体"真人尸体从头到脚做高精细水平断层（小于1毫米层厚）解剖处理，并实时采集全部数字高清晰图像，通过大型计算机处理而实现的数字化虚拟人体。

数字人技术因其所有数据均采至标准真实的人体，建立出男女标准人体数据集，就可提供日后模拟真实人体进行实验研究的技术平台。它的研究目标是通过人体从微观到宏观结构与机能的数字化、可视化，进而完整地描述基因、蛋白质、细胞、组织及器官的形态与功能，最终达到人体信息的整体精确模拟。

数字化虚拟人包括三个研究阶段：虚拟可视人、虚拟物理人和虚拟生物人。虚拟可视人是从几何角度定量描绘人体结构，属于"解剖人"；如果其中加入人体组织的力学特性和形变等物理特性，就是第二代的虚拟物理人；而研究人体微观结构及生物化学特性的则属于更高级的虚拟生物人，它是真正能从宏观到微观，从表象到本质全方位反映人体的交互式数字化虚拟人体。

虚拟人的数据量极大。为了使获得的虚拟人体数据具有普遍意义，在数据采集阶段，一般要有男有女，并且有不同类型、不同民族的人。表6-2列出了目前各国已经采集到的虚拟人原始数据的规模。

表6-2　各国已经取得的虚拟人原始数据集

国家	数据集	采集时间	切片精度	切片数量	数据大小
美国	男性数据集	1994年	1.0mm	1878	15GB
美国	女性数据集	1995年	0.33mm	5190	30GB
韩国	韩国可视人	2001年	0.2mm	9000	158.2GB
中国	虚拟人1号（女性）	2003年	0.2mm	8556	149.7GB
中国	虚拟人1号（男性）	2003年	0.2mm	9232	161.6GB

以上列出的是虚拟人的原始数据集的大小，仅包含人体切片数据的几何与颜色信息。除切片数据外，虚拟人数据集还包括其他数据源的数据，如CT、MRI、PET、UlTrasound等。在基本的几何信息的基础上，它还将陆续增加人体密度信息及其他一些物理、生理特性，可以为医学研究、教学与临床提供形象真实的模型，为疾病诊断、新药和新医疗手段的开发提供参考。

第四节　图像处理技术介绍

医学图像处理是指在完成医学影像学检查之后，对所获得的图像进行再加工的过程，目的是提高医学图像目视判读的清晰度，进而提高诊断的准确率，减少漏诊和误诊。

一、模拟图像、数字图像及相互转换

图像是现实世界中一切景物形态的信息集合。常见的图像一般分为模拟图像和数字图像，而数字图像又分为静态图像和动态图像两种类型，模拟图像可以转化为数字图像。

（一）模拟图像

模拟图像就是人们在日常生活中接触到的各类图像，如传统光学照相机所拍的照片、早期医学X光摄影、病理图像、心电图等图形图像，以及眼睛所看到的一切景物图像等，它们都是由各种表达连续变化的色彩、亮度（灰度）的模拟信息组成的图像。

模拟图像处理的优点是：处理速度快，一般都是实时处理。特别是光学处理装置，通常能并行处理。例如，光学照相机的成像就是利用镜头、光圈、速度、调焦等调节后，按动快门瞬时曝光即在胶卷底片上形成所见景物的潜影图像（底片经过显影定影等处理冲印成彩色相片），这个照相的过程就是模拟图像的采集过程。

模拟图像处理的缺点是：精度差，灵活性不高，处理内容贫乏，难于实现定性分析与判断功能，同时也难于进行复杂的非线性处理。模拟处理技术适合于内容简单而要求速度快的地方。

(二) 数字图像

数字图像是指存储在计算机中的一组数字信息的集合，这些数字通过计算机处理后能够再现出图像。数字图像信息往往是通过扫描仪、数码照相机、数字医疗设备等技术手段采集或转换后生成的数字图像信息，这些数字图像信息是由离散的像素点矩阵组成的二维数组表示的计算机信息的集合。如数码相机照片、CT、MRI、DSA 等医学影像都是数字图像。

以计算机断层扫描技术为基础发展起来的 X-CT、MRI、PET 和 SPECT 等是用 X 射线或其他激发源（投影、透射、反射）激发出来的带有体内信息的信号进行数字化图像信息采集和处理的医学仪器，因此这类医学图像称为数字图像。

数字图像在计算机中是以数字的方式存储和处理的，图像最终需要在屏幕上显示，而屏幕是由离散的发光点阵组成的，因此用像素点阵来表示图像是最自然的方式。

数字图像处理技术的优点是：几乎弥补了整个模拟图像处理技术的不足，其灵活性强、精确度高、处理内容丰富，数字图像信息不失真，易于保存和传输，并可进行复杂的非线性处理。

(三) 模拟图像转化为数字图像的过程

对模拟图像进行数字化转换主要包括两个环节：对二维模拟图像进行抽样处理和对每个抽样后的区间进行幅度上的灰度（阶）量化处理。

1. 抽样

抽样处理的具体做法是，首先将一幅模拟图像以一定的宽度（即抽样间距）分别在水平和垂直方向上将图像分割形成 M 行 ×N 列的类似坐标纸上的细小区域。每个被转化成离散的抽样点的极小区域称作图像元素（简称像素）。抽样分割得越精细，产生的像素点就越多，则数字图像就越清晰。抽样处理的结果是一个对应模拟图像的每行有 M 个像素点，每列有 N 个像素点的离散的像素点阵，整幅图像将产生 M×N 个像素点。

2. 量化

量化处理就是把抽样后的每一个像素点的亮度值逐点真实地采集并记录相应的表示该点明暗程度的灰度值。灰度值的取值范围叫灰度级，常见的灰度级有 64，128，256，512，1024，2048，4096 级或更高。对于灰度图像量化抽样的像素点，记录反映对应该像素点的亮度明暗值，量化值用 0～255 的整数值来表示灰度值，每个像素用一个字节来储存，即 8b，量化后的灰度值即反映了对应像素点的亮度明暗值。当然这里所说的 8 位二进制数存储的数字图像仅是单波段的灰阶图像而已，如果是彩色模拟图像将其抽样和量化后将产生 RGB 三个波段（或称为颜色通道）的 24 位二进制数存储的彩色数字图像，三者共同决定了像素的亮度和色彩，通常每个像素点的取值范围是在 0～255 之间，0 表示相应的基色在该像素中没有，而 255 则代表相应的基色在该像素中取得最大值。更高精细级别的抽样与量化处理将产生几乎接近模拟图像的高清晰的数字图像，如现在的数字医学 X 图像在存储量化后已达到每个像素点用 12b 来表示，其灰度多达 0～4096 个级别。对所有的像素都完成上述转化后，图像就被表示成一个整数矩阵。经过数字化处理后，得到的数字矩阵就被作为计算机处理的对象。

在图像数字化过程中把原来连续变化的模拟图像信息变成离散的数字图像信息会带来一定的信息误差，但由于人的眼睛对于空间分辨率都是有限的，因此只要恰当地选取抽样间隔与量化的灰度级数，提高图像的抽样精度，增加像素点和灰阶级数，上述误差（像素点间距的误差）是可忽略不计的。

二、数字图像质量评价

数字成像过程包括患者、成像系统、系统操作者、图像及观察者五个部分。医学数字图像的质量决定于成像方式、设备的整体性能和操作者选用的成像参数。成像的目的是要让观察者能够看到患者体内的某一客体（病变）及其与周围组织的关系。评价数字图像的指标有：噪声、信噪比、对比度、分辨力和伪影。

（一）噪声

噪声（Noise）是在成像过程中，微粒子随机产生的空间波动。这些微粒子都是彼此独立地随机分布在被采集的客体中，就像刚下雨时初落在地面上的雨滴是稀疏不均的。信号采集完成后，这些微粒子的信号就不均匀地分布在图像上表现为图像噪声。噪声的大小决定于在一个小区域内不同点之间微粒子的密集程度，噪声从原则上讲是难以消除的。图像噪声的存在，可使获得的影像不清晰，最重要的是噪声的存在掩盖或降低了图像中的某些特征的可见度。可见度的损失对对比度低的物体尤为明显，如对图像中血管末梢的显示。为了抑制图像噪声，可将图像对比度调低，即低窗位、高窗宽，可使图像的视觉噪声明显降低。另外，可以使用图像平滑化的方法来减少噪声。再可选择能得到满意图像的成像因素以获得最小的噪声。

（二）信噪比

信噪比（Signal-Noise Ratio，SNR）是评价图像质量的重要指标之一，SNR 是指信号强度与噪声强度的比值。信号是指某一兴趣区内像素的平均值。噪声是指同一兴趣区等量像素的标准差。为了避免其他因素如影像均匀度的干扰，兴趣区要小，一般为一百个像素。叠加在信号上的噪声使像素值以平均值为轴振荡，振荡的幅度越大，SNR 越低，图像就变得越模糊。数字成像是一个受噪声干扰的过程，噪声可直接降低对比度物体的可见度，还可间接降低图像的空间分辨力。图像质量部分是由每个像素信号与噪声强度的对比关系决定的，减少噪声的干扰通常采用减小噪声强度或者增大形成图像信号强度的方法来解决。

（三）对比度

对比度（Contrast）是指兴趣区的相对信号强度的差异。在一幅图像中，对比度的形成可表现为不同灰阶梯度、光强度或颜色。对比度是图像最基本的特征。若用一个量来说明对比度，它可以表述为图像内两个具体点或区域之间的差别。身体内一个客体要在图像上看出来，那么至少它对周围组织来说有足够的物理对比度。客体在图像中显示时，对物理客观对比度的要求取决于成像方法和成像系统的特征。成像系统建立在图像对比度和客观对比度之间的相互关系，主要表现在它的对比灵敏度。

（四）分辨力

分辨力（Resolution）是图像对客体的分辨能力，包括空间分辨力、密度分辨力和时间分辨力。空间分辨力（Spatial Resolution）为图像中可辨认的邻近组织空间几何尺寸的最小极限，即对影像细微结构的分辨能力。常用的单位是距离内多少线对，即 LP/mm。空间分辨力与图像矩阵的大小相关，它与单位面积内含有的像素数目成正比。密度分辨力（Density Resolution）为图像中可辨认的密度差别的最小极限，即对细微密度差别的分辨能力。密度分辨力与图像中每一个像素间的微粒子数目成正比。时间分辨力（Temprol Resolution）也称动态分辨力，表征的是系统对运动部位血管的瞬间成像能力。时间分辨力愈高，对运动器官的成像就愈清晰，DSA 的时间分辨力最高。对比分辨力（Contrast Resolution）表征的是系统对小的血管显示的分辨能力。对比分辨力高的系统，只需使用少量对比剂或不用对比剂，就能得到较好的血管影像。

（五）伪影

伪影是影响图像质量的一个不容忽视的问题，避免或抑制伪影的产生已是人们共同关注的课题。伪影的形成和形态纷繁复杂，诸如 CR、DR、DDR 中的异物伪影；DSA 的饱和伪影和设备性伪影；CT 中的放射状伪影；MRI 中化学位移伪影和卷褶伪影等。

三、数字图像的运算

数字图像运算是数字图像处理的基础，包括算术运算与逻辑运算。算术运算有加法、减法、乘法运算等，逻辑运算有求反、异或、或运算、与运算等。

如果记输入图像为 $A(x, y)$ 和 $B(x, y)$，输出图像为 $C(x, y)$，则有如下形式的运算关系。

（一）加法

加法运算的定义：$C(x, y) = A(x, y) + B(x, y)$。
加法可以得到各种图像合成的效果，也可以用于图片的衔接。

（二）减法

减法运算的定义：$C(x, y) = A(x, y) - B(x, y)$。
减法可以检测同一场景两幅图像之间的变化。运算的结果是：去除了图像背景色，得到了相减运算的图像。

（三）乘法

乘法的定义：$C(x, y) = A(x, y) \times B(x, y)$。
图像的乘法用于提取或删掉图像中的某部分，使图像的局部得到显示。用二值蒙版图像与原图像作乘法，此种图像处理操作常被称为"抠图"或"蒙版"操作。

（四）求反

求反的定义：$g(x, y) = 255 - f(x, y)$。

应用举例：获得彩色图片的底片，对于黑白图像，还可获得区别于背景的、可恢复的图形。

(五) 异或

异或的定义：$g(x, y) = f(x, y) + h(x, y)$。

(六) 或运算

或运算的定义：$g(x, y) = f(x, y) \lor h(x, y)$。

(七) 与运算

与运算的定义：$g(x, y) = f(x, y) \land h(x, y)$。

以上7种数字图像的运算方式，在实际的医学数字图像处理中可用于医学数字图像的比较、裁剪、拼接、特征提取等融合技术中。例如，数字图像的减法运算可应用于 DSA (数字减影血管造影) 的图像处理中。

四、数字图像预处理

(一) 灰度直方图

1. 定义

灰度直方图是灰度级的函数，是对图像中所有灰度级状态分布的统计。即横坐标表示灰度级，纵坐标表示图像中对应某灰度级所出现的像素个数，直方图就能给出该图像的概貌性描述，例如图像的灰度范围、每个灰度级的频数和灰度的分布、整幅图像的亮度和平均明暗对比度等重要的图像质量评价指标。

当一幅图像被压缩成直方图后，所有的空间信息全部丢失了。直方图描述了图像中每一灰度级所具有的像素个数，但不能为这些像素在图像中的位置提供任何线索。因此，任一特定的图像具有唯一的直方图，但反之并不成立。

2. 直方图的用途

(1) 直方图可用来判断一幅图像是否合理地利用了全部被允许的灰度级范围，一般一幅数字图像应该利用全部或几乎全部可能的灰度级。

(2) 直方图可用来进行边界阈值选择。图像的轮廓线提供了一个确立图像中简单物体边界的有效方法，使用轮廓线作为边界的技术被称为阈值化。例如，假设某图像的灰度直方图具有二峰性，则表明这个图像较亮的区域和较暗的区域可以较好地分离，取二峰间的谷点为阈值点来进行分割，可以得到好的二值处理的效果。

(二) 图像增强

可以通过灰度变换方法实现图像增强。灰度变换的目的是为了改善画质，使图像的显示效果更加清晰。灰度变换增强包括：线性对比度展宽、动态范围调整、直方图均衡化处理、伪彩色技术等。

1.线性对比度展宽

对比度通俗地讲，就是亮暗的对比程度。对比度通常表现了图像画质的清晰程度，在医学图像处理中，可以把这项技术应用于局部对比度增强处理。

2.动态范围调整

动态范围是指图像中所记录的场景中从暗到亮的变化范围。动态范围调整的目的是通过动态范围的压缩或扩展，可以将所关心部分的灰度级的变化范围扩大。

在医学影像中，CT 图像在显示时，调整窗宽和窗位即采用这种技术，即有选择性地把人体某一组织器官的灰阶值范围映射到显示设备中，如选择骨窗（窗位调整），就是选择输入 X 线片中人体骨骼的灰阶范围（窗宽调整），此时屏幕中将清晰地增强显示出骨骼的影像，抑制其他灰阶组织的图像。

3.直方图方法

大多数自然图像由于其灰度值分布集中在较窄的范围之内，引起图像细节不够清楚。采用直方图修正后可使图像的灰度间距拉大或使灰度分布均匀，从而增大了反差，使图像细节清楚，达到增强图像清晰度的目的。直方图处理方法通常分为两种：直方图均衡化和直方图规定化。

（1）直方图均衡化。将原来的灰度直方图改造成所希望的直方图。直方图均衡化的思想是把原图的直方图变换为均匀分布的形式，这样就增加了像素灰度值的动态范围，从而达到增强图像整体对比度的效果。直方图均衡化的实质是减少图像的灰度等级以换取对比度的扩大。

（2）直方图规定化。指将一幅图像通过灰度变换后，使其具有特定的直方图形式，如使图像与某一标准图像具有相同的直方图，或使图像具有某一特定函数形式的直方图。也就是说，直方图规定化的基本思想是变换直方图使之成为某个特定的形状，从而可以有控制地达到预定的目标。直方图规定化方法主要过程包括三步：第一，对原始图像进行直方图均衡化；第二，根据给定的 256 级目标灰度频数进行直方图均衡化；第三，建立映射关系。

4.伪彩色和假彩色

伪彩色（Pseudo Color）处理是把黑白图像处理成伪彩色图像。

伪彩色处理主要解决的是如何把灰度图变成伪彩色图的问题，最简单的办法是选择对应于某一灰度值设一彩色值来替代，可称之为调色板替代法。

另外一种比较好的伪彩色处理方法是设定三个独立的函数，给出一个灰度值，便由计算机估算出一个相应的 RGB 值。

假彩色（False Color）处理是把真实的自然彩色图像或遥感多光谱图像处理成假彩色图像。假彩色处理的主要用途是：将景物映射成奇异彩色，比本色更引人注目；适应人眼对颜色的灵敏度，提高鉴别能力，可把细节丰富的物体映射成深浅与亮度不一的颜色；遥感多光谱图像处理成假彩色，可以获得更多信息。

（三）图像平滑与锐化

图像平滑和锐化处理可以实现图像增强的目的。目前利用平滑和锐化方法实现图像增强处理，根据其处理所进行的空间不同，可分为基于图像域的方法即空域法和基于变换域的方法即频域法两类。空域法指在图像所在的空间域中直接进行处理；而频域法指先把图像做变换，在频率域中处理后，再反变换回空间域。

1. 平滑

图像平滑是消除或减少图像中各种噪声的处理方法。图像平滑主要是为了消除噪声。

图像平滑处理包括空域法和频域法两大类。

（1）空域法中，图像平滑的常用方法是采用多图像平均法、邻域平均法和中值滤波等方法。

①多图像平均法：多图像平均法是对同一景物的多幅图像取平均来消除噪声的方法。

②邻域平均法：基本思想是用图像上的点（X，Y）及其邻域像素的灰度平均值来代替点（X，Y）的灰度值。

③中值滤波法：基本思想是用像素邻域内的中间灰度值代替该像素原来的灰度值。

（2）频域法中，图像平滑的常用方法是低通滤波法。通过低通滤波的方法使高频分量通过受到抑制和阻止，而允许低频分量的图像信息顺利通过，从而实现图像的平滑处理。

2. 锐化

图像锐化的目的是增强图像中目标的细节边缘和轮廓，使图像看起来比较清晰。锐化的作用是要使灰度反差增强，从增强图像细节的目的来看，它与图像平滑处理的效果正好相反。

锐化处理也分为空域法和频域法。

（四）图像的几何变换

图像是对三维实际景物的平面投影。为了观测需要，常常需要进行各种不同的几何变换。值得注意的是，几何变换不改变像素值，而是改变像素所在的位置。图像的位置变换是指图像的大小和形状不发生变化，只是将图像进行旋转和平移，主要是用于目标识别中的目标配准。

1. 图像的平移

图像平移只是改变图像在屏幕上的位置，图像本身并不发生变化。

2. 图像的镜像

镜像分为水平镜像和垂直镜像，水平镜像变换是指将指定区域的图像左右翻转地显示在屏幕上，垂直镜像是将图像上下翻转显示出来。

3. 图像的形状变换

图像的形状变换是指图像的形状发生了变化。在这里主要介绍图像的放大与缩小。图像的缩小实际上就是对原有的多个数据进行挑选或处理，获得期望缩小尺寸的数据，并且尽量保持原有的特征不丢失。最简单的方法就是等间隔地选取数据。

图像放大从字面上看，是图像缩小的逆操作，但是，从信息处理的角度来看，则难易程度完全不一样。图像缩小是从多个信息中选出所需要的信息，而图像放大则是需要对多出的空位填入适当的值，是信息的估计。简单的思想是，如果需要将原图像放大六倍，则将原图像中的每个像素值填在新图像中对应的 $k \times k$ 大小的子块中。

（五）图像分割

图像分割是指根据灰度、彩色、空间纹理、几何形状等特征把图像划分成若干个互不相交的区域，使得这些特征在同一区域内，表现出一致性或相似性，而在不同区域间表现出明显的不同。简单地讲，就是在一幅图像中把目标从背景中分离出来，便于进一步处理。随着医学成像技术的不断发展，医学图像分割的方法也层出不穷，图像分割的方法主要包括阈值分割和基于边界的分割方法。

1. 阈值分割

阈值法原理是根据图像中目标和背景的灰度特性确定分割阈值，然后将图像中每个像素的值与这个分割阈值相互比较，从而确定该像素属于目标或背景。图像分割最简单的应用就是图像的二值化，法则是灰度值大于或等于阈值的像素设为 255；其余像素设为 0。一般高亮度是目标，低亮度是背景。

2. 边缘检测

数字图像的边缘检测是图像分割、目标区域的识别、区域形状提取等图像分析领域十分重要的基础，是图像识别中提取图像特征的一个重要属性，图像理解和分析的第一步往往就是边缘检测。边缘是指图像局部强度变化最显著的部分，主要存在于目标与目标、目标与背景、区域与区域（包括不同色彩）之间，是图像分割、纹理特征和形状特征等图像分析的重要基础。

（六）图像压缩

图像压缩就是把图像文件的大小进行压缩，同时图片的质量又不会失真到不能接受的程度。医学图像是医学诊断和疾病治疗的重要依据，确保恢复图像的高保真度和真实性是医学图像压缩首要考虑的因素。

五、医学影像的融合

IT技术与各类医学影像检查仪器性能的进步与提高不断推动了当今影像医学的发展，医学影像的融合技术作为图像后处理技术的完善和更新，已经成为影像学领域新的研究热点和医学影像学新的发展方向。

医学影像的融合是指利用计算机技术，将各种影像学检查所得到的图像信息进行数字化综合处理，将多种源产生的数据协同应用、空间配准后，融合各种检查的优势以产生一种全新的、高质量的影像信息来达到计算机辅助诊断的目的。

（一）医学影像融合技术与分类

在医学图像研究中，信息融合需要通过协同效应来描述，影像融合的实施即实现医学图像的协同。影像融合的关键技术包括图像数据转换、图像数据相关、图像数据库与图像数据理解。①图像数据转换是指对来自不同采集设备的图像信息进行格式转换、三维方位调整、尺度变换等，以确保多源图像的像素与体素表达同样大小的实际空间区域与组织脏器在空间描述上的一致性；②影像融合需要实现相关图像的对位，也就是点到点的一一对应；③图像数据库的作用是实现典型病例、典型图像数据的存档和管理以及信息的提取，为融合提供数据支持；④数据理解是对各种成像设备所得信息进行综合处理和应用，以获得新的有助于临床诊断的信息。

医学影像融合从融合技术、处理方法、融合系统拓扑结构等角度出发，可分类如下。

1.按融合技术分类

可分为单模融合、多模融合和模板融合。

（1）单模融合。是指将同一种影像学的图像融合，多用于治疗前后的对比、疾病的随访观察、疾病不同状态的对比、运动伪影和设备固有伪影的校准等方面。

（2）多模融合。是指将不同影像技术的图像进行融合，包括形态和功能成像两大类，多模图像融合主要是将这两类成像方法获得的图像进行融合，其意义在于克服功能成像空间分辨率和组织对比分辨率低的缺点，发挥形态学成像方法各种分辨率高、定位准确的优势，最大限度地挖掘影像学信息，综合利用这几种检查所提供的信息，对病情做出更确切的诊断。

（3）模板融合。是指将患者的图像与模板（解剖或生理图谱等）图像融合，多用于正常结构的统计测量、不同患者同一类病变的比较、生长发育和衰老进程监测与制定诊断标准等方面。

2.按处理方法分类

可分为数值融合和智能融合。

（1）数值融合法是将来源于不同成像设备的图像做空间归一化的处理，获得一致性描述后，来直接应用。

（2）智能融合法是将来源于不同成像设备的图像做空间归一化处理后，根据研究的需要，选择不同图像中的所需信息，进行综合。

3.按系统拓扑结构分类

可分为集中、分布、分层和混合等方式。

（1）集中式是将各种成像设备所得的图像都直接送到中央处理器来进行融合处理。这种结构既可实现时间融合，又可实现空间融合，但由于其数据量大，数据样式多，对传输、处理设备要求较高，解决策略复杂。

（2）分布式是指各成像设备都是一个个自主的局域处理器，完成对采集信息的局域处理，可在本地完成时间融合，同时又可与其他的结点通信，完成最终诊断，这种结构要求成像设备的性能良好并具开放性。

（3）分层式是在集中和水平式之间引入中间结点，先进行同类成像设备的数据融合，再将结果送至全局处理器，进行异类成像设备的信息融合。

（4）混合式是按信息之间的内在联系将整个系统分解成若干个互连的小型系统，逐级地进行融合，得出最终的诊断结果。

（二）医学影像融合临床应用

利用计算机技术对多项检查成像信息进行融合处理并将成果应用于临床已成为现代医学影像学发展的主要方向，其对于临床的价值主要体现在以下三个方面。

1.对影像诊断的帮助

（1）融合后的影像能够清晰地显示检查部位的解剖结构及毗邻关系，有助于影像诊断医生全面了解和熟悉正常组织、器官的形态学特征。

（2）通过采用区域放大、勾画病变轮廓、增添病变区伪彩色等手段，增加病变与正常组织的差异，突出显示病灶，帮助医生及时发现病变，尤其是早期不明显的病变和微小病变，避免漏诊。

（3）在影像中集中体现出病灶在各项检查中的典型特征，有助于诊断医生做出更加明确的定性诊断，尤其是疑难疾病的鉴别诊断。

2. 对手术治疗的帮助

在影像的融合中，采用了图像重建和三维立体定向技术，可以清楚地显示复杂结构的完整形态和病灶的空间位置及病变与周围正常组织的关系，对临床制定手术方案、实施手术及术后观察起了重要作用。

3. 对科研的帮助

影像的融合集中了多项检查的特征，同时体现了解剖结构病理特征及形态和功能的改变，并可以对影像信息做出定性、定量分析，为临床疾病的进一步研究提供了较为完整的影像学资料。

医学影像的融合是利用计算机技术将多项检查成像的特征融合在一起重新成像，影像融合既保留了原有的后处理技术，又增添了新的内容。它是信息融合技术、数字化技术、计算机技术等多项技术在医学影像学应用的深入和扩展。医学影像的融合将会带动医学影像技术的又一次更新，是影响医学的新的发展方向。

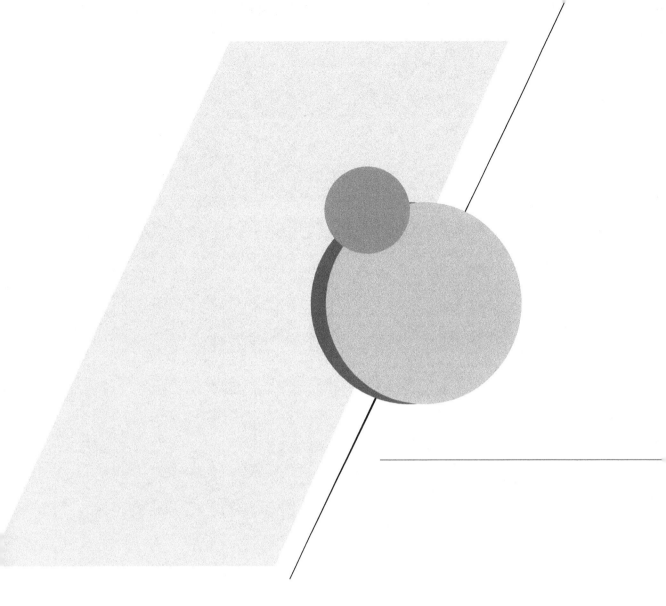

第七章　电子病历系统

数字化医院是把先进的 IT 技术充分应用于医疗行业，将整个社会医疗资源和各种医疗服务（如医院、专家、远程服务、社会保险、医疗保险、社区医疗等）连在一起，整合为一个系统，实现临床作业无纸化运行，以提高整个社会医疗服务的工作效率。电子病历（Electronic Medical Record，EMR）是数字化医院的一个重要组成部分，它将传统的纸质病历电子化并超越纸质病历的管理模式，提供查询、统计分析、信息交换等功能，但随着电子病历数据库中病历数据量的急剧增长，如何从海量的数据中发现有价值的信息已经成为目前电子病历系统研究的热点问题。

第一节　电子病历概述

一、概念

电子病历也称为计算机化的病案系统或基于计算机的病人医疗记录（Computer-Based Patient Record，CPR），它是用电子设备（计算机、健康卡等）保存、管理、传输和重现的数字化的病人医疗记录，可取代手写纸张病历。它的内容包括纸张病历的所有信息。美国国立医学研究所将其定义为：EHR 是基于一个特定系统的电子化病人医疗记录，该系统提供用户访问完整准确的数据、警示、提示和临床决策支持系统的能力。

电子病历是随着医院计算机管理网络化、信息存储介质（光盘和 IC 卡等）的应用及 Internet 的全球化而产生的。电子病历是信息技术和网络技术在医疗领域的必然产物，是医院病历现代化管理的必然趋势，其在临床的初步应用极大地提高了医院的工作效率和医疗质量，但这还仅仅是电子病历应用的起步。

电子病历在国际上有不同的称谓，如计算机化的病案系统或基于计算机的病人医疗记录、电子健康记录（Electronic Health Record，EHR）等。不同的称谓所反映的含义及外延也有所不同。虽然人们对电子病历应当具备的一些基本特性有相同或相近的认识，但由于电子病历本身的功能形态还在发展之中，所以对电子病历尚没有形成一致的定义。

电子病历代表性的定义有以下几种。

1. 美国医学研究所对 CPR 的定义

电子病历是指以电子化方式管理的有关个人终身健康状况和医疗保健的信息，它可在医疗中作为主要的信息源取代纸质病历，满足所有的诊疗、管理和法律需求。

2.美国 HIMSS 协会对 EHR 的定义

EHR 是一个安全、实时、在诊疗现场、以病人为中心而服务于医生的信息资源。它通过为医生提供随时随地访问病人的健康记录，并结合循证医学决策支持功能，来辅助医生的决策。EHR 能自动化和优化医生的工作流程，消除会导致医疗延误和医疗脱节的沟通和响应阻隔。EHR 也支持非直接用于医疗的数据采集，如计费、质量管理、绩效报告、资源计划、公共卫生疾病监控和报告等。

3.国际标准化组织卫生信息标准技术委员会（C215）对 EHR 的定义

EHR 是以计算机可处理的方式表示的、有关医疗主体健康的信息仓库。

尽管不同的机构对电子病历的定义有所不同，但基本上都从电子病历应当包含的信息内容和电子病历系统应当具备的功能两个方面进行描述的。

二、电子病历与 HIS 的关系

作为病历发展的一个必然趋向，电子病历是 HIS 的一个不可或缺的重要组成部分，更是医院信息化较高级阶段必须具备的功能。随着现代社会的不断进步与医药卫生体制的深入改革，对医院的各个方面（尤其是服务质量和医疗管理）提出了更高要求，医院的各项工作须以病人为中心，医院服务管理模式发生着改变。医院信息系统正逐步实现从以"经济财务"为主线的管理信息系统（MIS）向以"病人"为中心临床信息系统（CIS）的扩展，构建功能强大的数字化医院平台。电子病历是构建数字化医院平台的核心内容，电子病历的发展与应用在这个扩展过程中起着举足轻重的作用，是医院管理信息化向临床管理信息化转变的重要保证。这是因为电子病历不但可以协助医务人员开展临床工作，而且有助于教学、科研等活动的有效开展。电子病历的科学、有效的实现能够带来崭新的医疗模式、先进的管理理念；同时，也将对医疗服务质量的进一步提高、医疗事故和医疗纠纷的减少、医疗行为的规范、新型医患关系的建立等起到有力的推动作用。电子病历的推广应用已成为必然趋势，有着广阔的发展前景，是国内外医院管理者与医院信息开发者十分关注的技术问题。

电子病历与医院信息系统之间的关系主要包含如下几方面内容。

（一）电子病历是 HIS 的信息基础

病人的医疗信息是医院的核心信息，更是 HIS 的基本信息，电子病历则是患者诊疗信息的逻辑表现形式。作为病人信息的载体，电子病历集中反映了病人的诊断治疗过程，是所有诊疗信息的集合。另外，现阶段的 HIS 仍以面向医疗和经济管理信息为主，这些管理信息是围绕病人在医院内的诊疗活动而产生的，是以病人信息为主的一种派生信息，因此，病人信息是医院信息管理的基本信息。

电子病历作为医院信息系统的基础信息，医院信息系统的开发过程必须将这一基础信息看作是独立于各个应用系统的一个整体来实施，设计并实现功能强大、构架科学合理的电子病历系统。这也是从更深层次上保证医院信息系统的良好兼容性、扩展性及其长期稳定发展的基础，是医院信息管理的必然发展趋势。

（二）电子病历依附于 HIS

病人信息产生于 HIS 的各个业务环节，比如：病人的基本信息产生于门诊挂号系统、住院登记系统、检验子系统、影像子系统（B 超、X 线拍片等），因此，电子病历的信息贯穿于病人在医院就诊的各个环节中，而电子病历渗透于 HIS 中。HIS 的各个业务系统完成自身业务、产生各自相关数据；同时，收集了病人信息并逐步地完成了病人诊疗信息的整合过程。因此，电子病历依附于 HIS；脱离了医院其他信息系统，电子病历也就不存在。例如：病案首页源于住院登记、入出转、病案编目等系统。

（三）电子病历系统是 HIS 的核心层

电子病历系统是支持电子病历，实现病人信息的采集、加工、存储、传输、预警和服务的一套软件系统。电子病历系统将用于管理病人基本信息、门诊病案首页、门诊病案、住院病案首页、住院病案、各种理化检验电子报告单、原始影像资料、医疗处方、医师医嘱、护理医嘱、手术记录、手术原始影像记录、电子体温单、电子护理记录等信息。该系统的内容主要源于：住院管理分系统、病区（门诊）医生工作站、病区护士工作站、住院药房管理分系统、手术麻醉管理分系统，住院摆药管理分系统、用血管理分系统、检验／检查联机分系统、医学影像病区接入系统、病案管理分系统等。

电子病历系统并不是一个独立于 HIS 的新系统，电子病历系统是医院信息系统的核心层。其具体体现在以下几个方面。

1. 统一管理医疗数据

电子病历系统通过与各专用的医疗信息系统集成，实现全院所有医疗数据的统一管理，通过分布到全院各个科室的电子病历终端，实现病历的电子化录入、查询和管理。在该系统基础上，各种智能化专家系统能够使得医嘱和处方录入时能实现自动校验，极大地降低误诊率。

2. 体现以病人为中心的服务

面对数字化的知识经济时代，数字化医院是现代医疗发展的必然趋势。HIS 作为数字化医院的象征，它的内涵将是运用信息及通信技术建构一个电子化的虚拟医院，使人们在非特定的时间、地点能够与医院进行沟通，从不同的渠道取用医院的信息，获得更快捷周到的服务。电子病历作为 HIS 与互联网的连接纽带，能够真正体现以病人为中心的服务功能。另外，电子病历的实现也意味着电子病历系统的实现。因此，实现电子病案系统实质上就是实现整个医院以病人为中心的信息管理系统。

3. HIS 为电子病历系统的实现提供有效保证

由于电子病历对 HIS 的依赖及对 HIS 的特定要求，因此，只有在医院信息化建设达到一定的规模，即建立并不断完善检验管理子系统、影像管理子系统、特检管理子系统等，电子病历系统的实现才能够得到有效的保证。

一个有代表性的以电子病历为核心的医院信息系统是西门子利多富信息系统有限公司（SNI）于 1994 年推出的多媒体电子病历记录系统。多媒体电子病历记录系统是集图像、视频、声频和文本于一体的一种多媒体微型计算机系统。该系统能够和其他医疗信息系统连接，形成一个以电子病历为核心的医院信息系统。多媒体电子病历记录系统所存储的信息包括：计算机断层扫描（CT 或 CAT）图像、核磁共振图像、X- 光片、超声波图像以及照片；病历记录、图表、信件及单据等文件；手术期间录制的录像片以及有关医疗报告以及对 X- 光片解释的录音等。

目前，国内中医医院正在使用的电子病历系统中，具有代表性的是广州中医药大学第一附属医院使用的系统。该系统由南京海泰信息技术有限公司研制，病历书写与格式符合目前国内医疗病历书写规范，医务人员容易掌握；在书写过程中，许多细节方面都有人性化的提醒，可以避免重要项目的遗漏，明显提高了病历质量；它还具有个性化的模板功能，方便医生操作。该电子病历系统可以规范化地收集病人的四诊数据，并可以将收集的四诊数据转换成人们熟悉的书写格式，并可以显示病人的舌像、脉象等图形图像数据。

在以电子病历系统作为核心层的医院信息系统中，能够充分体现出电子病历的优势，使得病历整洁、规范，查找方便，明显提高了临床工作效率。电子病历易于管理，易于质量控制，有利于统计和回顾性研究，这些优势将有助于提高临床工作效率和学科的临床科研水平。

医院信息化改革是医疗改革发展的一大趋势，电子病历作为其中一环，其重要性不言而喻。2018 年 8 月 28 日，国家卫健委发布《关于进一步推进以电子病历为核心的医疗机构信息化建设工作的通知》，明确要求，到 2020 年，三级医院要实现电子病历信息化诊疗服务环节全覆盖。随着医疗信息化建设的不断加快，以及临床和档案信息管理需求的激增，电子病历越来越成为医院信息系统的一个核心，未来我国医疗信息化市场规模将持续增加。

第二节　电子病历的发展史

一、病历发展简史

中医药作为我国特色医学科学，有着悠久的历史。传统中医与西医之间在理论认识、诊疗方法和基本观念上存在着较大的差异，中医病案与西医病历存在着诸多不同之处。因此，病历发展简史将分别从西医和中医两个角度来介绍。

(一) 西医病历发展简史

病历的发展历程也可以认为是病历书写不断规范化的过程。在西方的病历发展历程中，被誉为"西方医学之父"的希波克拉底（Hippocrates）所带来的影响力是深远的。早在公元前5世纪，希波克拉底提出了"医史"的观念，认为疾病有一个发展的过程，即从疾病发生的预兆到症状的高潮或最危险阶段，再到痊愈或致命。由此，他提出了病历的概念。通过病历的记录来对疾病的自然发展过程进行描述与呈现，并应指出疾病的可能原因。

在他的医学报告中，认为病历须实现两个主要目标：第一，应该准确地反映疾病的过程；第二，应指出疾病的可能原因。这种病历是对疾病自然历史的一种记录形式，称之为以时间为中心的病历（Time-oriented Medical Record）。这种记录是以时间为序，详细记录病人家属叙述的病情发展过程。这种记录形式的信息来源单一，病历内容的科学性和有效性受到制约。

19世纪初，诊疗技术的进步与医疗仪器的发展丰富了病历记录信息的来源。医生能够从多个角度观察疾病发展情况，例如：听诊器、显微镜、喉镜等多项发明能够为医生带来疾病新的临床发现，从而实现了病历的扩展，病历的内容变成了以医护人员的临床发现为主，而不再是以病人或家属的叙述为主。

1880年，在明尼苏达州 Rochester，William Mayo 建立了著名的 Mayo 诊所（Mayo Clinic），该诊所为病历形式的改进做出了巨大的贡献。早期，Mayo 诊所的医生将病历按照年月顺序记录在各自的收款账簿上。由于这种病历使得记录过于分散，无法形成一个内容完整的病历。1907年，Mayo 诊所改进了病历的记录形式，即为每位病人分别建立了单独的文件夹，集中了病人的记录。这种新的病历形式被称为以病人为中心的病历（Patient-centered Medical Record）。1920年，Mayo 诊所要求医生必须用一组规定的基本数据来记录病历，例如：病人主诉、临床发现、医生诊断、治疗计划等。这组基本数据涵盖了病历的基本要素，显现了病历的标准化发展趋向，成为现代病历的基本框架。

在随后的一段时期内，病历一直以"混合式流水记录法"进行书写，医生将病人主诉、检验结果、诊断等混合在一起。该记录法符合医生的临床书写自然过程和记录习惯，至今仍被一些医生所使用。但是，该记录法没有对记录内容进行明确分类，条理不清晰，尤其是在病人有着多种主诉或是多种疾病的情况下，病历记录将会显得更加凌乱。

20世纪60年代，Weed提出了"病历制式化"构想，改进了病历的结构，形成了一种新的病历形式——以问题为中心的病历（Problem-oriented Medical Record）。这种病历采用了SOAP框架形式，将病历的记录内容分为四大部分，即主观部分（Subjective）、客观部分（Objective）、评估部分（Assessment）和计划部分（Plan）。SOAP框架形式的各个组成部分含义如下。

（1）S（Subjective）为主观部分，病人主诉和症状的描述。

（2）O（Objective）为客观部分，医护人员的临床发现。

（3）A（Assessment）为评估部分，实验室检查结果与结论。

（4）P（Plan）为计划部分，治疗计划或处理措施。

在这种病历记录过程中，医生指定几个问题，每个问题将以S、O、A、P四部分进行单独记录。SOAP结构奠定了现代病历的基本形式。该结构提高了病历记录过程的标准化、有序化水平，规范了病历的结构，并且能够反映出医护人员对疾病描述的思路。SOAP结构符合了临床诊疗的规范要求而长盛不衰。但是，基于SOAP结构的病历记录过程将会占用医护人员的大量书写时间，并且需要经过良好的训练。

早些年，表格记录法（Focus Charting）在美国兴起。随着医疗设备数据在医疗过程中大量涌现，这种用表格形式来处理数据显示了一定的方便之处。这种表格式的数据采集方法又称为结构化记录法（Structural Data Entry，SDE）。由于医学专科化的发展趋向，表格记录法所需要的表格种类繁多，医护人员则必须要浏览大量的表格，从而缺少了对病情的总体理解。表格记录法只是记录方法，不构成重要的医学意义，所以没有形成主流。但是，SDE为后来的电子病历发展提供了一种数据存储形式。

（二）中医病案的发展简史

中医药有着千百年的悠久历史，我国传统病案的发展是一个跨过多个历史时期的演变过程。

最早的较为完整的病案出现在西汉初期，著名医学家淳于意（约公元前205—？）首先注重了中医病案（诊籍）的记录，是目前已知的我国医学史上第一个创用"病历"

的医生。淳于意将经典病例进行整理，写出了中国医上第一部医案——"诊籍"，是病案记录的一个创造性成就。在《史记·扁鹊仓公列传》中记载了 25 个病案，是我国现存的最早病史记录。这些病案包括了姓名、年龄、性别、籍里、身份、病史、症状、诊断、治疗、疗效及预后等信息，综合了病情特点、诊断依据、治疗经过等治疗内容，涉及内、外、妇、儿等各科。这不仅反映了淳于意的全面医疗学术思想与高超的医技，同时也为后人留下了具有重要研究意义的各科早期病例。

自《史记》以来，历代史书中的医家传记多有医家医案的记载，以此来反映其自身的医术成就。另外，一些古籍中也有医案资料记载。自汉代以后，晋代葛洪的《肘后备急方》，隋朝巢元方的《诸病源候论》，唐朝孙思邈的《千金要方》《千金翼方》等医著中，都能见到一些病案记录。在宋代，一些医案专著已问世，许叔微的《伤寒九十论》是我国第一部病案专著，该书记载了用伤寒法来施治的 90 例病案。另外，钱乙的《小儿药证直诀》一书中专门记叙了其一生中较为突出的医案。这个时期，病案记录大多比较简略。

在金元之后，详细的病案开始大量出现。在明清时期，病案的收集和研究工作受到重视，大量的病案专著不断涌现。明朝江瓘父子编集了《名医类案》一书，是我国第一部中医全科医案专著。该书共 12 卷，分 205 门，大量搜集了明代以前的历代名医验案，同时博采经、史、子、集中的相关资料，结合编者个人医案与分析，收录了 2400 余则的病案。清代魏之琇的《续名医类案》则是在《名医类案》的基础上补辑了清初以前历代名医治案，是继《名医类案》之后的又一部中医医案巨著。另外，清代喻震的《古今医案按》等均是广泛收集前人医案编辑而成。明朝汪机的《石山医案》、明朝薛己的《薛氏医案》、清代叶天士的《临证指南医案》、清代喻嘉言的《寓意草》等则是个人医案专著。

这个时期，清代的喻嘉言提出了最早的中医病案的完整格式，将其所提倡的"先议病，后议药"（即《寓意草》所载的"议病式"）进行了具体化。《寓意草》一书所列的项目较全，是中医病案书写格式的雏形。

近代，著名医案也在不断出现。比如，何廉臣的《全国名医验案类编》、秦伯未的《清代名医验案精华》等。

20 世纪初，中国现代病历开始出现。现代病历不同于传统病案，它借鉴了西医病历。1914 年，北京协和医院开始建立并保存较为简单的病历，并于 1916 年在病历记录中增加了医嘱记录，形成中国现代病历的雏形。新中国成立后，我国高度重视病案的规范化，吸收欧美、俄罗斯等国家先进经验，使病案从格式到内容逐步走向规范化。近些年，相应的病案规范化文件不断制定。1953 年，原卫生部召开医教会议，将诊籍、医案、病历等正式定名为病案。1982 年拟定了《中医病历书写格式和要求》。1991年，国家中医药管理局组织并正式制定了《中医病案书写规范》，此规范包括中医病案书写通则、中医病案的统一名称、中医病案的排列顺序及项目注释、中医病案书写格式、中医各科情况书写要求及病案举例等五大部分，使中医病案书写更加规范化。随后，国家中医药管理局于2000年7月发布了《中医病案规范（试行）》，于2002年制定并施行了《中医、中西医结合病历书写基本规范（试行）》，同时废止了《中医病案规范（试行）》。近年来，为各地推进医院信息化建设，配合公立医院改革试点，我国陆续出台电子病历相关政策法规，进一步促进电子病历的推广和规范化发展。2017年4月1日起，我国开始施行《电子病历应用管理规范（试行）》，电子病历的书写、存储、使用和封存等均需按相关规定进行。

二、电子病历发展简史

（一）电子病历在国外的发展

EMR 也称计算机化病历（CPR 或 CMR）。1960年，以美国麻省总医院为代表，开发门诊 EMR 并投入使用。1991年，美国国家科学院医学研究所发表了题为"CPR 是医疗保健的基本技术"的研究报告，总结了40年来实现病历记录计算机化的经验，全面论述了 CPR 发展的各个方面，提出了推动 CPR 的多项建议。1993年9月，在法国马赛召开首次健康卡系统国际会议，研究该系统应用及发展等问题。1994年，西门子公司推出了多媒体电子病历记录系统。1995年，日本厚生省成立了电子病历开发委员会，当年度投入2.9亿日元用于开发 EMR。2004年，美国总统布什在众议院的年度国情咨文中，把建立电子健康记录的目标概括为"将健康记录计算机化，我们可以避免严重的医疗事故，降低医疗费用，提高医疗水平"，要求在10年内确保绝大多数美国人拥有共享的 EHR。美国还准备以 EHR（包含个人终身健康状况和医疗保健信息）为基础，建立国家健康信息体系（National Health Information Infrastructure，NHII）。2003年，美国13%的医院使用 CPR，到2004年年底增加到19%。2005年春，英国卫生部签署了一份为期10年、价值55亿英镑的合同，支持发展电子病历、网上预约、网上处方等。

2015年，日本医师会为实现电子病历的普及，出资近10亿日元，与日本政府下属基金"地域经济活性化支援机构"设立合资公司，将输入患者诊疗记录的信息系统推广到日本全国诊所。2016年，拥有400张以上床位的大型医院中82.5%已经开始采用电子病历。

(二) 电子病历在国内的发展

我国的 EMR 起步较晚。1994 年，我国原卫生部在第六届医药信息学大会上提出"希望到 20 世纪末，我国将有若干家医院能够真正实现完整的电子病历系统"。自 1999 年起，少数医院开始部分使用实验性的 EMR，用计算机写病史、下医嘱、开化验单和检查单，查阅病史和病人信息等。2002 年 10 月，原卫生部制定的《全国卫生信息化发展规划纲要 (2003—2010)》指出：三级医院在全面应用管理信息系统的基础上，要创造条件，重点加强临床信息系统的建设应用，如电子病历、数字化医学影像、医生和护士工作站等应用。2005 年 4 月 1 日，我国《电子签字法》开始实施，这对于 EMR 的使用有很大的促进作用。近几年来，各医学软件公司与试点医院合作，积极稳妥地开展 EMR 的研发和试点工作，应用面有所扩大，但是与国外相比仍有较大差距。

三、电子病历发展的趋势

国际上一般认为，EMR 应具备以下三点，且需要不断发展和完善。

(一) 能共享病人完整信息

EMR 应集成病人的全部信息，包括 HIS 提供的病人基本信息以及 CIS 各系统提供的数字、文字、图形、影像、声音等多媒体信息和统计分析结果，这些系统包括影像存储与传输系统 (PACS)、放射信息系统 (R1S)、检验信息系统 (LIS)、病理信息系统 (PIS)、手术信息系统 (ORIS)、监护信息系统 (ICUIS)、介入放射信息系统 (IRIS)、护理信息系统 (NIS)、输液信息系统 (IIS)、药品信息系统 (DIS)、医嘱录入系统 (OE) 等，如果集成了病人的保健信息系统就更加完整。

(二) 能提供医疗提示和报警

完善的 EMR 能应用临床决策支持系统和计算机化医嘱录入系统等，智能地帮助医生诊断与治疗，自动提示最具有性价比的诊疗方案和最佳用药剂量，避免多余的、不适当的诊疗，确保医疗质量和病历质量。

(三) 能提供资料库支持

完善的 EMR 能提供众多的资料库支持，包括循证医学、临床诊疗指导、临床路径、用药指南、医药计算公式、临床医学概要、业务流程再造、临床专家知识库、医学字典、数据库、电子图书和电子杂志等，有利于医疗水平不断提高。

建设 EMR 是一项复杂的系统工程，涉及技术、法律的许多方面。目前我国理想的 EMR 尚未问世，但是应该将现有较好的 EMR 推向临床应用，在实践中不断使用新技术，通过 IT 人员与医务人员、医院管理者共同努力，逐步形成集成化、标准化、智能化、网络化的 EMR。

第三节　电子病历的技术基础

一、硬件技术

(一) 操作系统和服务器

全结构化医院住院电子病历系统可运行于高端 PC 服务器、Microsoft Windows 2000 Advanced Server 操作系统 (及以上) 环境。由于全结构化医院住院电子病历系统在医疗工作中的重要性，建议使用高端 PC 服务器集群，以提升系统运行的安全性和稳定性。

(二) 数据库

全结构化医院住院电子病历系统可运行于 Microsoft SQL SERVER 2008 Enterprise 数据库，通过使用其自带的 Linked Server，Replication 等技术进行数据分发等应用。

(三) 其他支持软件

全结构化医院住院电子病历系统需基于 .NET Framework 2.0 环境及与其相关的水晶报表等组件。

(四) 客户端操作系统和配置

(1) 客户端操作系统：Windows 2000/XP。

(2) 客户端硬件配置：处理器 P4 以上、内存 512M、硬盘空间 10G。

(3) 数据库服务器：设有一组安装 Windows 2000 Advanced Server 平台的高性能服务器 2 台 (如 HP DL580 G5)，组成集群，承担电子病历数据的存储和检索、医疗知识库的存储和检索。该服务器应具有 4 核 Xeon5405(2.5GHz) CPU 两块，内存 8G，硬盘空间 500G。

（五）其他支持硬件

其他支持硬件包括 IC 卡读写器、磁卡读写器、针式普通打印机、针式宽行打印机、针式平推打印机、激光打印机等。

二、软件技术

（一）XML 架构

电子病历文档调用、编辑、保存过程：服务端运用并行化的方法将 XML 字段类型中的数据转换成电子病历 EMR-Model 对象，远程对象传输到客户端对 EMR 对象操作（文档编辑）后，再运用串行化的方法把 Model 对象转变成 XML 格式，最后存储到数据库中。

（二）使用 Net Remoting 技术实现文档锁定

为了避免两个人同时编辑病历时出现冲突，需要使用文档锁定。通过 .Net Remoting 技术实现文档锁定的操作。在服务器端有一个负责文档加锁、解锁的 Windows Service。该服务提供文档加锁、解锁、解除死锁的服务及接受心跳。客户端需要通过 Remoting 方式来访问服务。客户端一旦对文档加锁后，就每隔 10 秒向服务器发送心跳，表明要维持该锁定。如果服务器在从上次收到心跳 1 分钟后不再收到心跳，则服务器会自动解锁。

（三）内置 ICD10、SNOMED CT 诊疗常规数据库

（1）国际疾病分类（International Classification of Diseases，ICD），是依据疾病的某些特征，按照规则将疾病分门别类，并用编码的方法来表示的系统，现在使用的是 ICD10 的版本。

（2）SNOMED CT 是当前世界上最全面的临床医学术语标准集，在电子病历等领域得到广泛应用，用以描述和表达复杂的临床病症和诊断。

（四）XML 技术

可扩展标记语言 XML 是一种简单灵活的文本格式的可扩展标记语言，起源于 SGML，是 SGML 的一个子集合，也就是 SGML 的一个简化版本，非常适合在 Web 上或者其他多种数据源之间进行数据的交换。

（五）DICOM3.0 技术

DICOM3.0 即数字影像和通信标准，是医学影像的国际通用标准。DICOM3.0 标准中涵盖了医学数字图像的采集、归档、通信、显示及查询等几乎所有信息交换的协议。DICOM3.0 标准的推出与实现，大大简化了医学影像信息交换，推动了图像管理与通信系统（PACS）、远程放射学系统的研究与发展，并且由于 DICOM 的开放性与互联性，使得与其他医学应用系统（HIS、RIS 等）的集成成为可能。

三、电子病历软件主要模块

（一）一体化工作平台

（1）在电子病历工作平台内采集病人所有相关医疗信息，并完成所有医疗操作。

（2）完整的病人基本信息。

（3）每日护理信息。

（4）每日病历信息。

（5）治疗医嘱信息。

（6）检查、检验信息。

（二）电子病历录入系统

（1）编辑、浏览、打印病历。

（2）结构化录入、文字编辑，所见即所得。

（3）类 Word 人性化操作。

（4）丰富的辅助录入工具。

（5）标准化模板为主、个人模板为辅。

（6）自定义编辑医学图片，图文并茂。

（三）医嘱录入系统

（1）符合医嘱规范的长短医嘱录入。

（2）支持医嘱成组。

（3）痕迹保留。

（4）自定义成套医嘱。

（5）过敏药物提示。

（6）处方规则。

（四）质量管理系统

（1）完备的病历实现质量控制体系，方便医院管理，提高医生病历质量。

（2）系统质量监控。

（3）系统预警功能。

（4）系统反馈功能。

（5）病历归档功能。

（6）智能评分功能。

（7）所见即所得的三级检诊痕迹机制。

第四节　电子病历的特点及分类

一、西医电子病历的特点

（1）提高甲级病历合格率。通过统计、分析、预警、三级质量评定等事前控制手段，能有效地提醒和督促医务人员按时、按质完成病历书写工作，提高病历甲级率。

（2）为医务人员节省出大量的时间。对于医生来说，每天要接治多名患者，日常工作中 70% 的时间由手工书写病历。通过电子病历提供的多种规范化的模板及辅助工具，可以将医务人员从烦琐重复的病历文书书写工作中解脱出来，集中精力关注病人的诊疗。

（3）提高病案质量。纸质病历的内容是自由文本形式，字迹可能不清，内容可能不完整，意思可能模糊；转抄容易出现潜在错误；只能被动地供医生做决策参考，不能实现主动提醒、警告或建议；涂改现象突出，病史书写随意性强。而电子病历通过提供的完整、权威、规范、严谨的病历模板，避免了书写潦草、缺页、漏项、模糊及不规范用语等常见问题，并且根据自带的知识库为医生提供提醒、警告或建议等。

（4）提高医疗纠纷举证能力。病历是具有法律效力的医学记录，为医疗事故鉴定、医疗纠纷争议提供医疗行为事实的法律书证。通过符合规范的病历记录，避免了语义模糊、书写潦草、缺页、漏项等问题，为举证倒置提供有力的法律依据。

（5）为科研教学提供有效的服务。在医学统计、科研方面，典型病历不易筛选、检索统计困难，通过电子病历系统不仅可以快速检索出所需的各种病历，而且使以往费事费力的医学统计变得非常简单快捷，为科研教学提供第一手的资料。

二、中医电子病历的特点

中医在处理临床数据方面不同于西医。中医电子病历应该包含中医纸质病历的所有信息，在这基础上利用信息技术将中医临床望、闻、问、切四诊的信息转变为计算机能处理的文本、图像、声音等数据，以便输入、存储、处理、查询。以下将从病历的内容和规范化两个方面介绍中医电子病历的特点。

(一) 中医电子病历的内容

在临床检查、临床诊断及处理方法方面，中医与西医之间存在着较大的差异。在临床检查方面，中医通过"望、闻、问、切"四诊来获取相关数据，或是借助现代技术来获取脉象、舌像等的图形图像资料。西医则通过各种查体、辅助检查等途径来获取病人的资料。在临床诊断方面，中医的诊断结果是中医证候的诊断名称和中医疾病的诊断名称，西医的诊断结果则是能够用国际疾病分类编码来表示的西医病名。在临床处理方面，中医有着中药、针灸、推拿等特色处理方法，并且中医的临床医嘱也和西医有着一定的差异。中医电子病历需要包括三方面的信息，即临床检查信息、临床诊断信息、临床处理信息。目前，由于医疗保险是针对西医疾病名称的，因此，一般中医医院的中医病历中还需同时记录西医的诊断内容。

(二) 中医电子病历的规范化

传统中医有着几千年的历史，存在着诸多方面的不规范特性，比如：方剂中的药物别名使用、临床术语的不规范性等。因此，在一般电子病历的规范处理要求基础上，中医电子病历还需要考虑到自身的内容特性，进行规范化处理。

在诊断手段方面，中、西医之间存在着巨大差异。"四诊"是中医所具有的特色诊断途径，中医电子病历系统必须能够存储四诊的相应结果。例如：传统的舌诊是通过观察舌质和舌苔的颜色、质地，并结合病人的全身症状进行辨证论治。中医电子病历不仅要包含舌质、舌苔、舌体、舌态、舌下脉络等各种表现信息，并且还需要保存病人的舌像图片，这种图片能够为医生更直观地辨别病证提供方便。

再如，脉诊作为四诊主要内容之一，脉象内容也需要被整合到中医电子病历系统中。现今，脉像图已成为描述脉象的一个重要手段，电子病历系统可以和脉象仪进行对接，直接读取脉像图，并进行保存。

在中医诊疗疾病的过程中，有时强调环境、时间等因素，与此相关的信息应该记录在病历中。例如：中医病历中有时需要记录"发病节气"信息，这信息在录入中医电子病历过程中，需要医生翻阅农历，根据农历日期来计算所需的节气，那么电子病历系统需要考虑增加节气计算的功能，即根据病人患病日期，由计算机自动计算并保存发病节气的信息。再如，针灸中的"子午流注""灵龟八法"等与时间医学相关的数据都可以由计算机来自动推算并存储在病历中。

在诊疗体系方面，辨证论治是中医的核心思想。中医电子病历系统必须要能够体现出辨证论治的内容，系统设计要以辨证论治的思想为基础。因此，临床医生要应用中医的辨证论治理论来记录和分析病人的病情，将这种记录思想贯穿于病人整个的治疗期间，而且系统的设计要在参阅大量文献的基础上预先设计出辨证论治模板，提供给临床医生参考使用。

临床上中医通过四诊获取患者的数据，在此这基础上运用中医理论对数据进行综合分析，以确定中医的病名及中医的征候名。为了保证内容的准确性和规范性，中医电子病历必须按照国家中医药管理局制定的《中医病案书写规范》《中医、中西医结合病历书写基本规范（试行）》等的要求进行书写，为了准确地表述中医的病名和中医的证候名，中医病历中的中医术语必须遵照中华人民共和国国家标准 GB/T 16751.2—1997《中医临床诊疗术语·证候部分》、国家标准 GB/T 16751.3—1997《中医临床诊疗术语·治法部分》、国家标准 GB/T 16751.1—1997《中医临床诊疗术语·疾病部分》，中药名称的使用必须按照《中华人民共和国药典》。采用结构化和非结构化相结合的方法来处理。

在临床诊疗方面，中医的方剂、中药、医嘱等和西医有着很大的差别，这些内容在中医电子病历系统设计与实现过程中必须要考虑到。

结构化是电子病历的核心议题。在病人信息中，一部分信息是结构化的，如病人的基本信息、药疗、医嘱、检验报告等；一部分信息是半结构化的，如病情症状、检查报告等；还有一部分则基本是自由化的，如病程记录。病人信息的复杂性、多样性和描述的自由性构成了结构化的最大障碍。中医电子病历的结构化既要满足医疗、法律、管理的要求，还要满足中医临床信息全面、准确采集的要求。由于中医在诊断方面缺乏客观、定量的指标，在学术用语方面缺乏规范，这些给中医病历管理带来很多困难，严重地妨碍了中医的发展，同时使中医电子病历规范化研究的任务更为艰难。

总之，中医电子病历是一个新的挑战领域。中医辨证论治的思维方式和理论体系与西医不同。在这一领域没有国外的经验可以借鉴，在我国，中医电子病历还刚刚起步，在中医临床数据的客观化、规范化、标准化方面，在中医知识的表达与获取、知识推理、自然语言的处理等方面还有许多问题需要我们去探索。

三、电子病历的分类

按照患者所处医疗部门的特点，电子病历可划分为：门诊急诊电子病历、住院电子病历、个人电子病历、社区电子病历和远程医疗电子病历等；按照医学的特点，电子病历可划分为西医病历、中医病历及中西医结合病历；按照临床各专科特点来分，电子病历可得到更细的划分，如呼吸、心血管、消化、肾脏、血液、内分泌、神经科、儿科、妇科、眼科、口腔科、外科、皮肤科等电子病历。下面主要介绍前两种电子病历的分类情况。

（一）按照患者所处医疗部门特点分类

按照患者所处医疗部门特点，电子病历分类情况如下。

（1）门、急诊电子病历。门、急诊电子病历是病人复诊和医师随访的重要依据。门、急诊电子病历内容应包含门急诊就诊的全部内容，包括病程记录、化验及检查等。此种病历主要是为了满足门急诊需要。

（2）住院电子病历。住院电子病历应包含完整病历的全部内容。该种病历的内容包括病史首页、入院记录、病程记录、化验和检查资料等。此种病历要便于医师调用、统计分析。

（3）个人电子病历。个人电子病历是每个人从出生到死亡的病历资料的记载，涵盖了不同医院就诊、不同诊所就医的全部内容。该种病历的内容包括健康资料、预防资料、门急诊就诊资料和住院出院记录等。个人电子病历能在各医院间通用，方便远程就医。

（4）社区电子病历。社区电子病历是社区医疗机构对社区范围内每个人的预防、保健、医疗资料的集成。

（5）远程医疗电子病历。远程医疗电子病历是为适合远程医疗会诊或咨询需要的一种病历类型，包括病史资料、影像资料、会诊意见等。这种病历能够通过各种途径进行传输。

（二）按照医学的特点分类

按照医学的特点，电子病历分类情况如下。

（1）西医电子病历。西医病历包含了上述一般医院的门、急诊病历和住院病历。

（2）中医电子病历。中医电子病历是指临床中医的医护人员在医疗过程中对病人相关数据的全面记录。

由于中医临床诊疗的特殊性，虽然现行的中医病历与前面介绍的西医病历基本一致（即二者在病历书写要求、内容、格式、排列装订顺序都一样），但是在中医病历中仍保留了自己的特点。中医在处理临床数据方面不同于西医。例如，西医通过二尖瓣面容、肝颈静脉回流阳性、听诊、心电图等数据，将患者诊断为风湿性心脏瓣膜病，在治疗方面一般可用抗生素消灭甲型溶血型链球菌感染，用阿司匹林或保泰松抗风湿活动，对急性期及初次发作者可用肾上腺皮质激素类药物抑制状态反应作用。中医通过四诊获取临床数据，从患者胸部闷痛、出冷汗、唇舌暗、舌底脉络色紫暗迂曲、脉促、神疲倦怠、声音低怯等的临床特点，诊断为"心痹"，一般辨证为气虚痰结、心血瘀阻症，可以用中药针对病情进行益气活血通络。总之，中医与西医在获取临床数据及处理数据方面存在很大的差异。因此，中医电子病历必须体现中医药的特点。

（3）中西医结合电子病历。中西医结合电子病历应该兼顾中医电子病历和西医电子病历双方的特点。由于国内医疗保险及公费医疗等的经费结算方式是以西医疾病名称为基础的，因此，目前一般中医医院的电子病历大多数是中西医结合形式的电子病历。

第五节　电子病历的组成结构

由于电子病历用途的广泛性和内容的复杂性，电子病历的结构一直是仁者见仁、智者见智，一个全面、通用的结构模型或框架有助于更深入地了解电子病历。有关电子病历的结构，主要从内容角度和技术角度进行介绍，而内容结构又可分为抽象结构和具体结构。

一、抽象结构

电子病历的抽象结构指对电子病历的结构框架进行抽象化的描述，而不是对电子病历包含的具体内容进行组织架构或构建模型。欧洲优秀健康记录（Good European Health Record，GEHR）是欧洲医疗通信信息服务项目（1991～1995）的一个子项目。为了能有效地利用和共享电子病历，达到临床会诊、科研、教育等目的，GEHR工作组研究出了一套综合的多媒体数据结构，为了支持这种结构，GEHR工程提出了GEHR对象模型和GEHR交换格式两个概念。为了使医疗记录系统都采用GEHR结构，他们还制定了9种可用欧洲语言获取的2000个健康记录项（HRI）集、47个原子图。该结构模型、健康记录项集和原子图都已经被应用于公共领域。如德国航空航天中心根据GEHR标准已经开发出了一套电子病历系统。但是由于GEHR结构的抽象化，开发者对于结构的理解各持已见，不同的开发商设计的电子病历系统的结构各不相同，因此也难以形成通用的、全面的结构模型。

GEHR 的主要结构成分有以下几种。

（1）EHCR：提供一个可包含某个病人的所有数据的容器。

（2）事务：①提供医疗护理中有关医疗法律数据所需要的大部分内容。②提供控制记录修改的机制。③提供 EHCR 系统安全转移的最小集合数据。

（3）健康记录项（HRI）：①集成健康记录项和其他的健康记录项。②提供改变数据对象的方法。

（4）标题：标明健康记录项组 / 数据集合的阐述。

二、具体结构

电子病历的具体结构指对电子病历所应包括的具体内容进行组织架构或构建的模型研究。一个灵活的记录结构应该提供结合了医疗和护理的记录，且记录结构必须具有透明性，能提高病历的易用性，并更易被用户接受。因此，医疗记录和护理记录都应该记录在电子病历内。电子病历的基本结构包括医疗记录、医嘱清单、护理记录、医务支持报告等。其中医疗记录包括历史病例、医疗历史、体检和病程记录；护理记录包括护理历史和当前的护理清单；医务支持报告包括来自物理治疗学家、语言治疗学家、职业治疗学家、社工、护理协调者等提供的有关报告。

第六节 电子病历的功能

一、用户授权与认证功能

（一）用户授权功能

（1）创建用户角色和工作组，为各个使用者分配独立用户名的功能。

（2）为各角色、工作组和用户进行授权并分配相应权限，提供取消用户的功能，用户取消后保留该用户在系统中的历史信息。

（3）创建、修改电子病历访问规则。根据业务规则对用户自动临时授权的功能，满足电子病历灵活访问授权的需要。

（4）提供记录权限、修改操作日志的功能。

（二）用户认证功能

（1）电子病历系统的使用者必须经过规范的用户认证，至少支持用户名 / 密码认证、数字证书、指纹识别中的一种认证方式。

（2）系统采用用户名／密码认证方式时，要求用户必须修改初始密码，并提供密码强度认证规则验证功能，避免用户使用过于简单的密码。

（3）设置密码有效期，用户使用超过有效期的密码不能登录系统。

（4）设置账户锁定阈值时间，用户多次登录错误时，自动锁定该账户。管理员有权限解除账户锁定。

（5）系统采用用户名／密码认证方式时，管理员有权限重置密码。

二、审计功能

（1）用户登录电子病历系统、访问病人电子病历时，自动生成、保存使用日志，并提供按用户追踪查看其所有操作的功能。

（2）对电子病历数据的创建、修改、删除等任何操作自动生成、保存审计日志（至少包括操作时间、操作者、操作内容等），并提供按审计项目追踪查看其所有操作者、按操作者追踪查看其所有操作等功能。

（3）提供对用户登录所用的数字证书进行审计的功能。

三、数据处理功能

（1）支持对各种类型的病历资料的转换、存储管理，并采用公开的数据存储格式，使用非特定的系统或软件能够解读电子病历资料。

（2）提供按标准格式存储数据或将已存储数据转换为标准格式的功能，处理暂无标准格式的数据时，提供将以私有格式存储的数据转换为其他开放格式数据的功能。

（3）在存储的电子病历数据项目中保留文本记录。

（4）提供电子病历数据长期管理和随机访问的功能。

（5）具有电子病历数据备份和恢复功能。当电子病历系统升级时，应当确保原有数据的继承与使用。

（6）具备保障电子病历数据安全的制度和措施的功能。

四、其他功能

另外，现有的电子病历系统主要功能还包括电子病历创建功能、病人既往诊疗信息管理功能、住院病历管理功能、医嘱管理功能、检查检验报告管理功能、电子病历展现功能、临床知识库功能、医疗质量管理与控制功能等。

第七节　电子病历的操作

电子病历的操作流程主要是完成医生使用电子病历系统进行住院病人病历书写的过程。

一、登录

登录时，依次输入用户名和密码，单击"登录"按钮，即可登录到系统，进入控制台页面，若该用户有多个科室病区的操作身份，则进入"住院工作台"界面，选择后，单击"确定"即可。

二、电子病历书写

医护人员登录后，选择"住院工作台"功能组，进入住院医生站功能组主界面。在住院医生站功能组主界面，单击"住院病历"菜单，具体操作流程如下。

（1）在住院医生窗口中，有一个医生选择列表，可以选择医生管辖病人、在本科室的全部病人、出院病人等项。在"条件"窗口中输入病人的住院号或者姓名可以快速查询到某个病人。

（2）双击未书写电子病历或新入院的某个病人信息，并打开"住院病历"，进入该病人病历书写界面。

（3）双击已书写电子病历的某个病人信息，并点开"住院病历"，可以查看该病人病历。

三、病历添加

双击新入院的病人，显示"住院病历"窗口，单击"住院病历"右键，"新建文档"显示该病人的入院登记记录，按照病历书写规范对病历进行书写，典型症状或常用的病历成组（套）以方便日后使用。

四、病历打印

打开一份已保存的病历，单击工具栏中的打印按钮，可按照上面提供的条件进行打印预览。单击打印页面预览，弹出选择打印条件的窗口。

五、病历签名

病历保存成功后单击工具栏上方的签名按钮，系统会自动弹出再次输入用户名和密码的对话框，如果口令正确则可以成功签名，如果没有输入正确口令则不能签名，这样能防止他人篡改电子病历，能加强电子病历隐私的保护。

此外，在书写病程记录时可以使用模板上的电子病历组件，还可进行元素组（套）或医疗组（套）的维护等。

六、电子病历使用中的注意事项与安全机制

(一) 电子病历使用中的注意事项

（1）严格按照国家卫生部制定的《电子病历基本规范（试行）》进行操作，制订电子病历各个部分的读、写、修改及其应有的时序性、时限性，各有关人员之间的相互监督机制等一系列制度。

（2）保证设备性能良好的情况下，在电子病历应用流程上引入安全技术措施，如对用户进行分级授权控制，采用防火墙、数据备份等，以防止非法用户的侵入及网络数据的丢失。

（3）加强操作及使用人员的职业道德教育，进行网络安全知识和设备使用培训，使设备经常处于良好的工作状况。

(二) 电子病历使用安全机制

随着计算机通信技术的飞速发展、人们法律意识的不断进步，以及电子病历应用的日益广泛，电子病历的安全性保障变得越发重要。在电子病历系统中，电子病历安全性技术的实现是必不可少的。

1. 安全性的意义

对病人而言，电子病历是诊疗过程的全部记录和总结；对医务人员而言，电子病历是进行正确诊断、选择治疗方案的科学依据。目前，电子病历不仅是医疗、教学、科研的信息源，而且是在处理医疗纠纷、人身伤害，以及刑事诉讼过程中有着重要法律效力的证据之一。

因此，电子病历的安全性成为人们日益关注的问题，人们会顾虑到病历经修改后没有任何遗留痕迹，甚至是无法得知操作者的确切身份。对电子病历安全性的不信任必将会影响电子病历的自身效力与使用。电子病历安全性的保障是必要的而又紧迫的任务。

通过电子病历使用现状的总结，电子病历安全性的意义在于：

（1）电子病历的内容包含了病人的个人隐私信息。客观上，这些信息对疾病诊疗而言，是必要的。由于电子病历中的这些内容牵涉到了法律、伦理道德、社会和心理等因素，所以病历本身有着极度敏感性，甚至已成了许多病人和医疗机构使用

电子病历主要顾虑之一。所以，在电子病历的记录、处理、存储和交流等过程中必须保持高度的谨慎，必须采用极高信任度的形式进行，使得病人的隐私权得到保护。另外，医生有义务保护病人的这种隐私权利，这也是医生职业道德的体现。

（2）电子病历具有法律证据作用。由于电子病历可以作为因医疗纠纷引起的民事、刑事诉讼的有力证据，其安全性的保障能够实现病人利益或医生自身利益的有效维护。

（3）电子病历系统的网络安全实现。目前，电子病历的形成、传输、存储均面向了网络这一"开放"环境。一方面，网络环境为电子病历的推广、功能壮大提供了有效的平台。另一方面，这也为电子病历带来了诸多的安全隐患，例如，病毒感染、高科技犯罪、网络瘫痪等。因此，采用有效的安全技术，防止不安全因素的发生，提高电子病历的"免疫力"显得尤为重要。

2. 安全性的实现

在电子病历的实际使用过程中，病历内容的准确输入、规范的处理过程、安全的存储与共享等方法均是以保障电子病历安全性为最终目标的方法。根据电子病历的内容包含了病人的个人隐私信息、电子病历有着法律证据作用以及电子病历系统的网络化等客观情况，这里主要从以下两方面来介绍电子病历安全性的实现。

首先，针对个人因素与病历的法律证据作用，电子病历的安全性保障应该包括身份的确定、使用授权的设定和应负责任的明确三方面主要内容，并且应依据这些内容来建立一套输入、输出和更改的安全制度。

（1）用户身份的确定。用户身份的确定是指使用者预注册身份的设定。通过用户身份等级的设计与注册，能够实现电子病历使用过程的第一道"关卡"。对于不具备注册身份的人员，系统将会禁止其对相应病历内容的查阅、传输、打印乃至更改等操作。

（2）病历使用授权的设定。病历使用授权的设定是指对使用者对电子病历使用范围的界定。在电子病历的使用过程中，应该对电子病历的输入、输出、修改及使用进行严格的授权，建立授权认证机制，防止病历内容的非专业输入、患者个人隐私信息的任意读取与随意扩散、原有内容的恶意破坏等。另外，电子病历的分级保密管理机制的建立也属病历使用授权范畴。根据电子病历内容的重要程度，进行保密等级的界定，并建立相应的使用授权制度，明确完善的认证机制，实现病历的合理、安全使用。如通过对医生权限等级的设置，建立完善的级别检诊制度。例如，上一级别的医生能够审查下一级别医生的记录，并有一定的修改权限；对于未签名的记录，医生本人可以随时进行修改与删除；对于已签名的记录，医生本人将没有修改与删除权限，同一临床单元的上级医生能够修改，但没有删除权限。

（3）应负责任。应负责任是指电子病历使用者对接触病历之后应负职责的规范及其相关机制，主要包括以下两方面内容。①电子病历的签署问题。电子病历的签署问题一直是阻碍人们承认与普遍使用电子病历法律效力的主要因素之一。纸质病历在一经签署之后，将会永久存在而无法修改，除非重新签署；但是，在没有任何相关技术的要求与保护情况下，电子病历的电子签名不但可以随意修改，而且修改前后不会有任何差别。因此，电子签名需要采用加密技术来实现数据的完整性和真实性。另外，电子签名一旦丢失或遭到偷窃，将会失去终身效力，如指纹或瞳孔扫描等。随着科学技术的进步，这些问题正逐步得到解决。比如，采用生物统计学身份识别方法进行电子签名，有效地解决了上述问题。已经出现了相关的电子签名法案和法规，比如美国的 HIP-PA 法案、我国的《中华人民共和国电子签名法》等。电子签名能够解决如下问题：确认信息的责任者（即签名人）；保证签名后的信息发出到接受过程中未曾做过任何改动。2002 年，W3C 组织推出了基于 XML 的数字签名标准——XML—signature syntax and processing（XML signature），定义了一种与 XML 语法兼容的数字签名语法描述规范，描述了数字签名本身和签名生成、验证过程。②病历使用的安全日志。通过对电子病历使用者操作的及时、准确的日志记录，能够明确病历内容的存储与传输过程的损坏、丢失、盗窃等责任担负问题。通过"安全日志"方式的使用，实现病历数据使用情况的记录：医生登录与退出时间，文件打开、书写、保存、修改、删除、签字等操作的相关信息，保证了系统能够"记忆"接触病历数据的任何一个人的操作"痕迹"。这种安全日志将作为一种无法修改的高级别安全文件，例如采用数字时间戳（Digital Time Stamp，DTS）技术，建立加密的凭证文档，来存储病历数据的记录或修改时间，以及电子签名时间；用户通过取得时间戳服务器的证书并验证时间戳就可以得到签名时间。

针对电子病历的网络化，电子病历安全性的实现需要采取如下几个主要措施。

第一，增加网络安全设备。包括防火墙、入侵检测系统、安全隔离设备等。

第二，增加系统的安全。如使用更安全的硬件设备及系统软件，安装防病毒软件等。

第三，采用高强度的用户管理机制。包括强制密码长度、采用智能卡登录等。

第四，数据备份、恢复。数据备份、恢复问题也是电子病历网络化所面临的关键问题。在电子病历系统设计过程中，应该高度重视电子病历内容的科学、完整的备份，以防遭到病毒、人为因素的侵害和破坏，或是系统自身的意外失常。如果出现意外，系统应具备能够及时对数据进行全部恢复功能。病历数据备份应该具备一定的原则，例如全面性、实时性、自动化、稳定性、高性能、安全性、容错性等。值得注意的是，在备份文件中，需要准确记录着医生修改及签名的时间。

　　第五，数据加密。数据加密也是系统设计所需考虑的一个关键问题，包括采用加密硬盘、加密数据库、数据传输过程的数据加密等措施。加密技术是一种主动的信息安全防范措施，即利用一定的加密算法，将明文转换成为密文，防止非法用户理解原始数据，确保数据的机密性，防止病历数据的丢失、盗窃，保证电子病历数据的网络传输可靠性。常用的加密技术有私用密钥和公共密钥。根据电子病历的安全系数要求，采用恰当长度的密钥位数，安全系数越高，密钥位数就该越多（最长为255位）。医生的任何已签名文件或是修改过的病历内容都将以密钥加密的纯文本格式的备份文件形式保存起来。

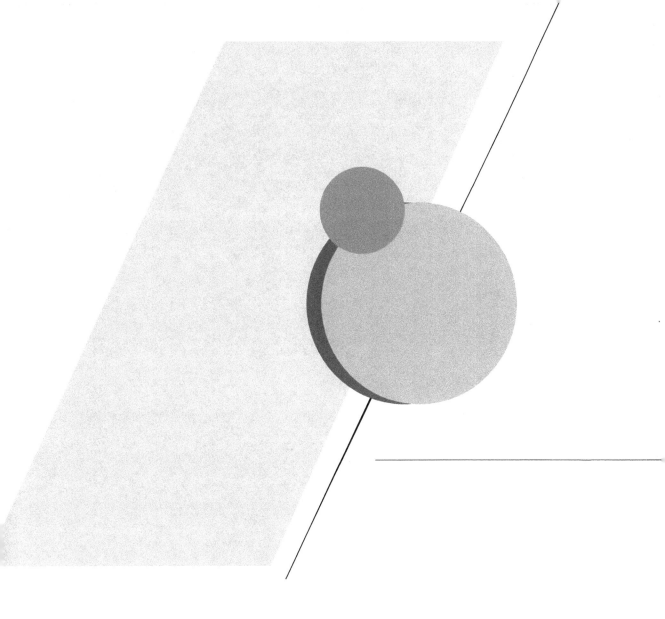

第八章 检验信息系统

检验信息系统简称 LIS（Laboratory Information System），是指用计算机网络和信息技术，实现临床实验室业务信息和管理信息的采集、存储、处理、传输、查询，并提供分析及诊断支持的信息管理系统。信息系统的信息输入、输出方式趋于多样化，数据分析处理的能力不断增强。

第一节 检验信息系统概述

LIS 系统即实验室（检验科）信息系统，它是医院信息管理的重要组成部分之一，自从人类社会进入信息时代，信息技术的迅速发展加快了各行各业现代化与信息化的进程。LIS 系统逐步采用了智能辅助功能来处理大信息量的检验工作，即 LIS 系统不仅是自动接收检验数据、打印检验报告、系统保存检验信息的工具，而且可根据实验室的需要实现智能辅助功能。随着 IT 技术的不断发展，人工智能在 LIS 系统中的应用也越来越广泛。

一、标准化技术

目前，国外主要采用 HL7 标准规范实验室数据格式和数据交换，同时支持现行的各种编码标准，如 ICI-9、ICI-10、SNOMED 等，国内研发的 LIS 系统部分满足 HL7 标准，也有基于 XML 技术的检验信息系统的研发，但其接口软件的可重用性、可理解性、可维护性和可修改性等还存在较大差距，这也成为当前我国 LIS 开发和应用的瓶颈。

二、数据库技术

目前国内广泛应用第三代数据库系统的关系模型，大中型关系数据库包括 IBMDB2、Oracle、SQLServer、Sybase、Informix 等，常用的小型数据库有 Access、Pradox、Foxpro 等。近年来，由于面向对象的数据库迅速发展，许多国外的公司采用 Cache 等第四代数据库系统编制简单的 LIS 系统。

三、条形码技术

条形码是将宽度不等的多个黑条和空白按照一定的编码规则排列，用以表达一组信息的图形标识符。常见的条形码是由反射率相差很大的黑条（简称条）和白条（简称空）排成的平行线图案。条形码可以标出物品的生产国、制造厂家、商品名称、生产日期、邮件起止地点、类别等许多信息。在检验信息系统中，条形码技术得到了广泛应用，许多检验标本都被贴上条形码以标示信息。

在抽血、送检标本时，通过刷取就诊卡、医保卡、申请单等医生开具的检查单医嘱，即可打印使用条形码。

第二节　检验信息系统的发展史

一、检验信息系统在国外的发展

美国早在 1982 年首先报道了 IBM System 整合的实验室信息系统，在不需另外配备员工的情况下，增加有效工作负荷量，从而获得大量有用数据。日本利用 LIS、检验仪器和辅助设备共同组成了一个大型的一体化系统，十几台检验仪器通过 US 串联起来，系统根据检验申请的项目，对标本进行排列组合并分组处理。欧洲国家的 LIS 发展比美国稍晚，主要特点是不仅通过网络将临床实验室和医院联为一体，而且也有更广的范围的数据传送交流。有的国家还实现了全实验室自动化。

二、检验信息系统在国内的发展

从 20 世纪 80 年代后期，我国大多数检验仪器开始使用计算机进行数据处理和运算，但多数是单片机，输出的对象以微型打印机为主。

进入 90 年代，国内的检验仪器采用微机来处理数据，并且数量逐渐增多慢慢实现了单向接口。90 年代中期，逐渐出现了可以支持双向通信的大型检验仪器；90 年代末，随着国内各家医院 HIS 的快速建设，LIS 系统的需求不断扩大，大部分系统基本实现仪器自动采集标本数据和使用条形码管理标本等功能。

进入 21 世纪，许多大型医院朝着数字化医院的目标发展，大部分医院已经完成了医院内部 HIS 系统的基础建设，LIS 系统也得到了高速发展。

三、检验信息系统的发展趋势

（一）向智能化方向发展

（1）对超出参考值范围的结果给出标识和不同颜色（目前已做到），甚至发出声音警告。

（2）自动判定由于各种原因导致的诸如负值、分量值相加不等于总量、同一病毒的抗原和抗体同时出现阳性等错误结果，并给出警告，而且禁止打印结果，从而避免发出错误报告。

（3）通过对病人微生物检查鉴定的结果及药敏试验和感染率等资料做出判断，指导临床用药。

（二）建立专家系统

根据测定结果和对病人资料的综合分析处理，提出可能性较大的诊断意见，供临床医生参考。

（三）与互联网连接

与 Internet 连接，实现检验信息资源的社会共享。但对于病人的信息应有身份识别机制，以保护个人隐私。

第三节　检验信息系统的特点

检验信息系统主要有以下几个特点。

（1）条形码处理方式全流程的支持，打造全自动生化实验室。

（2）开放的接口架构，与医院 HIS 系统无缝联结。

（3）特有的漏费管理流程，避免小收费、大检查现象，坚决杜绝漏费情况。

（4）进行财务趋势分析、工作量分析统计，准确了解实验室收支状况。

（5）试剂分析。通过采购申请、采购出库、申请出库、月和季盘点、月和季统计等各个环节实时掌握试剂消耗情况。独有的库存量预警功能，杜绝试剂零库存风险。

（6）仪器管理。详细记录检验仪器工作状态、维护日志、检修日志等信息。

（7）实时进行工作监察，准确掌握每一个检验医生、每一台检验设备的工作状态。

（8）值班安排、考勤管理、工资管理等模块使主任工作管理得心应手。

（9）严格的权限控制，灵活的权限分配方法，支持以角色的形式来定义不同的用户权限。

（10）协助建立独立的采样中心，改善采样环境，通过排队叫号系统缩短病人采样时间。

第四节　检验信息系统的结构

检验信息系统集成了检验科的工作流程，实现了临床实验检验业务的自动化和信息化，包括检验申请，病人准备，病人识别，临床标本的采集、运送、保存、处理、检测，检验结果的确认、解释、报告等全过程的信息化管理。

由下图可知，实验项目的基本信息可以从 HIS 中获取，也可由实验室内部互联网完成，即各种实验仪器将检验后的信息通过工作站进入 LIS 服务器。LIS 服务器对数据进行处理后，将处理结果与 HIS 系统进行数据共享，供 HIS 系统终端获取 LIS 结果。生化、血常规、细菌、免疫等工作站也可以接收。

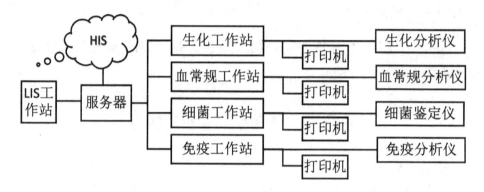

检验信息系统

检验信息系统的工作模式一般采用 C/S 或 B/S 模式，与数据库体系建立局域网，且具有分布式处理的特征。网络的拓扑结构采用总线或星形连接。网络平台可以是 Windows Server，也可以是 Unix 或 Linux 系统。在仪器与计算机通信方面采用 RS-232 标准数据通信接口，为 LIS 的建立提供相应的硬件基础。

检验信息系统功能一般由各个功能模块组成，具体组成在前文中已做介绍，这里不再赘述。

第五节　检验信息系统的功能

尽管开发者的方法和风格各不相同，但目前国内的 LIS 一般都具有下列功能。

一、数据采集

检验信息系统自动采集、接收分析仪器发出的试验数据，并与前台输入的病人资料相对应组成数据库。

二、资料录入

资料录入包括病人基本资料录入和编辑，以及手工测定结果的录入和编辑等。

三、报告打印

检验信息系统实现英文报告的中文化处理，并按统一、固定格式打印各种检验报告单。可提供完整的病人资料、标本状态、结果、单位、参考值（自动套用不同性别和年龄段的参考值范围），以及超出参考范围的标记等内容。

四、统计学处理

对检验数据做一定的统计学处理，如对某些项目的一批结果进行病人数据均值（PDM）的统计，以观察是否存在严重的系统误差。

五、实时监测

检验信息系统在任意工作站上可以随时对系统中任意仪器的测定结果进行实时监测，以便于发现问题，及时进行处理。对结果实现电子化查询，采用 SQL 查询技术，以单一条件或多条件组合方式进行检验结果的模糊查询，具有快速、准确、方便的特点。

六、质量控制系统

检验信息系统可自动接收或手工录入质控数据，并根据相应的规则显示和打印质控图。

七、自动计费

检验信息系统对完成检查的各种项目实现自动计费，避免漏收或错收。

八、统计报表

检验信息系统可随时生成多种形式的工作量、收费、设备使用情况、试剂消耗等各种报表，加强科室的管理。

九、病人结果历史数据对比

在审核报告时，系统可以自动调出同一病人最近测定的结果或所有历史测定结果供对比观察，引起审核者注意，判断是病情变化和导致误差的原因，减少差错的发生。

十、病人结果动态图

检验信息系统可提供病人连续测定结果的动态趋势图。

十一、结果长期保存

病人资料和结果可长期保存，保存量只受硬盘容量的限制，容量满了可更换新硬盘甚至可以刻录成光盘保存。

十二、数据实时共享

以 10/100Mb/s 速率以太网卡建立的 LIS，各工作站可对同一病人资料和结果进行录入、观察、编辑、查询、打印等操作，实现数据的实时共享。

十三、管理功能

检验信息系统有不断完善的科室人事、试剂和仪器设备管理功能。

十四、电子考勤系统

每个操作者可以在任意工作站凭编号和密码签到，方便科主任随时了解科室人员动态。

十五、自动识别系统

检验信息系统标本的条码化管理实现标本信息的自动识别。

十六、与病区联网

与病区或门诊的医院信息系统相连，HIS 上各客户端均可实时共享 LIS 的信息。

第六节　检验信息系统的操作

一、病人资料录入

病人资料录入可选择添加也可以查看临床科室发送的申请单，左侧填写姓名、性别、年龄、科室、床号、标本类型、标本状态、送检医生、临床诊断及检验组合等。根据检测项目的实际需要，中间部分添加项目，如白细胞数量、红细胞数量、人类免疫缺陷病毒抗体情况等。单击"保存"，则将最新增加的病人姓名、打印情况存储在右侧。另外，除按每一条记录录入项目代号及检测数值外，也可手动批量录入检测项目的各项内容。

二、病人信息的打印

选择"打印"菜单，可进行打印、打印预览、批量打印、报告汇总等处理，选择"打印预览"，可显示检验报告单的内容，其中，报告单中"参考值"以供医生诊断病情时参考，数据也可进一步导出。

三、病人信息的查询

选择"查询"按钮，提示综合查找。查找条件包括检查日期、样本号、姓名、科别、医生、病历号等，单击"查找"按钮，即可在主界面显示查找对象的详细信息。

四、工作量统计

选择主菜单中"统计"按钮，可进行检验明细、检验项目、组合项目、申请科室（项目）和申请科室（组合）、检验人员、审核人员的处理。统计后的结果可进行"显示"或"打印"。

五、检验质量控制

首先选择"质量控制"菜单，包括质控名称、样本类型、质控项目、靶值、标准值等内容。也可以把需要质控的项目添加或删除。质控可以以数值显示，也可以以图形显示。

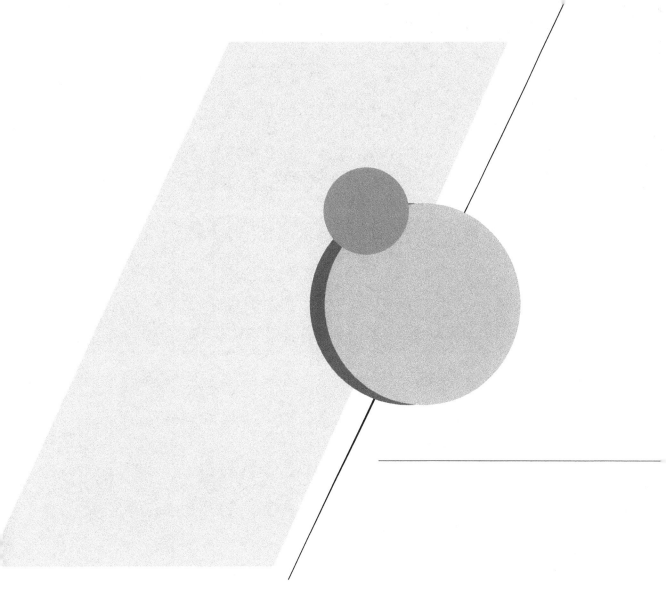

第九章　健康管理系统

随着社会的进步和经济的持续发展，人们生活水平逐步提高，全民健康意识和疾病防范意识不断增强，建立健康档案将成为健康保障的重要内容。它是以居民个人健康为核心，贯穿整个生命过程，覆盖各种健康相关因素，实现信息多渠道动态收集，满足居民自身需要和健康管理的信息资源。

第一节 健康管理系统概述

一、健康管理的定义

健康管理是指对个体或群体的健康进行全面检测、分析、评估，提供健康管理咨询和指导，以及对危害健康的因素进行干预的全过程。健康管理的宗旨是调动个人和群体及整个社会的积极性，有效利用有限的资源来达到最大的健康效果。

健康管理的具体做法就是为个体和群体（包括政府）提供有针对性的科学健康信息，所以重在理解健康管理的性质、内容和宗旨，并创造条件采取行动来保持健康。

健康不仅依赖于个人的生理和心理的协调，更依赖于社会、文化和自然关系的协调。健康是多维的，健康是个人和社会的资源，而资源需要管理。管理就是使资源使用最优化，目标是能在最合适的时间里把最合适的东西用在最合适的地方，发挥最合适的作用。

二、健康管理的科学基础

（一）疾病干预理论

健康和疾病的动态平衡关系，疾病的发生、发展过程，以及预防医学干预策略是健康管理的科学基础。

（二）健康促进的生态学理论

影响健康的因素包括社会环境、物理环境、遗传环境、个体反应等，各种因素相互作用影响身心健康，所以需要建立健康促进系统，提升健康水平。

健康生态学是借用生态学的观点和思维方式来研究人的行为方式及其周围各层物质环境和社会环境与健康的关系。健康生态学可以看作一种理论或观点、一种思维方式、一种总结和指导公共卫生实践的理论基础。健康生态学强调人群健康是生物学因素、行为因素，以及物质和社会环境因素。这些因素相互依赖、相互作用，在多层面上影响个体和群体的健康。

第二节　健康管理系统的发展

一、国外健康管理发展

国外健康管理源自美国"健康管理"模式。美国有记录的健康管理研究只有30多年历史，但健康管理的思路和实践却可追溯到80多年前。从兴起到发展，美国的健康管理一直处于世界领先水平，是医院信息系统研发、应用的领跑者。1929年，美国蓝十字与蓝盾协会进行了健康管理的实践探索。20世纪60年代，由于美国慢性病患病率不断上升，医疗费用急剧上涨，美国保险业提出了健康管理的概念，并受到政府的注意和重视。1969年，美国政府将健康维护组织纳入国家医疗保障计划体系并于1971年为其提供了立法支持。由美国政府制定的健康管理计划进入第三个十年之时，主要为提高健康生活质量，实现延长健康寿命、消除健康差距两个目标。现在，美国健康管理服务队伍有了较大的规模，包括医疗集团、医疗机构、健康促进中心、大中型企业、社区服务组织等，都为大众提供各种形式、内容多样的健康管理项目及其相关服务，成为美国医疗保健系统的一支重要力量。

进入20世纪90年代，英国、德国、芬兰、日本等国家逐步建立了不同形式的健康管理组织。英国政府特别重视社区健康服务在卫生院中的地位，并在2001年推出一项针对60岁以上老年人享受卫生服务的10年计划——NSFOP。德国采用美国健康管理策略，对民众进行健康知识的普及教育，建立了多种形式的健康管理组织，使更多的人得到更多的健康服务，国民慢性非传染性疾病的患病率有了明显下降。芬兰政府从1972年开始陆续进行一系列卫生管理保健改革，提出以社区卫生服务为中心的新型健康管理模式，目前已推广至全国。日本建立"健康促进支持体系"，健康管理组织多且成熟；日本家庭普遍都享有健康管理机构的保健医师长期跟踪服务，为家庭建立健康档案，负责家庭的健康管理。健康管理在发展中国家的起步较晚，开展健康管理的国家不多。

二、国内健康管理发展

我国健康管理思想早已有之，2000多年前的传统中医经典《黄帝内经》中《素问·四气调神大论》指出："圣人不治已病治未病，不治已乱治未乱，此之谓也。夫病已成而后药之，乱已成而后治之，譬犹渴而穿井，斗而铸锥，不亦晚乎？"其思想与现代健康管理理念相吻合。我国现代意义的健康管理是近些年开始兴起的，实践应用先行于理论研究，处于探索阶段但发展迅速。2001年国内第一家健康管理公司注册。2003年SARS危机的出现有力地推动了健康管理在中国的发展。2003年12月25日，原卫生部、原劳动和社会保障部等在北京召开了"健康管理与医疗保障（险）高层论坛"，使健康管理受到广泛重视，取得共识，被推广应用并产生显著效果，同时在实践中有了进一步的应用。2005年10月25日，原劳动和社会保障部正式发布了第四批健康管理师、公共营养师、芳香保健师、医疗救护员、紧急救助员等在内的11个新职业。2006年，陈君石院士等专家编写并出版《健康管理师》。2007年，《健康管理师国家职业标准》发布；中华医学会健康管理学分会成立大会在北京召开；由中国科协主管、中华医学会主办并编辑出版的国内健康管理学领域的学术期刊——《中华健康管理学》杂志创刊。2011年6月国家健康管理人才培养专项基金管理委员会在北京成立。近年来，主要围绕以下几方面展开：一是按照国家健康管理人才培养项目要求，抓好西部地区社区公益性培训，部分城市试点培训，与军队卫生系统合作培训；二是制订健康管理服务技术流程和职责，编写服务规范。三是开展社区健康管理政策机制和健康管理师岗位设置的配套政策机制的相关研究；四是组织相关领域专家编写学员、师资培训大纲及课程等。这些工作的开展，使我国健康管理逐步向规范化发展初步奠定一个新的学科门类和服务领域的基础。

第三节　健康管理系统的特点

一、健康管理系统的主要特点

（一）标准化

标准化是对个体和群体的健康进行科学管理的基础。健康管理服务的主要产品是健康信息。没有健康信息的标准化，就不能保证信息的准确性、可靠性及科学性。

（二）科学量化

对个体和群体健康状况的评估，对健康风险的分析和确定，对干预效果的评价，都离不开科学量化指标。科学量化是衡量是否真正的健康管理的一个试金石，因为只有科学量化，才能满足科学"可重复性"的要求，经得起科学的检验。

（三）个体化

健康管理的具体做法就是为个体和群体（包括政府）提供有针对性的科学健康信息并创造条件采取行动来保持健康。没有干预措施的个体化，就没有针对性，就不能充分地调动个体和群体的积极性，就达不到最大的健康效果。

（四）系统化

要保证所提供的健康信息科学、可靠、及时，没有一个强大的系统支持是不可能实现的。真正的健康管理服务一定是系统化、标准化的，其背后一定有一个高效、可靠、及时的健康信息支持系统。健康管理服务的标准化和系统化是建立在循证医学和循证公共卫生的标准和学术界已经公认的预防和控制指南及规范上的。健康评估和干预的结果既要针对个体和群体的特征及健康需求，又要注重服务的可重复性和有效性，强调多平台合作来提供服务。

二、健康档案的主要特点

（一）健康档案内容全面、充分

健康档案不是简单地将纸质病历记载的各项内容输入计算机，而是还要记载居民平时生活中的点滴与健康相关的信息。在任何时间、任何地点收集居民的健康信息，不仅能记录病史、病程、诊疗情况，还可以完成以居民健康为中心的信息集成。医生可以随时随地提取有关信息，快速、全面地了解健康情况。

（二）居民健康档案使用更广泛

随着网络技术迅速发展，卫生领域的电子商务、电子服务应运而生，居民健康档案能在广域网环境下实现信息传递和资源共享，能在任何时间、地点为任意一个授权者提供所需要的基本信息，无论到哪家医院就诊或体检，都能提取到自己以往的健康档案。电子健康档案和计算机信息系统的应用，将使医生会诊的时间大大缩短，质量大大提高。上下级医院的信息交流更可以提高基层医院医疗水平。

（三）检索使用更方便

到过档案室查询资料的人都知道，若想使用纸质的信息资料时，必须先通过查找索引，找到相关索引一层层进入后才能进行翻阅，当查询多个不同区域的健康档案时，不仅速度慢，劳动强度大，而且信息不够全面集中。健康档案特有的数据格式和集中的存储，有利于快捷输入，迅速检索查询、调用处理各种诊疗信息，为临床、教学、科研提供大量集成资料，有利于信息资源共享和交流，同时也为统计分析、卫生管理提供全面可靠的资料，大大提高了档案的利用效率。

（四）档案存储更简易

纸质病历的保存，必须有足够空间及相应的保存期限，同时还要解决纸张的磨损、老化以及防潮、防火、防蛀等问题，要消耗大量人力和物力。健康档案有效的存储体系和备份方案，能实现大量存储和实时存取的统一，其占用空间小、保存容量大，能永久保存。

（五）为突发性、传染性、多发性疾病提供资料

居民健康档案可以直接、快速、准确地为突发性、传染性、多发性疾病提供资料。例如在 SARS 期间，如果我们能从健康档案中提取非典型肺炎所具有的病症特点，就可以从这些症状中得到提示，寻找挽救病人生命的治疗方案与防止疾病扩散的有效办法。

第四节　健康管理系统的结构

健康管理系统在结构上分为三个部分，即个人健康档案、家庭健康档案和社区健康档案。

一、个人健康档案

目前，我国医疗卫生行业信息化的蓬勃发展，催生了医院信息系统、社区卫生服务系统等信息系统的大力开发和应用。由于各信息系统之间难以实现互通，因此就不足以实现对健康信息的深度管理。所以，建立和健全个人健康档案系统的数据标准就显得尤为重要。

个人健康档案系统数据系统在科研、医疗、公共卫生等领域的应用是十分广泛的，重点包括个人健康状况相关因素分析，疾病地域分布、年龄分布、个人生活史、遗传史等流行病学分析，疾病转归相关因素分析，各种疾病多种治疗手段疗效及费用对比分析，各医疗机构三日确诊率、诊断符合率、切口感染率、床位周转率、医疗事故与差错等医疗质量和医疗效率指标统计工具，并按医疗卫生行业相关产业的要求进行查询和展示。因此，健全个人健康档案系统就需要对这些因素进行全面的规范和管理。

二、家庭健康档案

家庭健康档案则根据实际情况，建立和使用的形式不一。

三、社区健康档案

社区健康档案在全科医疗服务中没有更多的统一要求，主要用以考核医师对其所在社区（村）的居民健康状况与社区资源状况的了解程度，考察全科医生在病人照顾中的群体观点。

健康档案是自我保健不可缺少的医学资料，它记录了每个人疾病的发生、发展、治疗和转归的过程。通过比较一段时间来所检索的资料和数据，了解个人健康状况的变化，疾病发展趋势、治疗效果等情况，有利于下一步医疗保健的决策。例如：高血压病人根据血压值的变化，就能较好掌握控制血压的方法；糖尿病病人可了解血糖变化的规律，使病人对自己的病情变化心中有数；有些病人对某种药物接连发生过敏反应，这一情况记入健康档案，就可提示再就医时避免使用这种药物。

病人带着健康档案去医院看病，给医生的诊治工作也带来很大的方便。如医生看到有些检查已经做过，就可避免重复。这不仅为病人节约了医疗开支，还减少了病人因检查所带来的麻烦和痛苦，而且为病人的早期诊断、早期治疗提供了条件。当病人在某些场合发生意外时，也可根据健康档案资料判断病情，给予及时正确的处理。

第五节　居民健康档案的建立流程

居民健康档案的建立流程包括以下步骤。

（1）辖区居民到社区卫生服务中心（站）、乡镇卫生院、村卫生站接受服务时，由医务人员负责为其建立居民健康档案，并根据其主要健康问题和服务提供情况填写相应记录，同时为服务对象填写并发放居民健康档案信息卡。

（2）通过入户服务（调查）、疾病筛查、健康体检等多种方式，由社区卫生服务中心（站）、乡镇卫生院、村卫生站组织医务人员为居民建立健康档案，并根据其主要健康问题和卫生服务需要填写相应记录。

（3）将医疗卫生服务过程中建立的健康档案相关记录表单，装入居民健康档案袋统一存放。农村地区可以以家庭为单位集中存放保管。有条件的地区录入计算机，建立电子化健康档案。具体流程如下图所示。

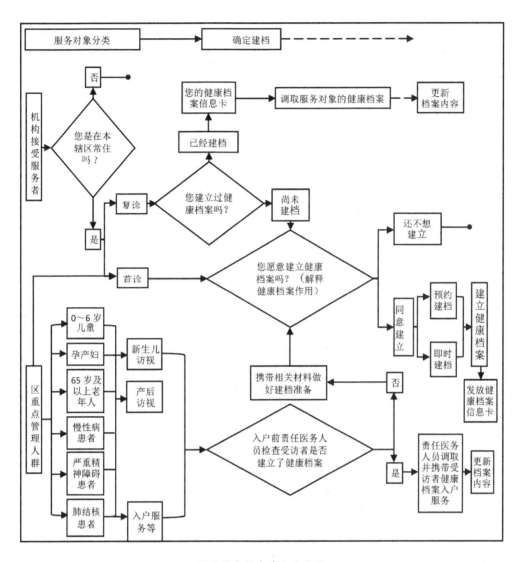

居民健康档案建立流程图

第六节　居民健康档案的管理

　　居民健康档案是医疗卫生机构为城乡居民提供医疗卫生服务过程中的规范记录，是以居民个人健康为核心、贯穿整个生命过程、涵盖各种健康相关因素的系统化文件记录。

　　居民健康档案是由个人基本信息表、健康体检表、接诊记录表、会诊记录表、双向转诊单、居民健康档案信息卡组成的系统化档案记录，是记录有关居民健康信息的系统化文件，是社区卫生服务工作中收集、记录社区居民健康信息的重要工具，是社区顺利开展各项卫生保健工作，满足社区居民的预防、医疗、保健、康复、健康教育、生育指导等"六位一体"的卫生服务需求，是提供经济、有效、综合、连续的基层卫生服务的重要保证。通过建立个人、家庭和社区健康档案，能够了解和掌握社区居民的健康状况和疾病构成，了解社区居民主要健康问题和卫生问题的流行病学特征，为筛选高危人群、开展疾病管理、采取针对性预防措施奠定基础。社区卫生服务中心需要建立完善的社区居民健康档案，并严格管理和有效利用，有针对性地开展系统的社区卫生服务。

一、个人基本信息表

个人基本信息表包括姓名、性别等基础信息和既往史、家族史等基本健康信息，如表9-1所示。

填表注意事项如下。

（1）本表用于居民首次建立健康档案时填写。如果居民的个人信息有所变动，可在原条目处修改，并注明修改时间。

（2）性别：按照国标分为未知的性别、男、女及未说明的性别。

（3）出生日期：根据居民身份证的出生日期，按照年（4位）、月（2位）、日（2位）顺序填写，如19490101。

（4）工作单位：应填写目前所在工作单位的全称。离退休者填写最后工作单位的全称；下岗待业或无工作经历者须具体注明。

（5）联系人姓名：填写与建档对象关系紧密的亲友姓名。

（6）民族：少数民族应填写全称，如彝族、回族等。

（7）血型：在前一个"□"内填写与ABO血型对应编号的数字；在后一个"□"内填写是否为"RH阴性"对应编号的数字。

（8）文化程度：指截至建档时间，本人接受国内外教育所取得的最高学历或现有水平所相当的学历。

（9）药物过敏史：表中药物过敏主要列出青霉素、磺胺或者链霉素过敏，如有其他药物过敏，请在其他栏中写明名称。

表9-1 个人基本信息表

姓名：				编号□□□ - □□□□□		
性 别	1男2女9未说明的性别0未知的性别 □		出生日期	□□□□ □□ □□		
身份证号			工作单位			
本人电话		联系人姓名		联系人电话		
常住类型	1户籍 2非户籍 □	民 族	1汉族 2少数民族＿＿＿＿＿ □			
血 型	1A型 2B型 3O型 4AB型 5不详/RH：1阴性2阳性3不详 □/□					
文化程度	1文盲及半文盲2小学 3初中 4高中/技校/中专 5大学专科及以上6不详 □					
职 业	0国家机关、党群组织、企业、事业单位负责人1专业技术人员2办事人员和有关人员 3商业、服务业人员 4农、林、牧、渔、水利业生产人员 5生产、运输设备操作人员及有关人员 6军人 7不便分类的其他从业人员 8无职业 □					
婚姻状况	1未婚 2已婚 3丧偶 4离婚 5未说明的婚姻状况 □					
医疗费用 支付方式	1城镇职工基本医疗保险 2城镇居民基本医疗保险 3新型农村合作医疗4贫困救助 5商业医疗保险 6全公费 7全自费 8其他 □/□/□					
药物过敏史	1无 有：2青霉素 3磺胺 4链霉素 5其他 □/□/□/□					
暴露史	1无 2化学品 3毒物 4射线 □/□/□					

既往史	疾病	1无 2高血压 3糖尿病4冠心病5慢性阻塞性肺疾病6恶性肿瘤＿＿＿＿			
		7脑卒中 8严重精神障碍 9结核病 10肝炎 11其他法定传染病12其他 ＿＿＿＿			
		□ 确诊时间 年 月/□ 确诊时间 年 月/□ 确诊时间 年 月			
		□ 确诊时间 年 月/□ 确诊时间 年 月/□ 确诊时间 年 月			
	手术	1无 2有：名称①＿＿＿＿时间＿＿＿＿/名称②＿＿＿＿时间＿＿＿＿ □			
	外伤	1无 2有：名称①＿＿＿＿时间＿＿＿＿/名称②＿＿＿＿时间＿＿＿＿ □			
	输血	1无 2有：原因①＿＿＿＿时间＿＿＿＿/原因②＿＿＿＿时间＿＿＿＿ □			

家族史	父亲	□/□/□/□/□/□__	母亲	□/□/□/□/□/□__
	兄弟姐妹	□/□/□/□/□__	子女	□/□/□/□/□__
	1无 2高血压 3糖尿病 4冠心病 5慢性阻塞性肺疾病 6恶性肿瘤 7脑卒中			
	8严重精神障碍 9结核病 10肝炎 11先天畸形 12其他			

遗传病史	1无 2有：疾病名称＿＿＿＿＿ □

残疾情况	1无残疾2视力残疾3听力残疾4言语残疾5肢体残疾	
	6智力残疾 7精神残疾 8其他残疾 ＿＿＿＿	□/□/□/□/□/□

生活环境	厨房排风设施	1无　2油烟机　3换气扇　4烟囱	☐
	燃料类型	1液化气　2煤　3天然气　4沼气　5柴火　6其他	☐
	饮水	1自来水　2经净化过滤的水　3井水　4河湖水　5塘水　6其他	☐
	厕所	1卫生厕所 2一格或二格粪池式 3马桶 4露天粪坑 5简易棚厕	☐
	禽畜栏	1无　　2单设　　3室内　　4室外	☐

（10）既往史：包括疾病史、手术史、外伤史和输血史。

①疾病填写现在和过去曾经患过的某种疾病，包括建档时还未治愈的慢性病或某些反复发作的疾病，并写明确诊时间，如有恶性肿瘤，请写明具体的部位或疾病名称。对于经医疗单位明确诊断的疾病都应以一级及以上医院的正式诊断为依据，有病史卡的以卡上的疾病名称为准，没有病史卡的应有证据证明是经过医院明确诊断的。

②手术填写曾经接受过的手术治疗。如有，应填写具体手术名称和手术时间。

③外伤填写曾经发生的后果比较严重的外伤经历。如有，应填写具体外伤名称和发生时间。

④输血填写曾经接受过的输血。如有，应填写具体输血原因和发生时间。

（11）家族史：指直系亲属（父亲、母亲、兄弟姐妹、子女）中是否患过所列出的具有遗传性或遗传倾向的疾病或症状。有则选择具体疾病名称对应编号的数字，没有列出的请在"其他"旁写明。

二、健康体检表

健康体检包括一般健康检查、生活（行为）方式、健康状况及其疾病用药情况、健康评价等。具体内容如表9-2所示。

填表注意事项如下。

（1）此表用于居民首次建立具名健康档案以及老年人、高血压病人、2型糖尿病病人和重度精神疾病病人等的年度健康体检。

（2）一般状况。

体质指数＝体重（千克）/身高的平方（平方米）

老年人认知功能粗筛方法：告诉被检查者"我将要说三件物品的名称，如香蕉、汽车、书。请您立刻重复，1分钟后再次重复"。如果被检查者无法立即重复或1分钟内无法完整说出三件物品名称则为粗筛阳性，需进一步进行简易智力状态量表检查。老年人情感状态粗筛方法：询问被检查者"您经常感到伤心或抑郁吗"或"您的情绪怎么样"。如果回答"是"或"我想不太好"为粗筛阳性，需进一步进行老年人抑郁量表检查。

（3）生活方式。

体育锻炼：主动锻炼，即有意识地为强体健身而进行的活动。不包括因工作或其他需要而必须进行的活动，如为上班骑自行车、做强体力工作等。

吸烟情况：从不吸烟者不必填写"开始吸烟年龄""戒烟年龄""日吸烟量"等。

饮酒情况：不饮酒者不必填写相关饮酒情况项目。

职业表露情况：病人职业原因造成的化学品、毒物或射线接触情况。如果有，需填写具体化学品、毒物、射线名或填写不详。

表9-2　健康体检表

体检日期			责任医生			
内容	检查项目					
症状	1无症状 2头痛 3头晕 4心悸 5胸闷 6胸痛 7慢性咳嗽 8咳痰 9呼吸困难 10多饮 11多尿 12体重下降 13乏力 14关节肿痛 15视力模糊 16四肢麻木 17尿急 18尿痛 19便秘 20腹泻 21恶心呕吐 22眼花 23耳鸣 24乳房腹痛 25其他____　□/□/□/□/□/□					
一般状况	体温	℃	脉搏			次/分
	呼吸	次/分	血压	左侧	/	mmHg
				右侧	/	mmHg
	身高	cm	体重			kg
	腰围	cm	BMI			kg/m²
	老年人健康状态自我评估*	1满意 2基本满意 3说不清楚 4不太满意 5不满意　□				
	老年人认知功能*	1粗筛阴性 2粗筛阳性，简易智力状态检查，总分____　□				
	老年人情感状态*	1粗筛阴性 2粗筛阳性，老年人抑郁评分检查，总分____　□				
生活行为习惯	体育锻炼	锻炼频率	1每天 2每周一次以上 3偶尔 4不锻炼　□			
		每次锻炼时间		分钟	坚持锻炼时间	年
		锻炼方式				
	饮食习惯	1荤素均衡 2荤食为主 3素食为主 4嗜盐 5嗜油 6嗜糖　□/□/□				

续 表

生活行为习惯	吸烟史	吸烟状况	1从不吸烟 2已戒烟 3吸烟 □		
		开始吸烟年龄	＿＿岁	戒烟时间	＿＿岁
		日吸烟量	平均＿＿＿支		
	饮酒史	饮酒频率	1从不 2偶尔 3经常 4每天 □		
		日饮酒量	平均＿＿＿两		
		开始饮酒时间	＿＿岁		
		是否戒酒	1未戒酒 2已戒酒，戒酒时＿＿岁 □		
		开始吸烟年龄	＿＿岁		
		开始饮酒年龄	＿＿岁	近一年内是否曾醉酒	1是 2否 □
		饮酒种类	1白酒 2啤酒 3红酒 4黄酒 5其他 □		
	职业病危害因素接触史	1无 2有(工种＿＿＿从业时间＿＿年) □			
		毒物种类 粉尘＿＿＿＿＿＿＿防护措施1无 2有＿＿＿＿＿ □			
		放射物质＿＿＿＿＿＿防护措施1无 2有＿＿＿＿＿＿ □			
		物理因素＿＿＿＿＿防护措施1无 2有＿＿＿＿＿＿ □			
		化学物质＿＿＿＿＿防护措施1无 2有＿＿＿＿＿＿ □			
		其他＿＿＿＿＿＿＿防护措施1无 2有＿＿＿＿＿＿＿＿ □			

三、重点人群健康管理记录

重点人群健康管理记录包括国家基本公共卫生服务项目要求的0~36个月儿童、孕产妇、老年人、慢性病和重性精神疾病病人等各类重点人群的健康管理记录。详细内容如表9-3所示。

表9-3　重点人群健康管理记录表

随访日期	年 月 日	年 月 日	年 月 日	年 月 日
随访方式	1门诊 2家庭 3电话 □	1门诊 2家庭 3电话 □	1门诊 2家庭 3电话 □	1门诊 2家庭 3电话 □

续　表

症状	1 无症状 2 头痛头晕 3 恶心呕吐 4 眼花耳鸣 5 呼吸困难 6 心悸胸闷 7 鼻衄出血不止 8 四肢发麻 9 下肢水肿	□ / □ / □ / □ / □ / □ / □ 其他：	其他：	其他：	其他：
体征	血压（mmHg）				
	体重（kg）	/	/	/	/
	体质指数	/	/	/	/
	心　率				
	其　他				
生活方式指导	日吸烟量（支）	/	/	/	/
	日饮酒量（两）	/	/	/	/
	运　动	次 / 周　分钟 / 次 次 / 周　分钟 / 次	次 / 周 分钟 / 次 次 / 周 分钟 / 次	次 / 周 分钟 / 次 次 / 周 分钟 / 次	次 / 周 分钟 / 次 次 / 周 分钟 / 次
	摄盐情况 （咸淡）	轻 / 中重 / 轻 / 中重	轻 / 中重 / 轻 / 中重	轻 / 中重 / 轻 / 中重	轻 / 中重 / 轻 / 中重
	心理调整	1 良好 2 一般 3 差 □	1 良好 2 一般 3 差 □	1 良好 2 一般 3 差 □	1 良好 2 一般 3 差 □
	遵医行为	1 良好 2 一般 3 差 □	1 良好 2 一般 3 差 □	1 良好 2 一般 3 差 □	1 良好 2 一般 3 差 □
辅助检查 *					
服药依从性		1 规律 2 间断 3 不服药 □	1 规律 2 间断 3 不服药 □	1 规律 2 间断 3 不服药 □	1 规律 2 间断 3 不服药 □
药物不良反应		1 无 2 有_____ □	1 无 2 有_____ □	1 无 2 有_____ □	1 无 2 有_____ □
此次随访分类		1 控制满意 2 控制不满意 3 不良反应 4 并发症 □	1 控制满意 2 控制不满意 3 不良反应 4 并发症 □	1 控制满意 2 控制不满意 3 不良反应 4 并发症 □	1 控制满意 2 控制不满意 3 不良反应 4 并发症 □
用药情况	药物名称 1				
	用法用量	每日　次　　每次　mg	每日 次　每次 mg	每日 次　每次 mg	每日 次　每次 mg
	药物名称 2				
	用法用量	每日　次　　每次　mg	每日 次　每次 mg	每日 次　每次 mg	每日 次　每次 mg
	药物名称 3				
	用法用量	每日　次　　每次　mg	每日 次　每次 mg	每日 次　每次 mg	每日 次　每次 mg
	其他药物				
	用法用量	每日　次　　每次　mg	每日 次　每次 mg	每日 次　每次 mg	每日 次　每次 mg

转诊	原因				
	机构及科别				
下次随访日期					
随访医生签名					

填表注意事项如下。

(1)此表用于居民首次建立具名健康档案以及老年人、高血压病人、2型糖尿病病人和重度精神疾病病人等的年度健康体检。

(2)体征：体质指数＝体重(千克)/身高的平方(平方米)，如果有其他阳性体征，请填写在"其他"一栏。体重和心率斜线前填写目前情况，斜线后填写下次随访时应调整到的目标。

(3)生活方式指导：在询问病人生活方式时，同时对病人进行生活方式指导，与病人共同制定下次随访目标。包括日吸烟量、日饮酒量、运动、摄盐情况、心理调整、遵医行为等内容。

(4)辅助检查：记录病人在上次随访到这次随访之间到各医疗机构进行的辅助检查结果。

(5)服药依从性："规律"为按医嘱服药；"间断"为未按医嘱服药，频次或数量不足；"不服药"即为医生开了处方，但病人未使用此药。

(6)药物不良反应：如果病人服用的降压药物有明显的药物不良反应，应具体描述是哪种药物，有何种不良反应。

(7)此次随访分类：根据此次随访时的分类结果，由责任医生在四种分类结果中选择一项在"□"中填写相应数字。"控制满意"意为血压控制满意，无其他异常；"控制不满意"意为血压控制不满意，无其他异常；"不良反应"意为存在"药物不良反应广并发症"意为出现新的并发症或并发症出现异常。如果病人同时出现几种情况，填写最严重的一种，同时结合上次随访情况确定病人下次随访时间，并告知病人。

四、其他医疗卫生服务记录表

其他医疗卫生服务记录包括上述记录之外的其他接诊记录、转诊记录、会诊记录等。接诊记录表如表9-4所示。

填表注意事项如下。

(1)此表供居民由于急性或短期健康问题接受咨询或医疗卫生服务时使用，应以能够如实反映居民接受服务的全过程为目的、根据居民接受服务的具体情况填写。

（2）就诊者的主观资料：主诉、咨询问题和卫生服务要求等。

（3）就诊者的客观资料：查体、实验室检查、影像检查等结果。

（4）评估：根据就诊者的主、客观资料做出的初步印象、疾病诊断或健康问题的评估。

（5）处置计划：在评估基础上制订的处置计划，包括诊断计划、治疗计划、病人指导计划等。

表9-4 接诊记录表

姓名：	编号□□□ - □□□□□
就诊者的主观资料：	
就诊者的客观资料：	
评估：	
处置计划：	
	医生签字：
	接诊日期：___年__月__日

五、居民健康档案信息卡

居民健康档案信息卡为正反两面，根据居民信息如实填写，应与健康档案对应项目的填写内容一致，以方便管理人员或居民查阅。居民健康档案信息卡如表9-5所示。

填表注意事项如下。

过敏主要指青霉素、磺胺、链霉素过敏，如有其他药物过敏或食物等其他物质（如花粉、酒精、油漆）过敏，请填写过敏物质名称。

图9-5　居民健康档案信息卡

姓　名	性别		出生日期	年　月　日
健康档案编号			□□－□□□□□	
ABO	□A □B □O □AB		RH 血型	□Rh 阴性□Rh 阳性□不详
慢性病患病情况： □无　□高血压　□糖尿病　□脑卒中　□冠心病　□哮喘　□其他疾病				
过敏史：				

（正面）

（反面）

家庭住址		家庭电话	
紧急情况联系人		联系人电话	
建档机构名称		联系电话	
责任医生或护士		联系电话	
其他说明：			

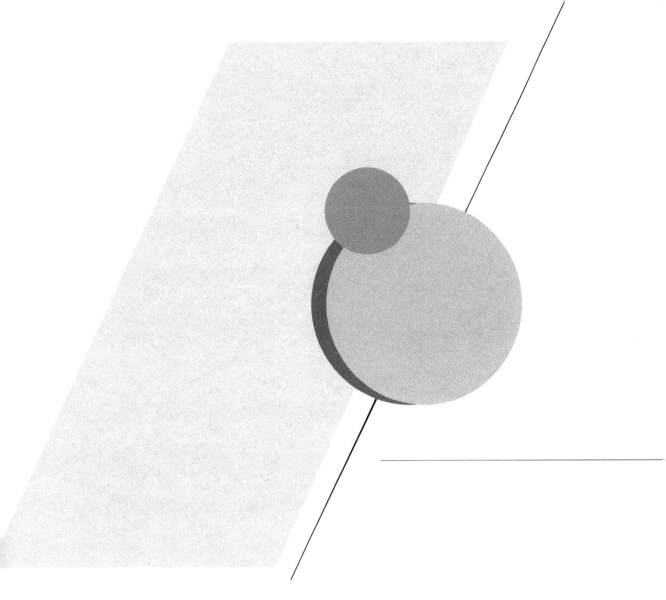

第十章 大数据应用

"大数据"（Big Data）是继云计算、物联网之后 IT 产业又一次颠覆性的技术变革。当今信息时代所产生的数据量已经大到无法用传统的工具进行采集、存储、管理和分析。全球产生的数据量，仅在 2011 年就达到 1ZB，且根据预测，未来 10 年全球数据存储量将增长 50 倍。大数据不是云计算，而是云计算的终极目标和升级方向。大数据只有当针对某个方面的应用，找出数据源，确定数据量，选择处理方法，并得出最终结果的过程才有意义。即：大数据＝互联网＋有价值的数据＋应用＋方法。互联网是大数据的载体。离开了一定量的数据，大数据就失去了灵魂。避开实际应用数据量再大也将毫无意义。没有正确的方法管理数据，应用就成了无本之木。

而无论是分析专家还是数据科学家最终都会殊途同归地探索新的、无法想象的庞大数据集，以期发现一些有价值的趋势、形态和解决问题的方法。由于大多数据源都是半结构化或多结构化的，而不是非结构化的，因此处理数据不像处理传统结构化数据那么简单。而要处理半结构化的数据，不但需要花费很多时间，而且也很难找出解决问题的方法。这也是为什么人们很难就大数据给出一个既严格又准确的定义，而是用几乎玄学的说法去神话它的存在；这也是为什么大数据发展至今也没有建立起一套完整的理论体系的原因所在。因此，对它的定义也多少有些牵强附会和模棱两可。

以企业为例，对企业内部的纷乱数据通过分析进行决策的目的就是帮助企业领导者更好地管理企业。一旦人们开始认识到数据的价值，那么驾驭和分析大数据仅仅是现在工作的扩展和延伸。要知道大数据并不是救世主，它不会带给我们翻天覆地的变化，更没有必要去畏惧它。大数据就是互联网发展到现今阶段的一种表象或特征而已，没有必要神话它或对它保持敬畏之心。在以云计算为代表的技术创新大幕的衬托下，这些原本很难收集和使用的数据开始容易被利用起来了，通过各行各业的不断创新，大数据会逐步为人类创造更多的价值。

第一节　大数据技术概论

一、大数据的基本概念

大数据，或称巨量资料，指的是所涉及的资料量规模巨大到无法通过目前主流软件和硬件工具，在合理时间内达到撷取、管理、处理并整理成为帮助企业经营决策更积极目的的资讯。

从技术层面上看，大数据无法用单台的计算机进行处理，而必须采用分布式计算架构。它的特色在于对海量数据的挖掘，但它必须依托一些现有的数据处理方法，如云计算的分布式处理、分布式数据库、云存储和／或虚拟化技术。

早在 1980 年，著名未来学家阿尔文·托夫勒便在《第三次浪潮》一书中，将大数据热情地赞颂为"第三次浪潮的华彩乐章"。不过，大约从 2009 年开始，"大数据"才真正成为互联网信息技术行业的流行词汇。美国互联网数据中心指出，互联网上的数据每年将增长 50%，而每两年就将翻一番，而目前世界上 90% 以上的数据是最近几年才产生的。此外，数据并非单纯指人们在互联网上发布的信息，全世界的工业设备、汽车、电表上有着无数的数码传感器，随时测量和传递着有关位置、运动、震动、温度、湿度乃至空气中化学物质的变化，必然会产生海量的数据信息。

大数据的意义在于人类日益普及的网络行为附带生成的，受到相关部门、企业采集的，蕴含数据生产者真实意图、喜好，非传统结构的数据。

从海量数据中"提纯"出有用的信息，这对网络架构和数据处理能力而言也是巨大的挑战。在经历了几年的批判、质疑、讨论、炒作之后，大数据终于迎来了属于它自己的时代。

2012 年 3 月 22 日，奥巴马政府宣布投资两亿美元拉动大数据相关产业发展，将"大数据战略"上升为国家战略。奥巴马政府甚至将大数据定义为"未来的新石油"。

大数据时代已经来临，它将在众多领域掀起变革的巨浪，但我们要冷静地看到，大数据的核心在于为客户挖掘数据中蕴藏的价值，而不是软硬件的堆砌。因此，针对不同领域的大数据应用模式、商业模式的研究和探索将是大数据产业健康发展的关键。

二、大数据的发展简史

回顾过去的五十多年，可以看到 IT 产业已经经历过几轮新兴和重叠的技术浪潮，这里面的每一波浪潮都是由新兴的 IT 供应商主导的。他们改变了已有的秩序，重新定义了计算机的规范，并为进入新时代铺平了道路。

所有这一切开始于 20 世纪 60 年代和 70 年代的大型计算机浪潮，它是以 BUNCH(Burroughs、Univac、NCR、Control Data 和 Honeywell 等公司) 为首的。然后，在步入 20 世纪 70 年代和 80 年代后，小型计算机浪潮和分布式计算涌现出来，为首的公司包括 DEC、IBM、Data General、Wang、Prime 等。

从 20 世纪 70 年代后期到进入 20 世纪 90 年代，微处理器或者个人计算机浪潮冲刷了 IT 产业，领先者为 Microsoft、Intel、IBM 和 Apple 等公司。从 20 世纪 90 年代中期开始，进入了网络化浪潮。如今，全球在线的人数已经超过了 10 亿，而且有多出在线人数几倍的人使用移动电话。这一浪潮由 Cisco、Google、Oracle、EMC、Salesforce.com 等公司领导。有些公司更善于驾驭这些连续的浪潮，而另一些公司则被落下了。

那么，下一波浪潮会是什么？它还没有被正式命名。我们更愿意称它为云计算和大数据浪潮。其实，不管它被称作什么，它都将比在它之前发生过的浪潮更大、触及面更广。非常重要的是，新的浪潮正在迅速地朝我们涌来，并将触及 IT 的各个方面。

数字信息每天在无线电波、电话电路和计算机电缆中川流不息。我们周围到处都是数字信息。我们在高清电视机上看数字信息，在互联网上听数字信息，我们自己也在不断制造新的数字信息。每次用数码相机拍照后，都产生了新的数字信息，通过电子邮件把照片发给朋友和家人，又制造了更多的数字信息。

不过，没人知道这些数字比特共有多少，数字比特增加的速度有多快。比特激增意味着什么。

人们制造、获取和复制的所有 1 和 0 组成了数字世界。人们通过拍照片和共享音乐制造了数字比特，而公司则组织和管理对这些数字信息的访问和存储并为其提供了强有力的安全保障。

目前世界上有三种类型的主要模拟数字转换为这种增长提供动力和服务：用胶片拍摄影像转换为数字影像拍摄；模拟语音转换为数字语音；模拟电视转换为数学电视。从数码相机、可视电话、医用扫描仪到保安摄像头，全世界有 10 亿多台设备在拍摄影像，这些影像成为数字宇宙中最大的组成部分。这些影像通过互联网、企业内部网在 PC 和服务器及数据中心中复制，通过数字电视广播和数字投影银幕播放。

2007 年是人类创造的信息量有史以来第一次在理论上超过可用存储空间总量的一年。然而，这没有什么好怕的，调查结果强调现在人类应该也必须合理调整数据存储和管理。有很多数据是没有必要复制和存储下来的，而且存储那些数据的成本也很高。

IDC 和 EMC 都认为数字信息量的增长是因为网络应用的不断增长，以及人类开始将物理数据转化为数字格式的数据所致。被存储下来的数据从本质上说已经发生了重大的变化，数字化数据总量增长得很快。大约三十年前，通信行业的数据大部分还是结构化数据。如今，多媒体技术的普及导致非结构化数据如音乐和视频等的数量出现爆炸式增长。虽然三十多年前的一个普通企业用户文件也许表现为数据库中的一排数字，但是如今的类似普通文件可能包含许多数字化图片和文件的影像或者数字化录音内容。现在，95%以上的数字信息都是非结构化数据。在各组织和企业中，非结构化数据占到了所有信息数据总量的80%以上。

"可视化"是引起数字世界急速膨胀的主要原因之一。由于数码相机、数码监控摄像机和数字电视内容的加速增多，以及信息的大量复制趋势，使得数字宇宙的容量和膨胀速度超过此前的估计。

IDC的数字世界白皮书指出，个人日常生活的"数字足迹"也大大刺激了数字宇宙的快速增长。通过互联网及社交网络、电子邮件、移动电话、数码相机和在线信用卡交易等多种方式，每个人日常生活都在被数字化。根据国际数据公司（IDC）预测，大数据和业务分析市场将从2018年的1301亿美元增长到2020年的2030多亿美元。

大数据快速增长的部分原因归功于智能设备的普及，比如传感器和医疗设备，以及智能建筑，比如楼宇和桥梁。此外，非结构化信息，比如文件、电子邮件和视频，将占到未来10年新生数据的90%。非结构化信息的增长部分应归功于高宽带数据的增长，比如视频。

用户手中的手机和移动设备是数据量爆炸的一个重要原因。根据爱立信发布的2018年第二季度数据，全球手机用户数量（按手机卡数量计算）达到78亿人，智能手机占60%，约46.8亿部，这相当于20世纪80年代同等数量的IBM大型计算机在消费者手里。

大数据正在以不可阻拦的磅礴气势，与当代同样具有革命意义的最新科技进步（如纳米技术、生物工程、全球化等）一起，揭开人类新世纪的序幕。

对于地球上每一个普通居民而言，大数据有什么应用价值呢？只要看看周围正在变化的一切就可以知道，大数据对每个人的重要性不亚于人类初期对火的使用。大数据让人类对一切事物的认识回归本源；大数据通过影响经济生活、政治博弈、社会管理、文化教育科研、医疗保健休闲等行业，与每个人产生密切的联系。

大数据时代已悄然来到人们身边，并渗透到每个人的日常生活消费之中，每时每刻，事无巨细，谁都无法回避，因为它无微不至。它提供了光怪陆离的全媒体，难以琢磨的云计算，无法抵御的虚拟仿真的环境和随处可在的网络服务，这就是大数据带给人类的福音。大数据是互联网的产物，即互联网是大数据的载体和平台。同时大数据让互联网生机无限。而随着互联网技术的蓬勃发展，人们一定会迎来大数据的智能时代，即大数据的技术和你我生活紧密相连，它也不再仅仅是人们津津乐道的一种时尚，而是作为人们生活上的向导和助手存在于世。人们完全有理由期待着这一天早日到来。

三、大数据时代的数据格式特性

首先，来了解一下大数据时代的数据格式特性。从 IT 角度来看，信息结构类型大致经历了三次浪潮。必须注意这一点，新的浪潮并没取代旧浪潮，它们仍在不断发展，三种数据结构类型一直存在，只是其中一种结构类型往往主导于其他结构。

（1）结构化信息。这种信息可以在关系数据库中找到，多年来一直主导着 IT 应用。这是关键任务 OLTP 系统业务所依赖的信息。另外，还可对结构数据库信息进行排序和查询。

（2）半结构化信息。这是 IT 的第二次浪潮，包括电子邮件、文字处理文件以及大量保存和发布在网络上的信息。半结构化信息是以内容为基础，可以用于搜索，这也是 Google 等存在的理由。

（3）非结构化信息。该信息在本质形式上可认为主要是为映射数据。数据必须处于一种可感知的形式中（诸如可在音频、视频和多媒体文件中被听或被看）。许多大数据都是非结构化的，其庞大的规模和复杂性需要高级分析工具来创建或利用一种更易于人们感知和交互的结构。

四、大数据的特点

大数据通常用来形容一个公司创造的大量非结构化和半结构化数据，这些数据下载到关系数据库中用于分析时会花费过多时间和金钱。大数据分析常和云计算联系到一起，因为实时的大型数据集分析需要像 Map Reduce 那样的框架来向数十、数百或甚至数千的计算机分配工作。简言之，从各种各样类型的数据中，快速获得有价值信息的能力，就是大数据技术。明白这一点至关重要，也正是这一点促使该技术具备走向众多企业的潜力。

大数据呈现出"4V+1C"的特点。

（1）Variety，大数据种类繁多，在编码方式、数据格式、应用特征等多个方面存在差异性，多信息源并发形成大量的异构数据。

（2）Volume，通过各种设备产生的海量数据，其数据规模极为庞大，远大于目前互联网上的信息流量，PB 级别将是常态。

（3）Velocity，涉及感知、传输、决策、控制开放式循环的大数据，对数据实时处理有着极高的要求，通过传统数据库查询方式得到的"当前结果"很可能已经没有价值。

（4）Vitality，数据持续到达，并且只有在特定时间和空间中才有意义。

（5）Complexity，通过数据库处理持久存储的数据不再适用于大数据处理，需要有新的方法来满足异构数据统一接入和实时数据处理的需求。

无所遁形的大数据时代已经到来，并以迅雷不及掩耳之势渗透到每一个职能领域内。如何借助大数据浪潮持续创新发展，使企业成功转型，在当下具有非凡的意义。

五、大数据的应用领域

大数据应用领域十分广泛，如网络日志、RFID 传感器、社会网络、社会数据、互联网文本和文件；互联网搜索索引、呼叫详细记录、天文学、大气科学、基因组学、生物和其他复杂或跨学科的科研、军事侦察、医疗记录；摄影档案馆视频档案；大规模的电子商务等。

（一）Informatica Cloud 解决方案

PDI 是一家领先的医疗商业化公司，Informatica Cloud 加强了该公司的销售、客户报告、洞察力和合规性。Informatica 通过确保交付及时和相关的信息，帮助 PDI 取得高额数据回报，同时减少了企业的应用程序、数据和 CRM 备份成本，更在不到一个月的时间就部署完毕。

解决方案将 PDI 的 Salesforce.com CRM 数据复制到基于云的报表系统中，使数据完整且保持最新，完成报表周期所用的时间只是以前所需时间的零头。可以每周、每日甚至实时生成报告，而从前则是 30 天的周期。

数据集成和 CRM 备份成本也大幅降低，同时 PDI 销售团队可以共享他们的业绩视图，跟踪生物医药销售指标和其他促进销售的信息。

PDI 的首席信息官 Jo AnnSaitta 表示："离开了 Informatica Cloud，PDI 的销售团队就会抓瞎。这种灵活易用、基于 SaaS 的集成服务正帮助公司实现数据的巨大回报，推动本来向下的销售上行，最终提高 IT 利润。"

新西兰最大的金融机构 Westpac Life 将 Informatica 部署在其雄心勃勃的保险项目中。这个项目是一个商业智能环境，帮助金融机构增加收入、留住更多客户、增加交叉销售的潜在客户并降低风险。

系统提供了一个可信业务和保险客户数据的单一来源，有望交出 240% 以上的投资回报，保单的生命周期收入提高至少一个百分点。

Informatica 还助力 Westpac 的社交媒体项目，利用客户所说的话，从而将客户放在 Westpac 活动的前沿和中心。

超过 120 万客户每月进行三百万的在线交易，庞大的数据集带来了复杂的挑战。但是通过部署 Informatica 平台，避免了在孤岛上做出决策。可基于具有高级报告和可视化的全盘信息，在保密情况下通过强大数据治理做出战略决策。

Westpac Life 新西兰有限公司的保险负责人 Kevin Crowley 说："在财务不确定性的环境中，更快做出决策所需的财务效率和业务洞察是 Westpac 已经解决的挑战。因为有 Informatica，我们有更好的定位，对更大透明度的需求做出响应，并将公司的客户保险数据资产转化为业务洞察力。"

Informatica 深知，对于很多企业来说，向数据回报模型的转变不会一蹴而就。管理数据并将其成本降低的短期要求将会是首要焦点，同样还需要打破障碍以了解数据。企业只有这时才可以开始从传统和新兴数据集获得更多价值。Informatica 可提供数据集成平台和领导力，为企业提供全程帮助。

（二）IBM 战略

IBM 的大数据战略以其在 2012 年 5 月发布智慧分析洞察 "3A5 步" 动态路线图作为基础。所谓 "3A5 步"，指的是在 "掌握信息"（Align）的基础上 "获取洞察"（Anticipate）进而采取行动（Act）。除此之外，还需要不断地 "学习"（Learn）从每一次业务结果中获得反馈，改善基于信息的决策流程，从而实现 "转型"（Transform）。基于 "3A5 步" 动态路线图，IBM 提出了 "大数据平台" 架构。该平台的四大核心能力包括 Hadoop 系统、流计算（Stream Computing）、数据仓库（Data Warehouse）和信息整合与治理（Information Integrationand Governance）。

在大数据处理领域，IBM 于 2012 年 10 月推出了 IBM Pure Systems 专家集成系统的新成员——IBM PureData 系统。这是 IBM 在数据处理领域发布的首个集成系统产品系列。PureData 系统包含三款产品，分别为 PureData System for Transactions、PureData System for Analytics 和 PureData System for Operational Analytics，可分别应用于 OLTP（联机事务处理）、OLAP（联机分析处理）和大数据分析操作。与此前发布的 IBM Pure Systems 系列产品一样，IBM PureData 系统提供内置的专业知识、源于设计的集成，以及在其整个生命周期中的简化体验。

（三）微软战略

大数据时代的热潮中，微软公司生产了一款数据驱动的软件，主要是为工程建设节约资源提高效率。在这个过程里可以为世界节约 40% 的能源。抛开这个软件的前景不看，从微软团队致力于研究开始，可以看出他们的目标不仅是为了节约能源，更加关注智能化运营。通过跟踪取暖器、空调、风扇及灯光等积累下来的超大量数据，捕捉如何杜绝能源浪费。"给我提供一些数据，我就能做一些改变。如果给我提供所有数据，我就能拯救世界。"工作在微软的史密斯这样说。而智能建筑正是他的团队专注的事情。

第二节　大数据技术架构

各种各样的大数据应用迫切需要新的工具和技术来存储、管理和实现商业价值。新的工具、流程和方法支撑起了新的技术架构，使得企业能够建立、操作和管理这些超大规模的数据集和储藏数据的存储环境。

在全新的数据增长速度条件下，一切都必须重新评估。这项工作必须从全盘入手，并考虑大数据分析要容纳数据本身，IT基础架构必须能够以经济的方式存储比以往的量更大、类型更多的数据。此外，还必须能适应数据速度，即数据变化的速度。数量如此大的数据难以在当今的网络连接条件下快速来回移动。大数据基础架构必须分布计算能力，以便能在接近用户的位置进行数据分析，减少跨越网络所引起的延迟。

随着企业逐渐认识到必须在数据驻留的位置进行分析，提升计算能力，以便为分析工具提供实时响应带来挑战。考虑到数据速度和数据量，来回移动数据进行处理是不现实的。相反，计算和分析工具可能会移到数据附近。而且，云计算模式对大数据的成功至关重要。

云模型在从大数据中提取商业价值的同时也在驯服它。这种交付模型能为企业提供一种灵活的选择，以实现大数据分析所需的效率、可扩展性、数据便携性和经济性。但仅仅存储和提供数据还不够，必须以新方式合成、分析和关联数据，才能提供商业价值。部分大数据方法要求处理未经建模的数据，因此，可以用毫不相干的数据源比较不同类型的数据和进行模式匹配，从而使大数据的分析能以新视角挖掘企业传统数据，并带来传统上未曾分析过的数据洞察力。基于上述考虑，一般可以构建出适合大数据的四层堆栈式技术架构，如下页图所示。

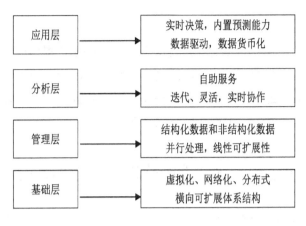

堆栈式技术架构

一、基础层

第一层作为整个大数据技术架构基础的最底层，也是基础层。要实现大数据规模的应用，企业需要一个高度自动化的、可横向扩展的存储和计算平台。这个基础设施需要从以前的存储孤岛发展为具有共享能力的高容量存储池。容量、性能和吞吐量必须可以线性扩展。

云模型鼓励访问数据并提供弹性资源池来应对大规模问题，解决了如何存储大量数据，以及如何积聚所需的计算资源来操作数据的问题。在云中，数据跨多个结点调配和分布，使得数据更接近需要它的用户，从而可以缩短响应时间和提高生产率。

二、管理层

要支持在多源数据上做深层次的分析，大数据技术架构中需要一个管理平台，使结构化和非结构化数据管理为一体，具备实时传送和查询、计算功能。本层既包括数据的存储和管理，也涉及数据的计算。并行化和分布式是大数据管理平台所必须考虑的要素。

三、分析层

大数据应用需要大数据分析。分析层提供基于统计学的数据挖掘和机器学习算法，用于分析和解释数据集，帮助企业获得对数据价值深入的领悟。可扩展性强、使用灵活的大数据分析平台更可能成为数据科学家的利器，起到事半功倍的效果。

四、应用层

大数据的价值体现在帮助企业进行决策和为终端用户提供服务的应用。不同的新型商业需求驱动了大数据的应用。反之，大数据应用为企业提供的竞争优势使得企业更加重视大数据的价值。新型大数据应用对大数据技术不断提出新的要求，大数据技术也因此在不断地发展变化中日趋成熟。

第三节　大数据的整体技术和关键技术

大数据需要特殊的技术，以有效地处理那些在允许时间范围内的大量数据。适用于大数据的技术，包括大规模并行处理（MPP）数据库、数据挖掘电网、分布式文件系统、分布式数据库、云计算平台、互联网和可扩展的存储系统。

大数据技术分为整体技术和关键技术两个方面。

一、整体技术

大数据处理整体技术一般包括：数据采集、数据存取、基础架构、数据处理、统计分析、数据挖掘、模型预测和结果呈现等。

（1）数据采集：ETL（Extract&Transformation&Loading）工具负责将分布的、异构数据源中的数据如关系数据、平面数据文件等抽取到临时中间层后进行清洗、转换、集成，最后加载到数据仓库或数据集市中，成为联机分析处理、数据挖掘的基础。

（2）数据存取：关系数据库、NoSQL、SQL 等。

（3）基础架构：云存储、分布式文件存储等。

（4）数据处理：自然语言处理（Natural Language Processing，NLP）是研究人与计算机交互的语言问题的一门学科。处理自然语言的关键是要让计算机"理解"自然语言，所以自然语言处理又称作自然语言理解（Natural Language Understanding，NLU），也称为计算语言学（Computational Linguistics）。一方面，它是语言信息处理的一个分支；另一方面，它是人工智能（Artificial Intelligence，AI）的核心课题之一。

（5）统计分析：假设检验、显著性检验、差异分析、相关分析、T 检验、方差分析、卡方分析、偏相关分析、距离分析、回归分析、简单回归分析、多元回归分析、逐步回归、回归预测与残差分析、岭回归、logistic 回归分析、曲线估计、因子分析、聚类分析、主成分分析、因子分析、快速聚类法与聚类法、判别分析、对应分析、多元对应分析 (最优尺度分析)、bootStrap 技术等。

(6) 数据挖掘：分类 (Classification)、估计 (Estimation)、预测 (Prediction)、相关性分组或关联规则 (Affinity Groupingor Association Rules)、聚类 (Clustering)、描述和可视化 (Descriptionand Visualization)、复杂数据类型挖掘 (Text、Web、图形图像、视频、音频等)。

(7) 模型预测：预测模型、机器学习、建模仿真。

(8) 结果呈现：云计算、标签云、关系图等。

二、关键技术

大数据处理关键技术一般包括：大数据采集、大数据预处理、大数据存储及管理、大数据分析及挖掘、大数据展现和应用 (大数据检索、大数据可视化、大数据应用、大数据安全等)。

(一) 大数据采集技术

数据是指通过 RFID 射频数据、传感器数据、社交网络交互数据及移动互联网数据等方式获得的各种类型的结构化、半结构化 (或称之为弱结构化) 及非结构化的海量数据，是大数据知识服务模型的根本。重点要突破分布式高速高可靠数据采集、高速数据全映像等大数据收集技术；突破高速数据解析、转换与装载等大数据整合技术；设计质量评估模型，开发数据质量技术。

大数据采集一般分为两层，一是大数据智能感知层，主要包括数据传感体系、网络通信体系、传感适配体系、智能识别体系及软硬件资源接入系统，实现对结构化、半结构化、非结构化的海量数据的智能化识别、定位、跟踪、接入、传输、信号转换、监控、初步处理和管理等。必须着重掌握针对大数据源的智能识别、感知、适配、传输、接入等技术。二是基础支撑层，提供大数据服务平台所需的虚拟服务器，结构化、半结构化及非结构化数据的数据库及物联网络资源等基础支撑环境。重点攻克分布式虚拟存储技术，大数据获取、存储、组织、分析和决策操作的可视化接口技术，大数据的网络传输与压缩技术，大数据隐私保护技术等。

(二) 大数据预处理技术

主要完成对已接收数据的辨析、抽取、清洗等操作。

(1) 抽取：因获取的数据可能具有多种结构和类型，数据抽取过程可以帮助人们将这些复杂的数据转化为单一的或者便于处理的构型，以达到快速分析处理的目的。

（2）清洗：由于在海量数据中，并不全是有价值的，有些数据并不是人们所关心的内容，而另一些数据则是完全错误的干扰项，因此要对数据通过过滤"去噪"从而提取出有效数据。

（三）大数据存储及管理技术

大数据存储与管理要用存储器把采集到的数据存储起来，建立相应的数据库，并进行管理和调用。重点解决复杂结构化、半结构化和非结构化大数据管理与处理技术。主要解决大数据的可存储、可表示、可处理、可靠性及有效传输等几个关键问题。开发可靠的分布式文件系统（DFS）、能效优化的存储、计算融入存储、大数据的去冗余及高效低成本的大数据存储技术；突破分布式非关系型大数据管理与处理技术，异构数据的数据融合技术，数据组织技术，研究大数据建模技术；突破大数据索引技术；突破大数据移动、备份、复制等技术；开发大数据可视化技术。

开发新型数据库技术，数据库分为关系型数据库、非关系型数据库以及数据库缓存系统。其中，非关系型数据库主要指的是 NoSQL 数据库，分为键值数据库、列存数据库、图存数据库及文档数据库等类型。关系型数据库包含传统关系数据库系统及 NewSQL 数据库。

（四）开发大数据安全技术

改进数据销毁、透明加解密、分布式访问控制、数据审计等技术；突破隐私保护和推理控制、数据真伪识别和取证、数据持有完整性验证等技术。

（五）大数据分析及挖掘技术

大数据分析技术包括：改进已有数据挖掘和机器学习技术；开发数据网络挖掘、特异群组挖掘、图挖掘等新型数据挖掘技术；突破基于对象的数据连接、相似性连接等大数据融合技术；突破用户兴趣分析、网络行为分析、情感语义分析等面向领域的大数据挖掘技术。

数据挖掘就是从大量的、不完全的、有噪声的、模糊的、随机的实际应用数据中，提取隐含在其中的、人们事先不知道的，但又是潜在有用的信息和知识的过程。

数据挖掘涉及的技术方法很多，包括多种分类法。根据挖掘任务可分为分类或预测模型发现、数据总结、聚类、关联规则发现、序列模式发现、依赖关系或依赖模型发现、异常和趋势发现等；根据挖掘对象可分为关系数据库、面向对象数据库、空间数据库、时态数据库、文本数据源、多媒体数据库、异质数据库、遗产数据库以及环球网 Web；根据挖掘方法可粗分为机器学习方法、统计方法、神经网络方法和数据库方法。机器学习中，可细分为归纳学习方法（决策树、规则归纳等）、基于范例学习、遗传算法等。统计方法中，可细分为回归分析（多元回归、自回归等）、判别分析（贝叶斯判别、费歇尔判别、非参数判别等）、聚类分析（系统聚类、动态聚类等）、探索性分析（主元分析法、相关分析法等）等。神经网络方法中，可细分为前向神经网络（BP 算法等）、自组织神经网络（自组织特征映射、竞争学习等）等。数据库方法主要是多维数据分析或 OLAP 方法。另外还有面向属性的归纳方法。

从挖掘任务和挖掘方法的角度，着重突破以下几点。

（1）可视化分析。数据可视化无论对于普通用户或是数据分析专家，都是最基本的功能。数据图像化可以让数据自己说话，让用户直观地感受到结果。

（2）数据挖掘算法。图像化是将机器语言翻译给人看，而数据挖掘就是机器的母语。分割、集群、孤立点分析还有各种各样五花八门的算法让人们精炼数据，挖掘价值。这些算法一定要能够应付大数据的量，同时还具有很高的处理速度。

（3）预测性分析。预测性分析可以让分析师根据图像化分析和数据挖掘的结果做出一些前瞻性判断。

（4）语义引擎。语义引擎需要设计到有足够的人工智能以足以从数据中主动地提取信息。语言处理技术包括机器翻译、情感分析、舆情分析、智能输入、问答系统等。

（5）数据质量和数据管理。数据质量与管理是管理的最佳实践，透过标准化流程和机器对数据进行处理可以确保获得一个预设质量的分析结果。

（六）大数据展现与应用技术

大数据技术能够将隐藏于海量数据中的信息和知识挖掘出来，为人类的社会经济活动提供依据，从而提高各个领域的运行效率，大大提高整个社会经济的集约化程度。

在我国，大数据将重点应用于以下三大领域：商业智能、政府决策、公共服务。例如，商业智能技术，政府决策技术，电信数据信息处理与挖掘技术，电网数据信息处理与挖掘技术，气象信息分析技术，环境监测技术，警务云应用系统（道路监控、视频监控、网络监控、智能交通、反电信诈骗、指挥调度等公安信息系统），大规模基因序列分析比对技术，Web 信息挖掘技术，多媒体数据并行化处理技术，影视制作渲染技术，其他各种行业的云计算和海量数据处理应用技术等。

第四节　大数据处理分析的典型工具

大数据分析是在研究大量数据的过程中寻找模式、相关性和其他有用的信息，可以帮助企业更好地适应变化，并做出更明智的决策。

一、Hadoop

Hadoop 是一个能够对大量数据进行分布式处理的软件框架。但是 Hadoop 是以一种可靠、高效、可伸缩的方式进行处理的。Hadoop 是可靠的，因为它假设计算元素和存储会失败，因此它维护多个工作数据副本，确保能够针对失败的结点重新分布处理。Hadoop 是高效的，因为它以并行的方式工作，通过并行处理加快处理速度。Hadoop 还是可伸缩的，能够处理 PB 级数据。此外，Hadoop 依赖于社区服务器，因此它的成本比较低，任何人都可以使用。

Hadoop 是一个能够让用户轻松架构和使用的分布式计算平台。用户可以轻松地在 Hadoop 上开发和运行处理海量数据的应用程序。它主要有以下几个优点。

（1）高可靠性。Hadoop 按位存储和处理数据的能力值得人们信赖。

（2）高扩展性。Hadoop 是在可用的计算机集簇间分配数据并完成计算任务的，这些集簇可以方便地扩展到数以千计的结点中。

（3）高效性。Hadoop 能够在结点之间动态地移动数据，并保证各个结点的动态平衡，因此处理速度非常快。

（4）容错性。Hadoop 能够自动保存数据的多个副本，并且能够自动将失败的任务重新分配。

Hadoop 带有用 Java 语言编写的框架，因此运行在 Linux 平台上是非常理想的。Hadoop 上的应用程序也可以使用其他语言编写，比如 C++。

二、HPCC

HPCC 是 High Performance Computingand Communications（高性能计算与通信）的缩写。1993 年，由美国科学、工程、技术联邦协调理事会向国会提交了"重大挑战项目：高性能计算与通信"的报告，也就是被称为 HPCC 计划的报告，即美国总统科学战略项目，其目的是通过加强研究与开发解决一批重要的科学与技术挑战问题。HPCC 是美国为实施信息高速公路而实施的计划，该计划的实施将耗资百亿美元，其主要目标是：开发可扩展的计算系统及相关软件，以支持太位级网络传输性能，开发千兆比特网络技术，扩展研究和教育机构及网络连接能力。该项目主要由以下五部分组成。

（1）高性能计算机系统（HPCS），内容包括今后几代计算机系统的研究、系统设计工具、先进的典型系统及原有系统的评价等。

（2）先进软件技术与算法（ASTA），内容有巨大挑战问题的软件支撑、新算法设计、软件分支与工具、高性能计算研究中心等。

（3）国家科研与教育网格（NREN），内容有中接站及10亿位级传输的研究与开发。

（4）基本研究与人类资源（BRHR），内容有基础研究、培训、教育及课程教材等。

（5）信息基础结构技术和应用（IITA），目的在于保证美国在先进信息技术开发方面的领先地位。

三、Storm

Storm是一种开源软件，是一个分布式的、容错的实时计算系统。Storm可以非常可靠地处理庞大的数据流，用于处理Hadoop的批量数据。Storm很简单，支持许多种编程语言，使用起来非常有趣。Storm由Twitter开源而来，其他知名的应用企业包括Groupon、淘宝、支付宝、阿里巴巴、乐元素、Admaster等。

Storm有许多应用领域。实时分析、在线机器学习、不停顿的计算、分布式RPC、ETL（Extraction-Transformation-Loading，数据抽取、转换和加载）等。

Storm的处理速度惊人。经测试，每个结点每秒钟可以处理100万个数据元组。

Storm可扩展、容错，很容易设置和操作。

四、Apache Drill

为了帮助企业用户寻找更为有效、加快Hadoop数据查询的方法，Apache软件基金会发起了一项名为Drill的开源项目。Apache Drill实现了Google's Dremel。

据Hadoop厂商MapR Technologies公司产品经理Tomer Shiran介绍，Drill已经作为Apache孵化器项目来运作，将面向全球软件工程师持续推广。

该项目将会创建出开源版本的谷歌Dremel Hadoop工具（谷歌使用该工具来为Hadoop数据分析工具的互联网应用提速）。而Drill将有助于Hadoop用户实现更快查询海量数据集的目的。

Drill项目其实也是从谷歌的Dremel项目中获得灵感。该项目帮助谷歌实现海量数据集的分析处理，包括分析抓取Web文档、跟踪安装在Android Market上的应用程序数据、分析垃圾邮件、分析谷歌分布式构建系统上的测试结果等。

通过开发Drill Apache开源项目，组织机构将有望建立Drill所属的API接口和灵活强大的体系架构，从而帮助支持广泛的数据源、数据格式和查询语言。

五、Rapid Miner

Rapid Miner 是世界领先的数据挖掘解决方案，在一个非常大的程度上有着先进技术。它的数据挖掘任务涉及范围广泛，包括各种数据艺术，能简化数据挖掘过程的设计和评价。

其功能和特点如下。

(1) 免费提供数据挖掘技术和库。

(2) 100% 用 Java 代码 (可运行在操作系统上)。

(3) 数据挖掘过程简单、强大和直观。

(4) 内部 XML 保证了标准化的格式来表示交换数据挖掘过程。

(5) 可以用简单脚本语言自动进行大规模进程。

(6) 多层次的数据视图，确保有效和透明的数据。

(7) 图形用户界面的互动原型。

(8) 命令行 (批处理模式) 自动大规模应用。

(9) Java API (应用编程接口)。

(10) 简单的插件和推广机制。

(11) 强大的可视化引擎，许多尖端的高维数据的可视化建模。

第五节　大数据在医学领域中的应用

1989 年，Gartner 提出 BI 的概念。2008 年，Gartner 将 BI 概念进一步升级为高级分析 (Advanced Analytics)。2011 年，麦肯锡阐释大数据概念。虽然名称不同，但实际上它们要解决的问题从来没变过。只不过，现在的大数据分析技术能处理相比 20 多年前更大量、多样、实时 (Volume、Variety、Velocity) 的数据，即大数据。相比 20 多年前的 BI，现在的大数据分析能够产生更大的商业价值，大数据存储和分析技术的发展也得益于商业场景中数据量的激增和数据种类的多样化。

除了较早前就开始利用大数据的互联网公司，医疗行业可能是让大数据分析最先发扬光大的传统行业之一。医疗行业早就遇到了海量数据和非结构化数据的挑战，而近年来很多国家都在积极推进医疗信息化发展，这使得很多医疗机构有资金来做大数据分析。因此，医疗行业将和银行、电信、保险等行业一起首先迈入大数据时代。麦肯锡在其报告中指出，排除体制障碍，大数据分析可以帮助美国的医疗服务业一年创造 3000 亿美元的附加价值。

下面列出了医疗服务业五大领域(临床业务、付款/定价、研发、新的商业模式、公众健康)的14项应用,这些场景下,大数据的分析和应用都将发挥巨大的作用,提高医疗效率和医疗效果。

一、临床业务

在临床业务方面,有五个主要场景的大数据应用。麦肯锡估计,如果这些应用被充分采用,光美国国家医疗健康开支一年就将减少165亿美元。

(一)比较效果研究

通过全面分析病人特征数据和疗效数据,然后比较多种干预措施的有效性,可以找到针对特定病人的最佳治疗途径。

基于疗效的研究包括比较效果研究(Comparative Effectiveness Research, CER)。研究表明,对同一病人来说,医疗服务提供方不同,医疗护理方法和效果不同,成本上也存在着很大的差异。精准分析包括病人体征数据、费用数据和疗效数据在内的大型数据集,可以帮助医生确定临床上最有效和最具有成本效益的治疗方法。医疗护理系统实现 CER,将有可能减少过度治疗(比如避免那些副作用比疗效明显的治疗方式),以及治疗不足。从长远来看,不管是过度治疗还是治疗不足都将给病人身体带来负面影响,以及产生更高的医疗费用。

世界各地的很多医疗机构(如英国的 NICE,德国 IQWIG,加拿大普通药品检查机构等)已经开始了 CER 项目并取得了初步成功。2009 年,美国通过的复苏与再投资法案,就是向这个方向迈出的第一步。在这一法案下,设立的比较效果研究联邦协调委员会对整个联邦政府的比较效果进行研究,并对 4 亿美元投入资金进行分配。这一投入想要获得成功,还有大量潜在问题需要解决,比如,临床数据和保险数据的一致性问题,当前在缺少 EHR(电子健康档案)标准和互操作性的前提下,大范围仓促部署 EHR 可能造成不同数据集难以整合。再如,病人隐私问题,想要在保护病人隐私的前提下,又要提供足够详细的数据以便保证分析结果的有效性不是一件容易的事情。还有一些体制问题,比如目前美国法律禁止医疗保险机构和医疗补助服务中心(医疗服务支付方)使用成本/效益比例来制定报销决策,因此即便他们通过大数据分析找到更好的方法也很难落实。

(二)临床决策支持系统

临床决策支持系统可以提高工作效率和诊疗质量。目前的临床决策支持系统分析医生输入的条目,比较其与医学指引不同的地方,从而提醒医生防止潜在的错误，如药物不良反应。通过部署这些系统，医疗服务提供方可以降低医疗事故率和索赔数，尤其是那些临床错误引起的医疗事故。在美国 Metropolitan 儿科重症病房的研究中，两个月内，临床决策支持系统就削减了 40% 的药品不良反应事件数量。

大数据分析技术将使临床决策支持系统更智能，这得益于对非结构化数据的分析能力的日益加强。比如可以使用图像分析和识别技术，识别医疗影像（X 光、CT、MRI）数据，或者挖掘医疗文献数据建立医疗专家数据库（就像 IBM Watson 做的），从而给医生提出诊疗建议。此外，临床决策支持系统还可以使医疗流程中大部分的工作流流向护理人员和助理医生，使医生从耗时过长的简单咨询工作中解脱出来，从而提高治疗效率。

（三）提高医疗数据透明度

提高医疗过程数据的透明度，可以使医疗从业者、医疗机构的绩效更透明，间接促进医疗服务质量的提高。

根据医疗服务提供方设置的操作和绩效数据集，可以进行数据分析并创建可视化的流程图和仪表盘，促进信息透明。流程图的目标是识别和分析临床变异和医疗废物的来源，然后优化流程。仅仅发布成本、质量和绩效数据，即使没有与之相应的物质上的奖励，也往往可以促进绩效的提高，使医疗服务机构提供更好的服务，从而更有竞争力。

数据分析可以带来业务流程的精简，通过精益生产降低成本，找到符合需求的工作更高效的员工，从而提高护理质量并给病人带来更好的体验，也给医疗服务机构带来额外的业绩增长潜力。美国医疗保险和医疗补助服务中心正在测试仪表盘，将其作为建设主动、透明、开放、协作型政府的一部分。本着同样的精神，美国疾病控制和预防中心（Centersfor Disease Controland Prevention）已经公开发布医疗数据，包括业务数据。

公开发布医疗质量和绩效数据还可以帮助病人做出更明智的健康护理决定，这也将帮助医疗服务提供方提高总体绩效，从而更具竞争力。

（四）远程病人监控

从对慢性病人的远程监控系统收集数据，并将分析结果反馈给监控设备（查看病人是否正在遵从医嘱），从而确定今后的用药和治疗方案。

2010 年，美国有 1.5 亿慢性病患者，如糖尿病、充血性心脏衰竭、高血压患者，他们的医疗费用占到了医疗卫生系统医疗成本的 80%。远程病人监护系统对治疗慢性病患者是非常有用的。远程病人监护系统包括家用心脏监测设备、血糖仪，甚至还包括芯片药片，芯片药片被患者摄入后，实时传送数据到电子病历数据库。举个例子，远程监控可以提醒医生对充血性心脏衰竭病人采取及时治疗措施，防止紧急状况发生，因为充血性心脏衰竭的标志之一是由于保水产生的体重增加现象，这可以通过远程监控实现预防。更多的好处是，通过对远程监控系统产生的数据的分析，可以减少病人住院时间，减少急诊量，实现提高家庭护理比例和门诊医生预约量的目标。

（五）对病人档案的先进分析

在病人档案方面应用高级分析可以确定哪些人是某类疾病的易感人群。举例说，应用高级分析可以帮助识别哪些病人有患糖尿病的高风险，使他们尽早接受预防性保健方案。

这些方法也可以帮助患者从已经存在的疾病管理方案中找到最好的治疗方案。

二、付款/定价

对医疗支付方来说，通过大数据分析可以更好地对医疗服务进行定价。以美国为例，这将有潜力创造每年500亿美元的价值，其中一半来源于国家医疗开支的降低。

（一）自动化系统

自动化系统（例如机器学习技术）可检测欺诈行为。业内人士评估，每年有2%~4%的医疗索赔是欺诈性的或不合理的，因此检测索赔欺诈具有巨大的经济意义。通过一个全面的一致的索赔数据库和相应的算法，可以检测索赔准确性，查出欺诈行为。这种欺诈检测可以是追溯性的，也可以是实时的。在实时检测中，自动化系统可以在支付发生前就识别出欺诈，避免重大的损失。

（二）基于卫生经济学和疗效研究的定价计划

在药品定价方面，制药公司可以参与分担治疗风险，比如基于治疗效果制定定价策略。这对医疗支付方的好处显而易见，有利于控制医疗保健成本支出。对患者来说，好处更加直接。他们能够以合理的价格获得创新的药物，并且这些药物经过基于疗效的研究。而对医药产品公司来说，更好的定价策略也是好处多多。他们可以获得更高的市场准入可能性，也可以通过创新的定价方案，更有针对性地推出疗效药品，获得更高的收入。

在欧洲，现在有一些基于卫生经济学和疗效的药品定价试点项目。一些医疗支付方正在利用数据分析衡量医疗服务提供方的服务，并依据服务水平进行定价。医疗服务支付方可以基于医疗效果进行支付，他们可以与医疗服务提供方进行谈判，看医疗服务提供方提供的服务是否达到特定的基准。

三、研发

医疗产品公司可以利用大数据提高研发效率。以美国为例，这将创造每年超过1000亿美元的价值。

(一) 预测建模

医药公司在新药物的研发阶段，可以通过数据建模和分析，确定最有效率的投入产出比，从而配备最佳资源组合。模型基于药物临床试验阶段之前的数据集及早期临床阶段的数据集，尽可能及时地预测临床结果。评价因素包括产品的安全性、有效性、潜在的副作用和整体的试验结果。通过预测建模可以降低医药产品公司的研发成本，在通过数据建模和分析预测药物临床结果后，可以暂缓研究次优的药物，或者停止昂贵的次优药物临床试验。

除了研发成本，医药公司还可以更快地得到回报。通过数据建模和分析，医药公司可以将药物更快推向市场，生产更有针对性的药物，有更高潜在市场回报和治疗成功率的药物。

原来一般新药从研发到推向市场的时间大约为13年，使用预测模型可以帮助医药企业提早3~5年将新药推向市场。

(二) 提高临床试验设计的统计工具和算法

使用统计工具和算法，可以提高临床试验设计水平，并在临床试验阶段更容易地招募到患者。通过挖掘病人数据，评估招募患者是否符合试验条件，从而加快临床试验进程，提出更有效的临床试验设计建议，并能找出最合适的临床试验基地。比如那些拥有大量潜在符合条件的临床试验患者的试验基地可能是更理想的，或者在试验患者群体的规模和特征二者之间找到平衡。

(三) 临床实验数据的分析

分析临床试验数据和病人记录可以确定药品更多的适应征和发现副作用。在对临床试验数据和病人记录进行分析后，可以对药物进行重新定位，或者实现针对其他适应征的营销。实时或者近乎实时地收集不良反应报告可以促进药物警戒 (药物警戒是上市药品的安全保障体系，对药物不良反应进行监测、评价和预防)。或者在一些情况下，临床实验暗示出了一些情况但没有足够的统计数据去证明，现在基于临床试验大数据的分析可以给出证据。

这些分析项目是非常重要的。可以看到最近几年药品撤市数量屡创新高，药品撤市可能给医药公司带来毁灭性的打击，2004年从市场上撤下的止痛药Vioxx，给默克公司造成70亿美元的损失，短短几天内就造成股东价值33%的损失。

（四）个性化治疗

另一种在研发领域有前途的大数据创新，是通过对大型数据集（例如基因组数据）的分析发展个性化治疗。这一应用考察遗传变异、对特定疾病的易感性和对特殊药物的反应的关系，然后在药物研发和用药过程中考虑个人的遗传变异因素。

个性化医学可以改善医疗保健效果，比如在患者发生疾病症状前，就提供早期的检测和诊断。很多情况下，病人用同样的诊疗方案但是疗效却不一样，部分原因是遗传变异。针对不同的患者采取不同的诊疗方案，或者根据患者的实际情况调整药物剂量，可以减少副作用。

个性化医疗目前还处在初期阶段。麦肯锡估计，在某些案例中，通过减少处方药量可以减少30%～70%的医疗成本。比如，早期发现和治疗可以显著降低肺癌给卫生系统造成的负担，因为早期的手术费用是后期治疗费用的一半。

（五）疾病模式的分析

通过分析疾病的模式和趋势，可以帮助医疗产品企业制定战略性的研发投资决策，帮助其优化研发重点，优化配备资源。

四、新的商业模式

大数据分析可以给医疗服务行业带来新的商业模式。

（一）汇总患者的临床记录和医疗保险数据集

汇总患者的临床记录和医疗保险数据集，并进行高级分析，将提高医疗支付方、医疗服务提供方和医药企业的决策能力。比如，对医药企业来说，他们不仅可以生产出具有更佳疗效的药品，而且能保证药品适销对路。临床记录和医疗保险数据集的市场刚刚开始发展，扩张的速度将取决于医疗保健行业完成EMR和循证医学发展的速度。

（二）网络平台和社区

另一个潜在的大数据启动的商业模型是网络平台和大数据，这些平台已经产生了大量有价值的数据。比如 PatientsLikeMe.com 网站，病人可以在这个网站上分享治疗经验；又如 Sermo.com 网站，医生可以在这个网站上分享医疗见解；再如 Participatorymedicine.org 网站，这家非营利性组织运营的网站鼓励病人积极进行治疗。这些平台可以成为宝贵的数据来源。例如，Sermo.com 向医药公司收费，允许他们访问会员信息和网上互动信息。

五、公众健康

大数据的使用可以改善公众健康监控。公共卫生部门可以通过覆盖全国的患者电子病历数据库，快速检测传染病，进行全面的疫情监测，并通过集成疾病监测和响应程序，快速进行响应。这将带来很多好处，包括医疗索赔支出减少、传染病感染率降低，卫生部门可以更快地检测出新的传染病和疫情。通过提供准确和及时的公众健康咨询，可以大幅提高公众健康风险意识，同时也可以降低传染病感染风险。所有的这些都将帮助人们创造更好的生活。

结束语

21世纪被人类誉为信息化时代，信息技术正在深刻地改变着我们的学习、工作和生活。随着信息科学的突飞猛进，信息技术与医学相结合形成的数字医学迅速发展、广泛应用，从根本上改变着传统医学科学研究、服务管理与临床医疗，这种改变不仅是在行为方式、工作方式层面，甚至可以说是思维方式的革命，这种变革将医学引入了一个丰富多彩的数字化时代。

目前，美、英、日、德等发达国家凭借其经济实力和技术优势，已经在数字医学领域占得先机。高端的医疗影像设备、人工智能产品等大多来自发达国家，其在数字医学基础研究和技术应用方面的成果同样引人注目。

在我国，HIS（医学信息系统）的建设已有十多年，以人、财、物管理为基础的HMIS（以医院为中心的管理信息系统）也取得了长足的进展。医学工作者通过数字化技术来研究和探讨医学的新理念、新知识，改进和完善医学新技术、新方法，携数字医学特点的新型产品也如同雨后春笋般，源源不断地充实到基础医学、临床医学、预防医学、康复医学等医学领域的各个学科中。就目前来说，通过医学信息学的方法提高医疗服务效率、改善医疗卫生的质量，是医学信息学面临的最大挑战。

因此，学习掌握"信息""系统""信息系统"，以及"现代信息处理技术方面"的基本知识，熟练掌握计算机应用操作，熟悉与了解有关建立医院信息系统的方法与技术，有关医院信息标准化、医院信息的流程、医院信息系统的体系结构、功能特点等方面的基本知识，以及了解医院信息系统的发展趋势等是很有必要的，这也是未来医学的核心和发展趋势，具有广阔的前景。

参 考 文 献

[1] 娄岩 . 医学计算机应用基础 [M]. 北京：人民邮电出版社，2014.

[2] 王利霞，温秀梅，高丽婷 . 多媒体技术导论 [M]. 北京：清华大学出版社，2010.

[3] 胡晓峰，吴玲达，老松杨，等 . 多媒体技术教程 [M]. 北京：人民邮电出版社，2013.

[4] 姚高升 . 中医医院管理学 [M]. 上海：上海科学技术出版社，1994.

[5] 梁玉涛 . 卫生信息管理 [M]. 北京：人民卫生出版社，2003.

[6] 李包罗 . 医院管理学·信息管理分册 [M]. 北京：人民卫生出版社，2003.

[7] 丁宝芬 . 实用医学信息学 [M]. 南京：东南大学出版社，2003.

[8] 顾海 . 现代医院管理学 [M]. 北京：中国医药科技出版社，2004.

[9] 江桦平 . 美国卫生信息工作标准 HL7[M]. 北京：科学出版社，2004.

[10] 朱士俊，董军 . 医院管理与信息利用 [M]. 北京：人民军医出版社，2004.

[11] 胡运机 . 管理信息系统 [M]. 北京：清华大学出版社 & 北京大学出版社，2005.

[12] 何有世，刘秋生 . 管理信息系统 [M]. 南京：东南大学出版社，2005.

[13] 陈佳 . 信息系统开发方法教程 [M]. 北京：清华大学出版社，2005.

[14] 崔雷，等 . 简明医学信息学教程 [M]. 北京：北京大学医学出版社，2005.

[15] 郭东强 . 现代管理信息系统 [M]. 北京：清华大学出版社，2013.

[16] 贾克斌 . 数字医学图像处理、存档及传输技术 [M]. 北京：科学出版社，2006.

[17] 王世伟 . 医学计算机与信息技术应用基础 (第 2 版) [M]. 北京：清华大学出版社，2011.

[18] 金新政，陈敏 . 医院信息系统 [M]. 北京：科学出版社，2004.

[19] 李东 . 管理信息系统的理论与应用 [M]. 北京：北京大学出版社，2004.

[20] 张金城 . 管理信息系统 [M]. 北京：北京大学出版社，2002.

[21] 赵乃真 . 信息系统工程 [M]. 北京：机械工业出版社，2006.

[22] 郭东强 . 现代管理信息系统 [M]. 北京：清华大学出版社，2006.

[23] 张月玲，卢潇 . 管理信息系统 [M]. 北京：清华大学出版社，2005.

[24] 杨长兴，李连捷，章新友，喻焰，茹小光 . 医学计算机应用基础：第 2 版 [M]. 北京：中国铁道出版社，2017.

[25] 王呼生，常沛 . 新编医学计算机信息应用 [M]. 北京：中国铁道出版社，2016.

[26] 黄霞 . 医学影像技术 [M]. 北京：人民卫生出版社，2016.

[27] 施宏伟 . 计算机应用基础 [M]. 北京：科学出版社，2018.

[28] 卞诚君 . 完全掌握 Office 2016 高效办公 [M]. 北京：机械工业出版社，2016.

[29] 刘瑞新 .Windows 10+Office 2016 新手办公从入门到精通 [M]. 北京：机械工业出版社，2017.

[30] 刘泽宇，郭炜婷 . 计算机图像处理技术在医学影像中的进展与应用研究 [J]. 中国卫生标准管理，2018，9(09)：116-118.

[31] 丁琳琳，信俊昌，王国仁 . 基于 MapReduce 的海量数据高效 Skyline 查询处理 [J]. 计算机学报，2011，34(10)：1785-1796.

[32] 王珊，王会举，覃雄派，等 . 架构大数据：挑战、现状与展望 [J]. 计算机学报，2011，34(10)：1741-1752.

[33] 张晓雅，肖宝菊 . 电子病历的现状与发展趋势 [J]. 电子技术与软件工程，2018(08)：176.

[34] 张连强，许耀良，李国栋 . 移动医护协同服务平台方案设计 [J]. 中国医学装备，2013，10(10)：43-45.

[35] 高艳玲 . 计算机图像数字化与医学影像学之应用 [J]. 电子技术与软件工程，2018(04)：62-63.

[36] 曾玲 . 现代医学影像技术中计算机图像处理技术的应用 [J]. 电子技术与软件工程，2018(08)：144.

[37] 康书境 . 医院信息化管理中智能信息处理技术的应用 [J]. 信息与电脑（理论版），2018(07)：181-183.

[38] 闫丽丽 . 浅析医院信息系统（HIS）的维护与管理 [J]. 信息系统工程，2018(02)：55.

[39] 孔良萍 . 医院检验信息系统 LIS 与信息系统 HIS 相结合的应用和功能 [J]. 现代经济信息，2017(15)：374.

[40] 靳文亮，李永红.信息管理与信息系统在医院的应用 [J].电脑知识与技术，2018，14(08)：256-257.

[41] 覃雄派，王会举，杜小勇，等.大数据分析——RDBMS 与 MapReduce 的竞争与共生 [J].软件学报，2012，23(1)：32-45.

[42] 张风，卞彩峰.计算机技术在医学信息处理中的应用 [J].电子技术与软件工程，2017(18)：154.

[43] 王伟.电子病历系统的应用 [J].临床与病理杂志，2018，38 (03)：684-686.

[44] 魏广鹏.计算机技术在医学信息处理中应用研究 [J].电脑编程技巧与维护，2015(24)：15-16.

[45] 吴亮.数字化医院信息系统集成技术的应用 [J].电子技术与软件工程，2018(06)：166.

[46] 吴琼.计算机技术在医学信息处理中的应用分析 [J].电脑知识与技术，2017，13(20)：32-33.

[47] 杨婷婷.我国计算机信息技术在医院管理的应用及发展研究 [J].才智，2016(31)：276.

[48] 李锐娟，李瑞敏.临床医学中计算机图像处理技术的应用 [J].中国新通信，2016，18(21)：153.

[49] 唐益龙.计算机技术在医学信息处理中应用分析 [J].数字技术与应用，2016(02)：238.

[50] 单振爽.基于 HL7 的医疗信息交换平台的研究与设计 [D].长春：长春理工大学，2012.